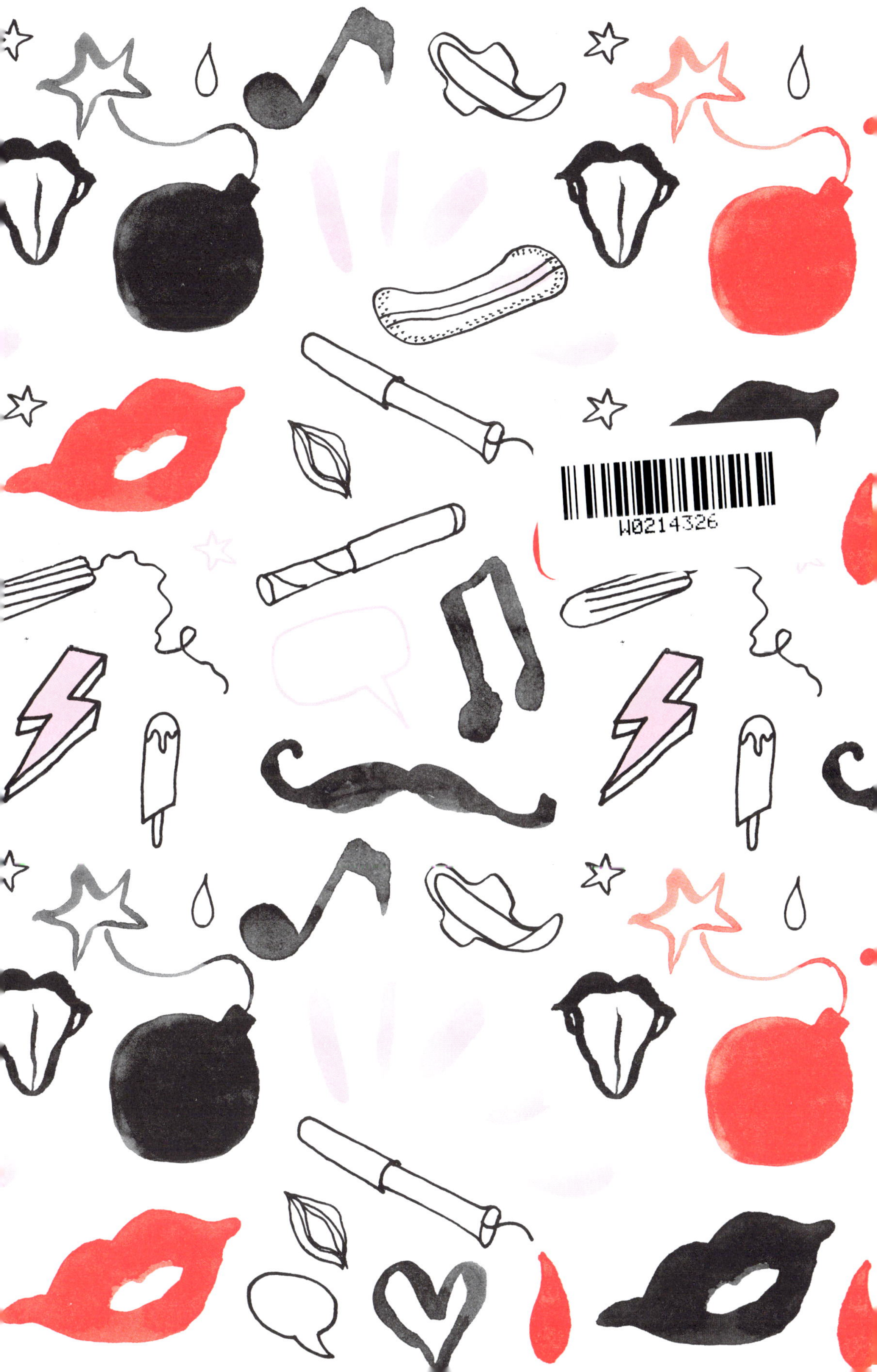

FSC www.fsc.org
MIX
Papier aus verantwortungsvollen Quellen
FSC® C089473

Dieses Buch ist erhältlich als:
ISBN 978-3-407-86430-7 Print
ISBN 978-3-407-86420-8 E-Book (PDF)
ISBN 978-3-407-86446-8 E-Book (fixed layout EPUB)

1. Auflage 2016

Swedish title: Ja jag har mens, hurså?
First published by Bokförlaget Forum, Stockholm, Sweden

Lektorat: Britta Vorbach, Frankfurt a.M.
Umschlaggestaltung : www.anjagrimmgestaltung.de, Stephan Engelke (Beratung)
Bildnachweis Umschlag und Innenteil: © Kristine Wreyford / © Li Söderberg

Herstellung: Antje Birkholz
Satz: Renate Rist
Druck und Bindung: Unternehmen Beltz Bad Langensalza GmbH, Bad Langensalza
Printed in Germany

Weitere Informationen zu unseren Autoren und Titeln finden Sie unter: www.beltz.de

Clara Henry

Ja, ich habe meine Tage! So what?

Aus dem Schwedischen von
Kerstin Schöps

BELTZ

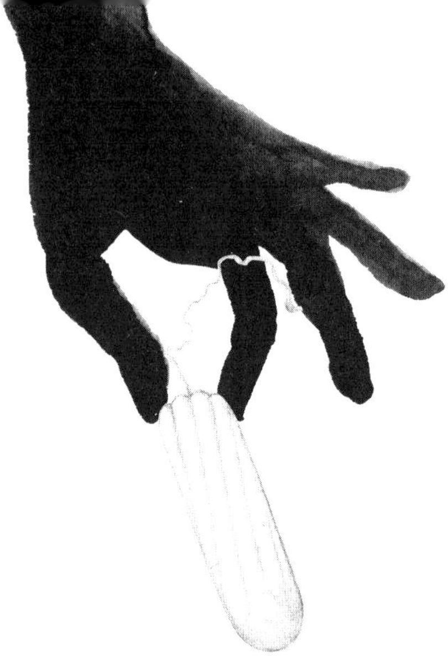

INHALT

VORWORT

Was ich im Alter von zehn Jahren über die Tage wusste und warum ich dieses Buch unbedingt schreiben wollte.

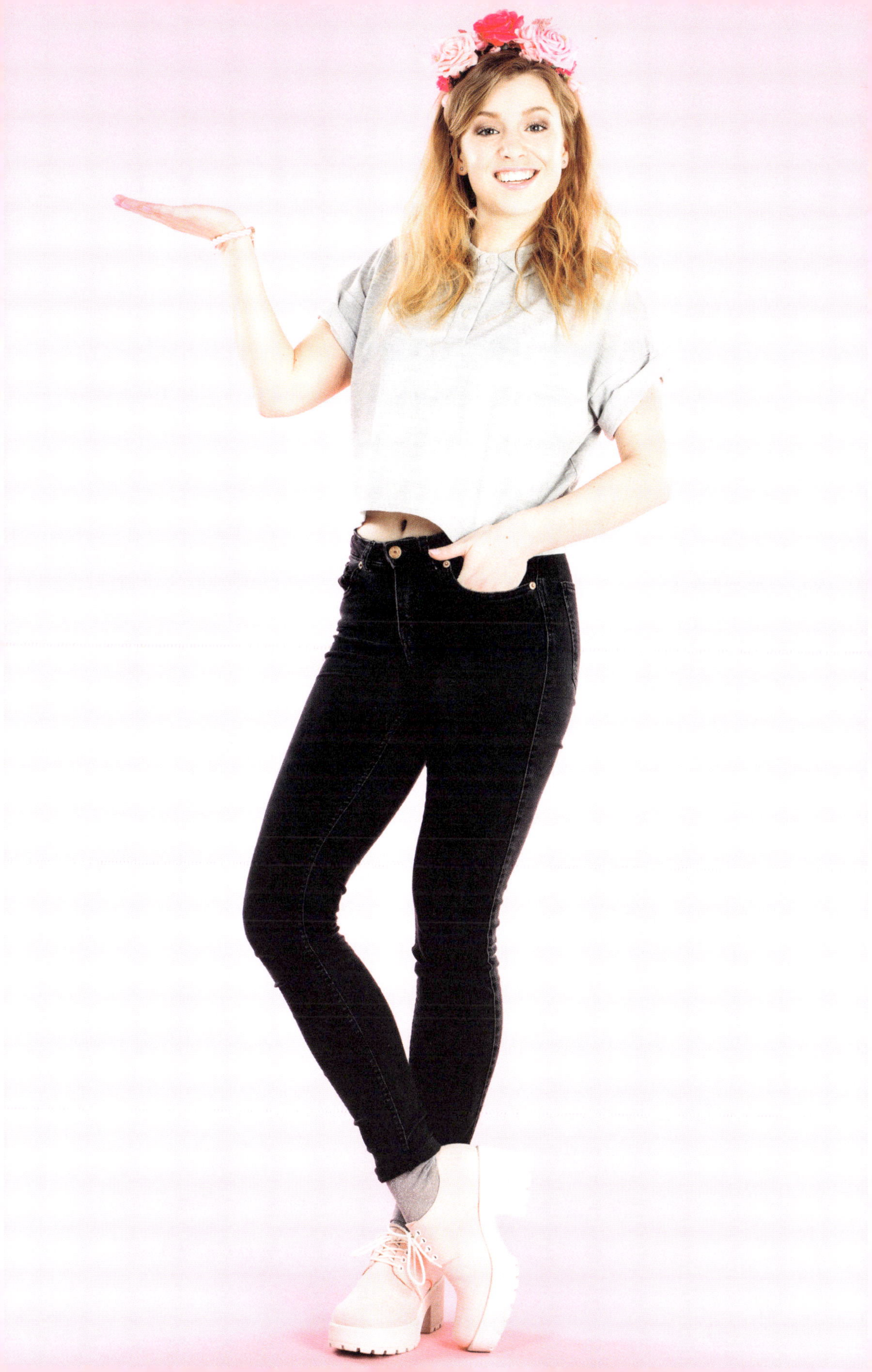

Meine Tage sind seit vorgestern vorbei. Am letzten Tag habe ich einen falschen Tampon benutzt, Normal statt Mini, und als Rache für meinen null Bock, in die Eiseskälte rauszugehen, um mir eine neue Packung zu kaufen, habe ich jetzt eine Muschi, die so trocken ist wie die Füße meiner Oma. (Die Haut an den Füßen meiner Oma schimmert schon lila. Wenn jemand mit einer Feder zart über ihre Fersenhaut streichen würde, würde weißes, feines Fußmehl zu Boden rieseln. Ungefähr so fühlt sich meine Muschi gerade an.) Es juckt wie der Teufel. Es ist schon anstrengend genug, den Sitz seiner Unterhose zu optimieren,

„Ihr Tamponträgerinnen dort draußen wisst, wovon ich spreche.

wenn man das Gefühl hat, sie ist zu einer Wanderung in die Gebärmutter aufgebrochen. Aber die Leute dürfen sehr gerne glauben, dass ich mit meiner Unterhose beschäftigt bin, obwohl ich eigentlich verkrampft und so diskret wie möglich versuche, meine inneren Schamlippen in Ordnung zu bringen. Ihr Tamponträgerinnen dort draußen, ihr wisst, wovon ich spreche.

Ich bekomme schon seit acht Jahren meine Tage. Bisher bin ich von den schlimmsten Formen von Regelschmerzen und PMS verschont geblieben. Und damit meine ich hysterisches Heulen und megaüblen Brechreiz. Aber ich gehöre zu der Gruppe, die jedes Mal einen Albtraum durchmacht, wenn es dann so

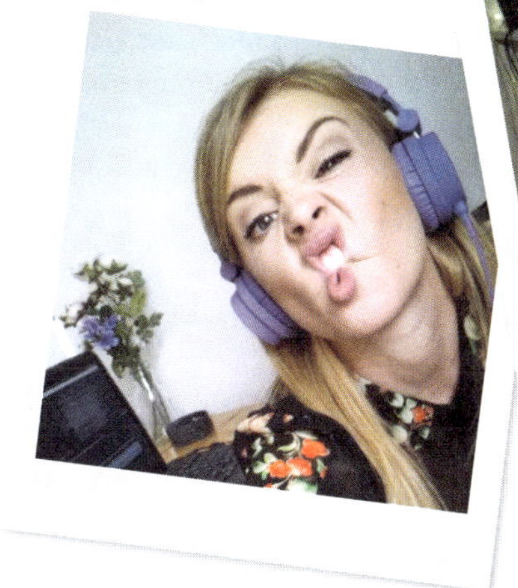

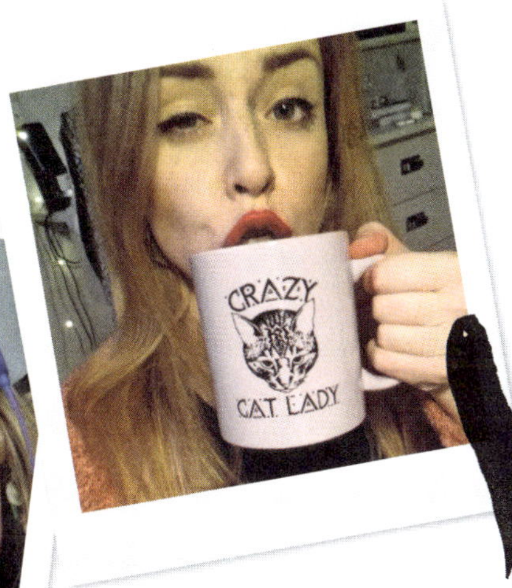

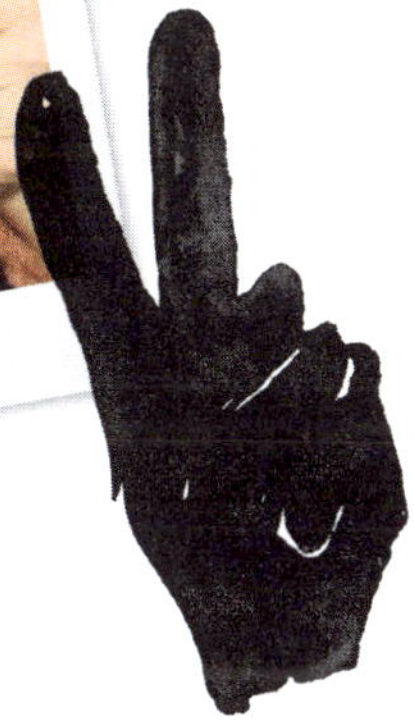

weit ist. Ich blute sechs Tage am Stück, in den ersten beiden Nächten blute ich alles durch, egal, was ich benutze. Ich nehme die Supertampons und wechsle sie alle drei Stunden.

Einmal habe ich eine Wöchnerinnen-Binde getestet – die sind für Frauen, die gerade ein Baby und die Hälfte ihrer Gebärmutter herausgepresst haben – und da hatte ich sechs Stunden lang Ruhe. Diesen Tag habe ich danach zu meinem Lieblings-TAG erklärt. Meine PMS beschenkt mich mit Angstzuständen und manchmal habe ich so starke Rückenschmerzen, dass ich kaum stehen kann. Dazu kommt, dass ich definitiv Angst vor Blut habe. Nur ein bisschen Angst, aber eindeutig Angst. Mir wurde das klar, als mir vor anderthalb Jahren Blut abgenommen wurde, was ich auf meinem Blog *ausführlichst* beschrieben habe. Alle Gefühle, die in mir hochkamen, als ich mein eigenes dickflüssiges und rotes Blut sah, das in dem Röhrchen herumschwappte. Das war so übel! Gruselig! Aber ich will nicht klagen. Ich habe mich noch nie vor Schmerzen übergeben müssen und das ist für mich eine persönliche Höchstleistung.

Allerdings war ich nicht immer ein Mensch, der sich leicht öffnet und jedem erzählt, dass aus meiner Vagina Blut fließt. Heute finde ich meine Tage bescheuert, liebe es aber, darüber zu reden. Vor fünf Jahren noch fand ich beides bescheuert. Es ist vermutlich eine schwache Version des Stockholmsyndroms. Die Tage haben meinen Körper in Gefangenschaft genommen und jetzt liebe ich sie. Oder so etwas in der Art.

WAS ICH IN DER SCHULE GELERNT HABE

2004 ging ich in die Vierte und das Schulamt hatte beschlossen, dass eine Viertelstunde vollkommen ausreicht, um allen Zehnjährigen in Schweden im Besitz einer Gebärmutter zu erklären, was sie im Laufe ihres Lebens etwa 450-mal am eigenen Körper erfahren werden.

„Das hier ist eine Binde“, sagte meine Grundschullehrerin Monica und hielt etwas in die Luft, das aussah wie eine limettengrüne superplatte Packung Instantnudeln. „Ihr werdet bald eure Tage bekommen. Das bedeutet, dass ihr dann Kinder bekommen könnt, und darum blutet ihr da unten. Legt dann so eine Binde in eure Unterhose, dann kommt das Blut nicht in die Hose. Wenn ihr immer so eine Binde im Ranzen habt, seid ihr darauf vorbereitet.“ Und das war es. „Habt ihr Fragen? Hier ist eine Broschüre. Die könnt ihr euch durchlesen. Hört auf zu kichern. Los, raus mit euch in die Pause.“

Wir Mädchen saßen zu zwölft in unserem Klassenzimmer und hatten nichts verstanden, außer dass wir in ein paar Jahren dort unten bluten würden und das alles saugeheim war.

So geheim, dass die Jungen darüber offensichtlich nichts erfahren durften, denn die hatten gleichzeitig im Nebenraum Sexualkundeunterricht und mussten Kondome über Bananen stülpen. Tief in meinem zehnjährigen Inneren habe ich mich bestimmt gefragt, warum wir nicht alle in beide Geheimnisse eingeweiht wurden. Aber die Kombination aus Banane und Kondom hat mich dann doch zurückschrecken lassen und ich habe mich damit zufriedengegeben, mit den anderen Mädchen verunsichert auf die limettengrüne Nudelpackung zu starren.

Mein einundzwanzigjähriges Ich aber wird davon richtig aggro. Mir hat jemand erzählt, dass dieser Unterricht heute noch genauso aussieht wie damals. Da will ich nur in voller Lautstärke kreischen: „VERDAMMT!“, mindestens dreimal hintereinander. Aber ich lasse das sein, weil die Leute sonst denken, ich hätte Aggressionsprobleme, die ich (davon bin ich überzeugt) nicht habe. Aber ich kapiere einfach nicht, wer diesen Mist beschlossen hat, dass die Klassen beim Sexualkundeunterricht in Jungen und Mädchen getrennt werden.

Ich frage mich ernsthaft, wer entschieden hat, dass Jungen nichts über Menstruation wissen müssen. Ganz offensichtlich jemand, der davon überzeugt ist, dass Menstruation so ein Mädchending ist, das alle Mädchen am besten für sich behalten sollen. Wahrscheinlich hat er seinen weiblichen Freunden tierisch oft gesagt, dass sie natürlich gerne über ihre Tage reden können, aber das nicht so betonen müssen. Sie können doch einfach eine Schmerztablette nehmen und mit dem Geheule aufhören. Denn so schlimm kann es doch gar nicht sein. So etwas in der Art. Das wäre meine Vermutung.

Und Mädchen müssen auch nicht wissen, wie man mit Kondomen umgeht. Logo. Was sollen Mädchen schon mit Kondomen anfangen? Es wäre alles nur reinste Zeitverschwendung, beiden Seiten diese Informationen zu geben, die elementar für die Verhütung sind.

„Ich frage mich ernsthaft, wer entschieden hat, dass Jungen nichts über Menstruation wissen müssen.

Also saßen ich und die übrigen elf Mädchen im Klassenzimmer, zwölf noch gar nicht fertig entwickelte Körper, und kicherten wie Idioten. Ich hatte keine Ahnung, warum ich kicherte, aber ich tat es trotzdem, denn es hatte mit Sex und Partnerschaft und so zu tun und da musste man eben kichern, als ginge es um Tod oder Leben. Manchmal hätte ich mir gewünscht, dass auch andere Fächer, wie zum Beispiel Mathe, so ein Riesending in der Schule gewesen wären. Stellt euch vor, jemand würde in der Pause angerannt kommen, leichenblass im Gesicht, weil er heimlich im Klassenzimmer gesehen hat, wie die Lehrerin die nächste Stunde vorbereitet. Tage oder die Kondome. Seine Tage zu haben ist also, als würde man sich in die Hose machen, nur eben mit Blut, und das jeden Monat. Und Kondome sind so 'ne Art Rundumbinden für Leute mit einem Penis, zumindest laut meinem damaligen Wissenstand. Beides war – voll peinlich. Wenn ich mich heute entscheiden müsste, würde ich wahrscheinlich die Kondome noch peinlicher finden. Ist doch klar. Stellt euch vor, da sitzen zehn Leute in einem Klassenzimmer und müssen unter Beobachtung einer Banane ein Kondom überziehen. Obstessen in der Pause ist doch bis ans Ende deines Lebens todespeinlich.

> *Zehn Jahre alt und kicher-kicher, aber mir war total klar, dass man darüber nicht reden sollte.*

Er schreit wie ein Irrer: „HALLOOO! Wir haben Mathe nach der Pause! MATHE! AAARRGGHH!", und bricht dann auf dem Schulhof kreischend zusammen. Stellt euch vor, ihr kommt ins Klassenzimmer und seht die Multiplikationstabelle an der Tafel und starrt mit gemischten Gefühlen auf 3 × 7 = 21, bis es für das pubertierende Gehirn zu peinlich ist und nicht mehr auszuhalten ist. Aber Mathe ist leider überhaupt nicht peinlich. Und das ist echt schade, denn es hätte den Unterricht trilliardenfach spannender gemacht.

Da saßen wir also, knallrot in der Birne, und sahen in eine blutende Zukunft als Erwachsene. Damals konnte ich nicht richtig sagen, was peinlicher war: die

TAGES-WISSEN: MANGELHAFT

So lief das also 2004 ab. Die Mädchen wurden in ein Zimmer gepfercht und dann haben sie die Tages-Bombe gezündet. Keine Überlebenden. Quatsch, Scherz. Aber wir haben uns schon alle gewundert, was da abgegangen war, denn von diesen fünfzehn Minuten Gelaber über ‚Frau werden' hat keine von uns etwas kapiert. Für den Rest der Schulzeit wurde dieses Thema auch nie wieder angesprochen. Aber ich war clever genug, um zu begreifen, dass es überhaupt nicht cool war, seine Tage zu haben.

Zehn Jahre alt und kicher-kicher, aber mir war total klar, dass man darüber nicht reden sollte. Darum wurden die Tage das einzige Thema, über das ich unbedingt reden wollte, mich aber nicht traute. Hundert Fragen hatte ich, die ich niemandem stellen konnte: Wann bekomme ich meine Tage? Warum blute ich? Hat meine Grundschullehrerin Monica auch so etwas? Oder meine Mama? Offenbar nicht. Denn sie haben noch nie darüber geredet. Hoffentlich bekomme ich das auch nicht. Das wäre super, wenn ich nicht muss.

Vieles von den Dingen, für die ich mich einsetze – Ethik, Moral, Politik und Feminismus –, habe ich über Twitter gelernt. Wie ich mich zu benehmen habe, wurde mir von meinen Eltern beigebracht. Alles andere habe ich in der Schule gelernt. Mit Twitter habe ich aber erst mit sechzehn angefangen und meine Eltern haben nie mit mir über Menstruation gesprochen. Alles, was ich am Anfang darüber wusste, hatte ich aus der Schule. Ich bin immer eine gute Schülerin gewesen. Mir fiel das Lernen leicht und ich habe auch immer meine Hausaufgaben gemacht. In der Fünften habe ich das große Einmaleins auswendig gelernt und in Erdkunde eine Eins nach der anderen bekommen. Hätte unsere Lehrerin aber einen unangekündigten Test über die Menstruation geschrieben, wäre ich in Tränen ausgebrochen. Echt jetzt! Denn der Sexualkundeunterricht funktionierte in etwa so gut wie die Demokratie in Nordkorea. Die Streberin in mir wäre durchgedreht, hätte lauthals gebrüllt: *„THAT'S NOT FAIR!“* (denn das hatten wir gerade in Englisch gelernt), wäre nach Hause gestürmt und hätte eine Folge von „Die Simpsons“ gesehen.

Wenn du als Geburtsjahr 2000 plus hast, dann weiß ich, was du denkst: Wenn ich so viele Fragen habe, warum google ich die nicht einfach? *Well*, hättest du das meiner Mutter gesagt, hätte sie dir wahrscheinlich geantwortet, dass Google nicht auf alles eine Antwort hat.

Das sagte sie mir damals, als ich keinen Bock hatte, für eine Geschichtsarbeit über die Französische Revolution zu lernen, und meinte, wenn ich unbedingt was darüber wissen will, kann ich es googeln. Damit hat sie sich selbst gedisst. Und trotzdem bezweifle ich, ob Google die geeignete Methode für Fünftklässler ist. Auf unserem Klassenrechner war Pimmel unangefochten auf Platz 1 der Suchwörter.

Dann passierte in der Siebten etwas: Wir alle, Jungen und Mädchen, fanden neue Erkenntnisse hinter dem Wandschrank von Narnia. Allerdings versteckten die sich hinter der Überschrift ‚Biologieunterricht‘. Da ging es um die Chromosomen XX und XY. Es ging um eine Eizelle, die von einem Spermium befruchtet werden muss. Und wird sie das nicht, wird das Ei aus der Gebärmutter der Frau wieder ausgestoßen. Ungefähr da hatte einer meiner Klassenkameraden einen echten Geistesblitz und schrie:

„Heute habe ich erfahren, was Regelschmerzen sind und woher sie kommen. HEUTE. Nach zwei Schulviertelstunden über ein Thema, das die Hälfte der Weltbevölkerung betrifft.

„Häh? Sind das die roten Tage oder was?“ Woraufhin die eine Hälfte der Klasse in ein prustendes dreizehnjähriges Testosterongebrüll ausbrach. Die Lehrerin zuckte nur mit den Schultern und sagte ziemlich verlegen: „Ja, das nennt man die Menstruation.“

Das war ein halbes Jahr, nachdem ich zum ersten Mal meine Tage bekommen hatte. Zu diesem Zeitpunkt wusste ich schon, warum ich sechs Tage im Monat blute. Die Broschüre aus der fünften Klasse war zerfleddert. Ich hatte den totalen Überblick, wusste genauestens, was während meiner Tage passiert. Dass sich nämlich die Innenseite meiner Gebärmutter verabschiedete, weil eine Eizelle auf dem Weg durch meinen Unterleib nicht befruchtet worden war. Binden waren supereinfach zu benutzen, und obwohl ich mich nicht traute, es mit einem Tampon zu versuchen, wusste ich natürlich, dass es sie in den verschiedensten Größen gab und ich mich vor der sogenannten Tamponkrankheit in Acht nehmen sollte. Meine Tage waren also easypeasy. Zumindest aus rein biologischer Sicht.

KOMMT ZEIT, KOMMT RAT

Ich bin jetzt einundzwanzig.

Heute habe ich erfahren, was Regelschmerzen sind und woher sie kommen. HEUTE. Nach zwei Schulviertelstunden über ein Thema, das die Hälfte der Weltbevölkerung betrifft. Sieben Jahre nach meiner ersten Regel. Nachdem ich schon fünfundachtzigmal meine Tage hatte. Neun mehr oder weniger lustige YouTube-Filme später, in denen mich verunsicherte und verängstigte Teenager fragen, ob ihre Tage normal sind oder ob sie an inneren Verletzungen sterben werden. Denn sie sehen in mir ihre allwissende ältere Schwester. Jetzt weiß ich endlich, was mir einmal im Monat in die Gebärmutter kneift.

Mein erstes Gefühl war: totale Faszination. Ich wollte sofort allen erzählen, was sich dahinter verbirgt, damit wir

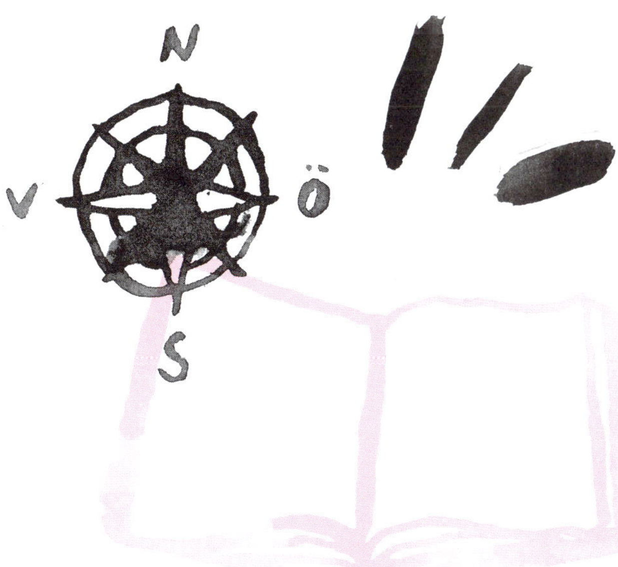

uns alle in dieser großen staunenden Wolke vereinen können. (Und weil ich eine kleine Besserwisserin bin!) Mein zweites Gefühl: Enttäuschung. Ich war enttäuscht von der Schule, vom Internet, vom Leben. Warum hatte uns in unserem ersten Sexualkundeunterricht niemand erklärt, was da in unserem Körper ablief? Da, als wir unserer zukünftigen Menstruation „Guten Tag“ sagen sollten?

Warum hatte uns niemand gesagt, dass die meisten von uns einmal im Monat tierische Bauchschmerzen haben werden und was wir tun können, damit es weniger wehtut? Ganz zu schweigen von der Woche vor den Tagen, in der viele von uns von Angstgefühlen, Wut und Traurigkeit überwältigt werden, ohne die Gründe dafür benennen zu können. Wer hat entschieden, dass darüber nicht geredet wird?

Warum haben wir nur Scham und Stigma vermittelt bekommen und mussten unsere Tage auf eigene Faust entdecken und selbst eine Lösung für den Umgang damit finden?

> *„Warum haben wir nur Scham und Stigma vermittelt bekommen und mussten unsere Tage auf eigene Faust entdecken und selbst eine Lösung dafür finden?*

Das sind nur einige der Gründe, warum ich mich an meinen Rechner gesetzt habe, um das hier zu tippen, anstatt das Neuste auf YouTube und Twitter zu checken. Ich habe sogar meine ausgetrocknete Muschi ignoriert und mir eine Jeans angezogen. Das ist ein echtes Opfer, aber irgendjemand muss es machen und ich werde es für euch tun.

Die Tage sind zu meiner Leidenschaft geworden. Die Tatsache, dass wir Mädchen unter fünfzehn zu wenig darüber wissen, macht mich nämlich müde, wütend und schlecht gelaunt. Ich habe Megabock, in meinem Bett zu liegen und mir Youtube-Videos anzusehen. Aber genauso Megalust habe ich auf die Tage, darum sage ich heute NO zu den Videos. Bitte sehr: Alles, was du wissen musst, findest du zwischen diesen beiden Buchdeckeln.

Alles über deine Tage.

Alles, was du über YouTube-Videos wissen musst, steht dann in meinem nächsten Buch.

DIE TAGE KRIEGEN

Alles über mein erstes Mal, inklusive Tipps für Neueinsteigerinnen und alle, die bald dabei sein werden

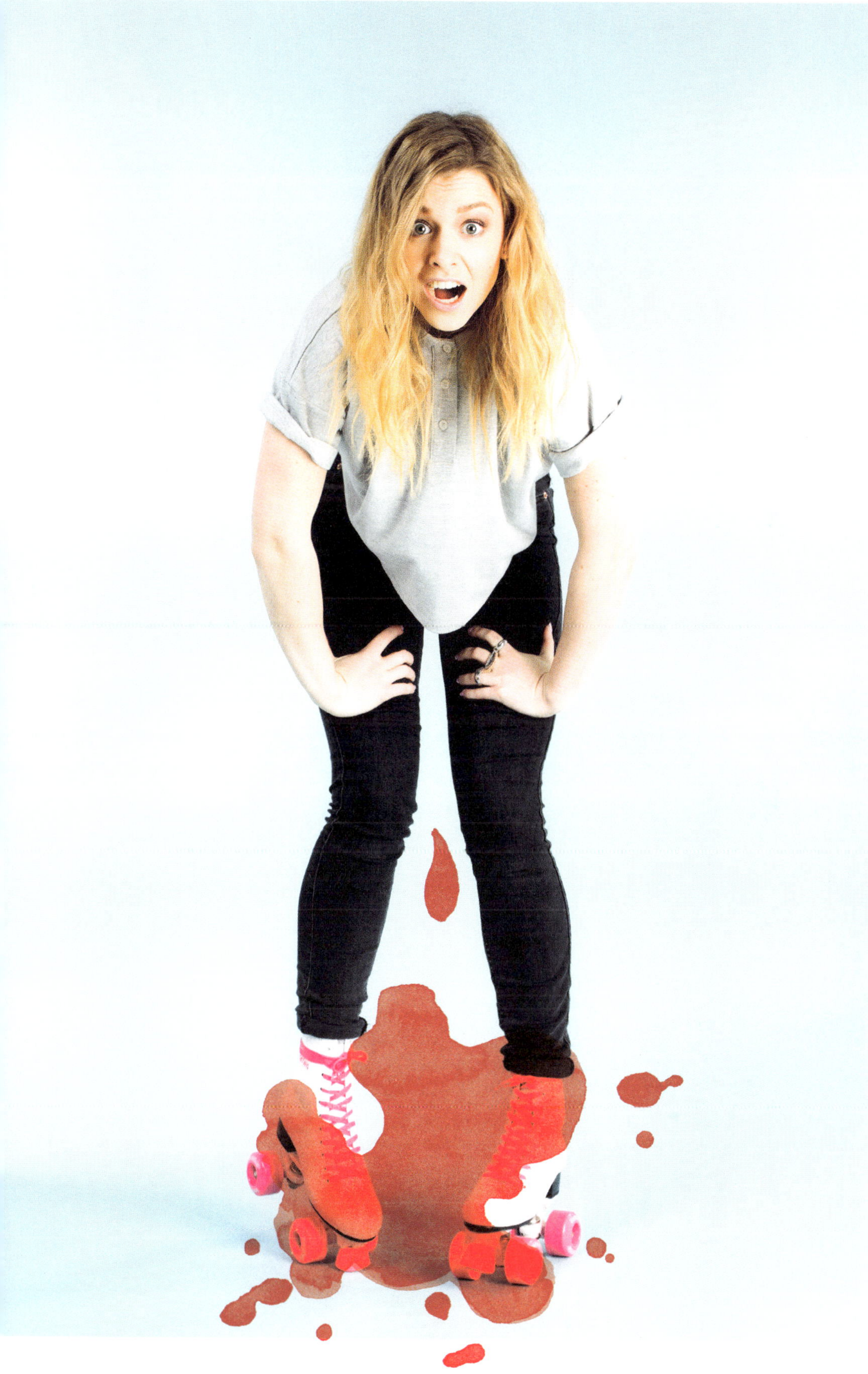

Nein, ich sehne mich bestimmt nicht zurück in die Zeit, als ich etwa zwölf war und sehnsüchtig darauf wartete, endlich meine Tage zu bekommen. An manchen Tagen war ich so sehr mit dem Thema beschäftigt, dass ich Beckenbodenübungen gemacht habe, um alles rauszudrücken, falls es dort irgendwo feststecken sollte. Ich war supernervös vor dem ersten Mal. Und noch nervöser war ich davor, es meiner Mutter zu erzählen. Aber die ultimative Angst machte mir der Gedanke, vielleicht nie in meinem Leben meine Tage zu bekommen.

Zwischendurch spielte ich in Gedanken durch, wie ich in einem schwarzen

Ich war supernervös vor dem ersten Mal. Aber die ultimative Angst machte mir der Gedanke, vielleicht nie in meinem Leben meine Tage zu bekommen.

Trauerkleid und mit verschmierter Mascara an meinem siebzehnten Geburtstag vor der gesamten Verwandtschaft stehe und zugeben muss, dass ich meine Tage immer noch nicht habe, woraufhin meine Mutter und meine Oma (und andere Frauen in der Familie, die auch so laut kreischen können) ihre Arme um meinen Hals werfen und in ein tierisch lautes Geschrei ausbrechen. Mir war schon klar, dass man sehr jung seine Tage bekommen kann, aber auch erst als später Teenager, und dass beides und überhaupt alles ganz normal ist. Trotzdem war es irgendwie logisch, dass natürlich ich die Ausgestoßene bin. Das schwarze Schaf, das niemals seine Tage bekommt. Hatte ich schon erwähnt, dass ich ein bisschen hypochondrisch bin? Ja, das bin ich. So, jetzt wisst ihr Bescheid.

In der Sechsten kam kurz vor Beginn der Stunde einer meiner Klassenkameraden in die Klasse gerannt. Ich bezweifle stark, dass er jemals dieses Buch lesen wird, aber zu seinem eigenen Schutz werde ich seinen Namen nicht nennen. Stellt euch einfach einen coolen Typ vor, der es liebt, im Mittelpunkt zu stehen, und auch immer die ganze Aufmerksamkeit bekommt – dann wisst ihr, wen ich meine. Mit einem total bescheuerten Grinsen im Gesicht schrie er mit seiner debilsten Stimmbruchstimme, dass jemand auf dem Klo bei den Schließfächern rumgeblutet hat, und ist dann sofort Richtung besagtes Klo losgestampft. Wie er herausbekommen hat, dass jemand genau auf dieser Toilette ‚rumgeblutet' hat, ohne in den Mülleimern herumzuwühlen, ist mir bis heute ein Rätsel, aber wie auf ein geheimes Zeichen hin brüllten die anderen Jungs ein angeekeltes „AAHHHRGGHH!", und galoppierten wie schwerfällige Testosteronhyänen Richtung Klo, um sich das Rumgeblute anzusehen.

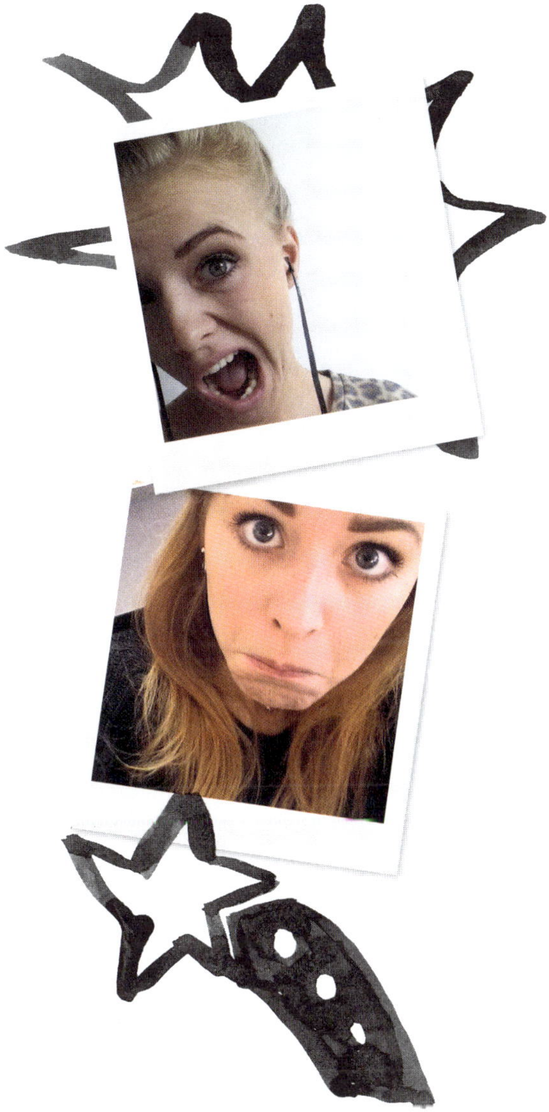

Wie sah es eigentlich aus, wenn jemand auf dem Klo ‚rumblutet'? Waren die Wände voller Blut? Lag eine Binde im Waschbecken und sonnte sich? Eine Millisekunde lang überlegte ich ernsthaft, Junge zu spielen, mit meiner männlichsten Stimme „Argh!" zu brüllen und den anderen hinterherzustampfen, um einer von ihnen zu sein und mir alles ansehen zu können. Leider nervt es mich auch heute noch ohne Ende, dass ich niemals erfahren werde, was genau sie dort auf dem Klo gesehen haben, weil ich nämlich mit den anderen Mädchen im Klassenzimmer geblieben bin und wir die Augen verdreht haben. Einerseits bin ich froh, dass ich ihnen nicht hinterhergerannt bin, denn das wäre mein sozialer Selbstmord gewesen, aber ich hätte ja auch genauso gut als die Tussi, „die nie in ihrem Leben ihre Tage bekommen hat", enden können. Und vielleicht wäre das meine einzige Chance gewesen, vaginales Blut aus nächster Nähe zu sehen? Könnt ihr euch vorstellen, wie frustriert ich war?

Im Zentrum dieses Dilemmas war ich nur von einem Gefühl beherrscht: Enttäuschung. Alle anderen Mädchen waren schon erwachsen und hatten ihre Tage und sogar die blöden Jungs wussten, wie das aussah. Das war einfach so unfair!

WAS LANGE WÄHRT ...!

Natürlich habe ich am Ende doch noch meine Tage bekommen. Ich war dreizehn Jahre alt und „alle anderen" hatten sie schon längst. Na ja, praktisch alle … Die meisten Mädchen hatten schon Busen und Pickel und benahmen sich zwischendurch supermerkwürdig, wenn sie zum Beispiel in einer total öden Mathestunde plötzlich fünfmal hintereinander aufs Klo mussten. Diese Sorte „alle anderen". Obwohl, wahrscheinlich habe ich nur voreilige Schlüsse gezogen, weil ich mich wie ein unterentwickelter Freak fühlte, der niemals in seinem Leben zwischen den Beinen bluten würde. Es war am ersten Schultag nach den Ferien, die Stunde vor der großen Pause. Irgendetwas klebte in meiner Unterhose, bestimmt wieder so ein bescheuerter Riesenmonsterausfluss. Also schlich ich mich aufs Klo, um nachzusehen. Ich schloss die Tür ab, zog mir die Hose runter und setzte mich auf den kalten Toilettensitz. Was ich dann zu sehen bekam, ließ mir den Atem stocken. Nein, das ist jetzt kein billiger Clickbait wie im Netz, und dann steht aber nur da, dass die Naht in der Jeans geplatzt ist oder so (aber ihr müsst zugeben, mir ist es ganz gut gelungen, die Spannung aufzubauen!). In meiner Unterhose war warmes, braunrotes Blut.

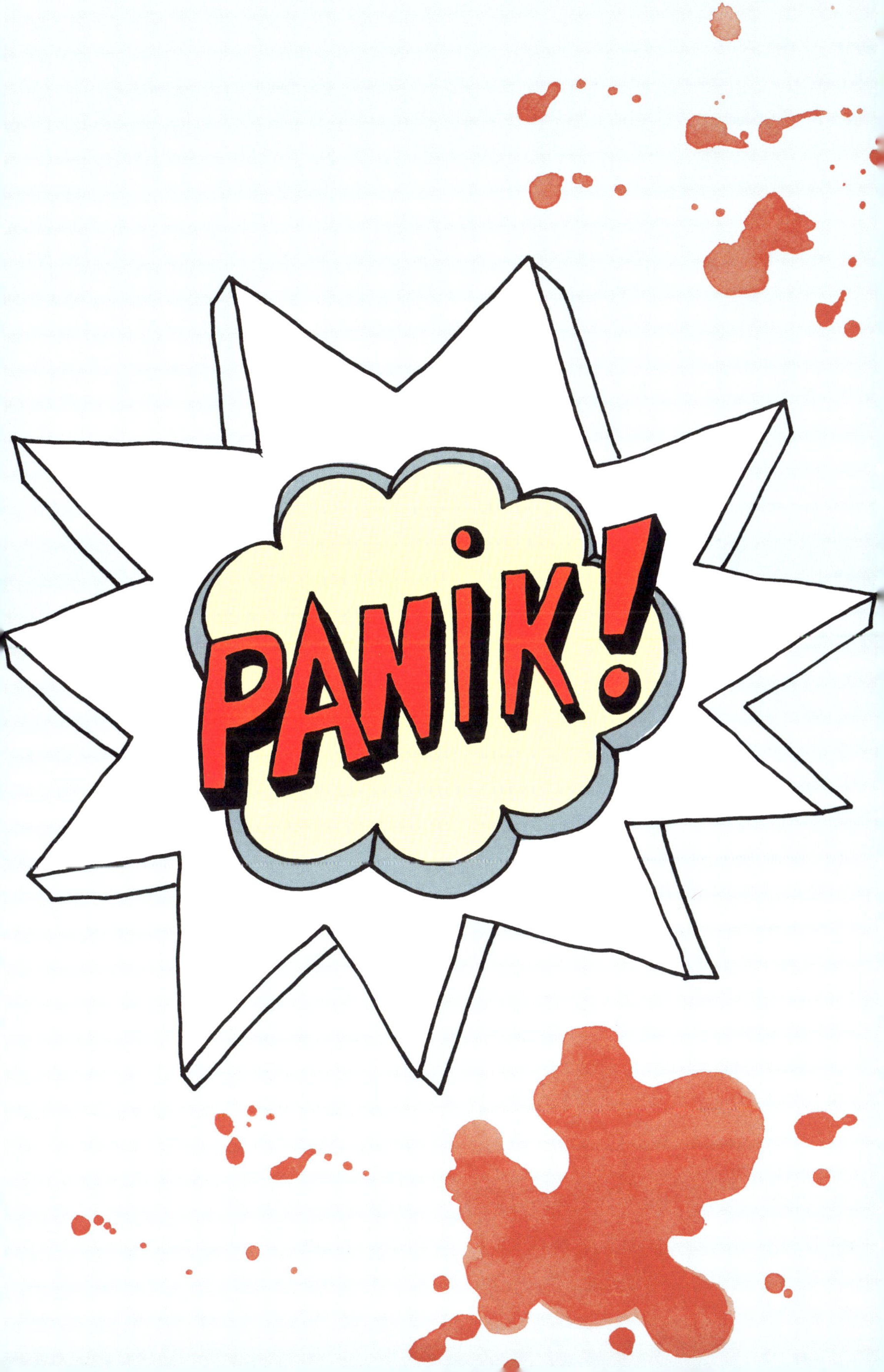
PANIK!

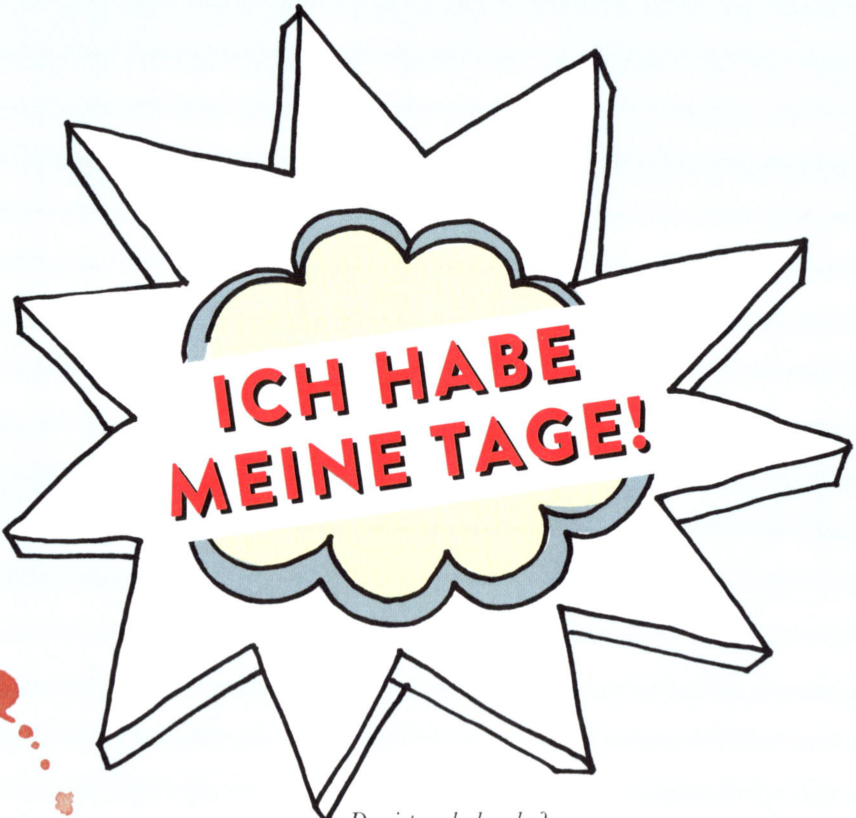

Das ist es doch, oder?

Ich habe keine Ahnung.

Nee, ne?

Hör auf, in der Verneinung zu leben, du bist dreizehn, Clara!

Was soll ich denn machen? Was macht man da?

Kommst du irgendwie an Binden oder Slipeinlagen?
Vertrauenslehrerin? Freundin?

Nee, ich STERBE, wie peinlich!

Wie doll werde ich denn bluten? Und wie lange dauert das?

Kann ich nicht Klopapier in die Unterhose legen?

Geht das mit Klopapier in der Unterhose?

Habe ich eine Alternative?

Ich lege mir jetzt Klopapier in die Unterhose.

War dann doch bei der Vertrauenslehrerin auf Bindenjagd, aber die hat nur zwischen 11:59 und 12:01 Uhr Sprechstunde und auch nur an Tagen, die nicht auf ‚-g' enden.

Klopapier in der Unterhose …? *Don't do it, kids!* Klopapier als Ersatz für Hygieneprodukte ist keine gute Idee. Aber es war das Einzige, was mir damals eingefallen ist, als ich da auf dem Klo saß und eine Megapanik geschoben habe. Was darin resultierte, dass ich den restlichen Schultag mit einer mehr als auffälligen Gangart herumgewackelt bin. Weil nämlich das Klopapier an meiner Muschi geschabt und dabei tierisch laut geraschelt hat. Das ist eindeutig die Definition von *ätzend.*

War dann doch bei der Vertrauenslehrerin auf Bindenjagd, aber die hat nur zwischen 11:59 und 12:01 Uhr Sprechstunde und auch nur an Tagen, die nicht auf ‚-g' enden.

Habe superoft überlegt, jemanden zu fragen, ob die was dabeihaben, aber jedes Mal in letzter Sekunde gekniffen. Nachdem ich gefühlt hundertmal auf dem Klo war, um das Papier auszuwechseln, war die Schule endlich vorbei. Ich fuhr nach Hause und umkreiste meine Mama wie Skandale die Politiker, denn sie würde mich vielleicht, eventuell, hoffentlich und superspontan fragen: „Sag mal Clara, hast du deine Tage bekommen?", damit ich dann ein wenig überrascht, aber fröhlich antworten konnte: „Ja, um genau zu sein, ist es heute passiert!" Dann würden wir lachen, uns umarmen und durchs Wohnzimmer tanzen.

Natürlich hat sie nicht gefragt. Ich weiß nicht, wie sie mich an diesem Tag fand, aber wenn sie mich nicht total bescheuert und nervig gefunden hat, dann ist sie eine Supermama. Nach ein paar Stunden versagte auch der nächste Papierstapel und ich kam zu der Erkenntnis, dass ich die Bombe früher oder später platzen lassen müsste. Also los: „Mama. Heute hatte ich Blut in meiner Unterhose, als ich in der Schule aufs Klo gegangen bin." Die Antwort waren zwei hochgezogene Augenbrauen. Verdammt. Ein bisschen mehr Unterstützung wäre super, Mama. „Alsooo, … ich glaube, ich habe meine Tage bekommen." Sie seufzte nur „Oje", nahm mich mit auf die Toilette und zeigte mir ihr geheimes Versteck mit hundertfünfzig verschiedenen Slipeinlagen, Binden und Tampons, für Tag und Nacht. Dann umarmte sie mich, ging zurück in die Küche und kicherte darüber, dass ich den ganzen Tag mit diesem harten, rauen Kratzeklopapier an meiner Muschi rumgerannt bin. Danke Mama. Du hast damit mein Selbstbewusstsein nachhaltig gestärkt. Das tut echt gut!

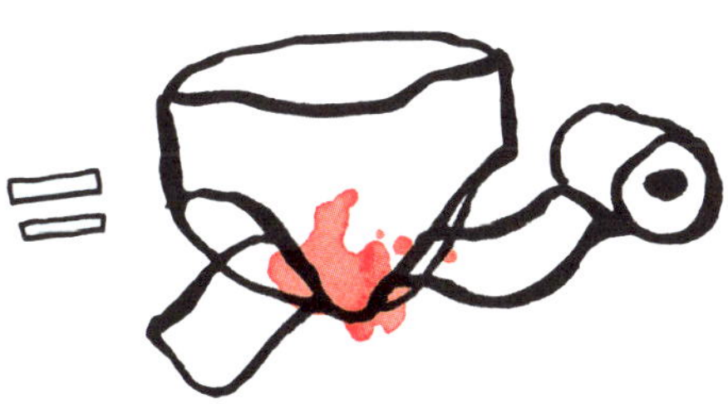

AN DIE WERDENDE TAGEKRIEGERIN

Mir fällt es wahnsinnig schwer, mich daran zu erinnern, wie ich war, bevor ich meine Tage bekommen habe. Sowieso habe ich Erinnerungslücken, also daran, wie ich früher war. Aber genauso, wie ich mich nicht an mein Gegrübel darüber erinnere, warum auf meinen Beinen Haare wachsen, bin ich praktisch nicht in der Lage, mir mein Leben ohne meine Tage vorzustellen. Ich kann mir nicht vorstellen, wie es ist, nicht diese Gedanken zu haben: „Wann ist es wieder so weit?", „Verdammt, vorgestern war Termin, ich wann und wo ich aufs Klo kann. Und wenn ich meine Tage nicht habe, dann hat sie garantiert eine andere. In dieser Sekunde zum Beispiel haben einige der 3 Milliarden Gebärmutterträgerinnen auf dieser Erde ihre Tage. 3 Milliarden, die auch Unterleibskrämpfe haben oder Rückenschmerzen – oder denen es super geht, die gerade auf dem Klo sind und den Tampon oder die Binde wechseln oder auch weder das eine noch das andere zur Verfügung haben.

Die Wahrscheinlichkeit, dass DU gerade deine Tage hast, obwohl dieses Kapitel ja für die noch werdenden Tagekriegerinnen ist, scheint ziemlich hoch.

Hast du?

Seine Tage zu bekommen galt als das ultimative Zeichen dafür, dass du „eine Frau geworden bist", und damit würde das Leiden deines Lebens beginnen. Schmerz, Schmerz, Schmerz.

WUSSTE, dass ich schwanger werde, weil ich am Samstag mit dem Typen gefummelt habe!", oder: „Habe ich dieses Ziehen im Bauch, weil ich meine Tage bekomme oder weil ich gestern die ganze Pringles-Packung alleine aufgegessen habe?" Mein gesamtes Leben kreist auf die eine oder andere Art um dieses Thema. Ich habe auch immer Tampons in der Tasche, für den Fall der Fälle. Und jedes Mal, wenn ich über Nacht oder sogar noch länger wegfahre, checke ich vorher, ob es auch nur die geringste Chance gibt, dass ich in dieser Zeit meine Tage bekomme. Und wenn ich sie dann habe, rechne ich für jeden Tag mindestens fünf Minuten extra ein, um schon vorher die Gelegenheiten einzuplanen,

Sei ehrlich. Ich bin bis jetzt auch superehrlich gewesen und erwarte dasselbe von dir. *Aha! Siehste!*

Ich habe meine auch [nicht] – (je nachdem, was DU geantwortet hast).

ERWARTUNGEN

Wenn du, liebe Leserin, deine Tage noch nicht bekommen hast, weiß ich wahrscheinlich ganz gut, wie du dich fühlst:

So wenig, wie ich mich an ein Leben ohne erinnern kann, kannst du dir ein Leben mit vorstellen. Obwohl, natürlich kannst du dir das vorstellen, da habe ich unabsichtlich den dämlichsten Satz ever geschrieben, aber ich habe damals gedacht, dass es ungefähr das größte Ereignis in meinem Leben sein würde.

Es wurde überall als etwas Bombastisches beschrieben und ich konnte mir einfach nicht vorstellen, wie ich mit meinem mageren, flachen Mädchenkörper damit umgehen sollte. Das ganze Thema war so aufgeladen und klang so anstrengend: Seine Tage zu bekommen galt als das ultimative Zeichen dafür, dass du „eine Frau geworden bist", und damit würde das Leiden deines Lebens beginnen. Schmerz, Schmerz, Schmerz. Und am Ende war es nur ein bisschen Blut und eine unbequeme Binde in der Unterhose. Kannst du dir meine Enttäuschung vorstellen?

Gleichzeitig aber krempelt es dein ganzes Leben um.

Rein physiologisch verliert ein inneres Organ etwas Blut, das den Körper durch die erstbeste Öffnung verlässt. Psychisch aber sind hundert Sachen im Spiel:

Dass du erwachsen wirst.

Dass du zur „Frau" wirst.

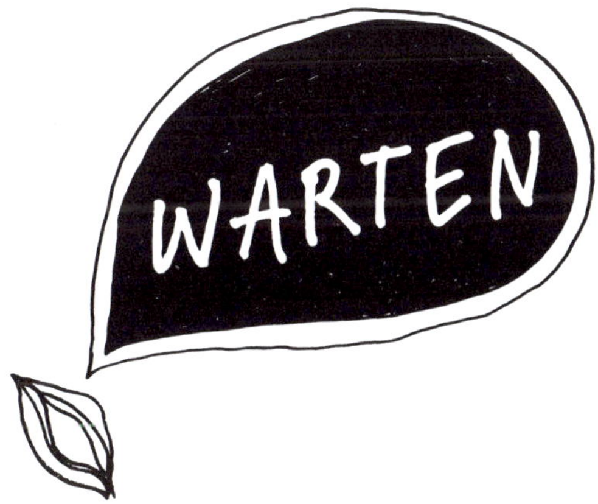

ERWARTEN

Dass du Verantwortung übernehmen musst.

Dass du an sieben Tagen im Monat Schokolade in dich reinstopfen willst.

Dass du während dieser besagten sieben Tage emotional instabil bist.

Dass du dich trotz deiner emotionalen Achterbahnfahrt beherrschst und dich wegen „Kopfschmerzen" in der Schule entschuldigen lässt.

Das nur als ein Ausschnitt. Ich könnte den ganzen Tag weitermachen. Und die Leute haben mich ernsthaft gefragt, ob man über dieses Thema ein ganzes Buch schreiben kann? Ha! Ich lache euch ins Gesicht!

Aber macht euch keine Sorgen, ihr lieben noch werdenden Tagekriegerinnen. Mir ist durchaus bewusst, dass meine Art, darüber zu schreiben, euch eine Scheißangst einjagt. Das ist beabsichtigt.

Ihr sollt denken, dass es etwas Widerwärtiges ist, damit ihr, wenn sie denn kommen, entspannt ausatmen könnt und die perfekten Tage habt, ohne die geringsten Probleme. Ihr könnt mir später danken. Psychologin Henry verabschiedet sich – *over and out!*

5 Dinge die du tun kannst um dich auf deine Tage vorzubereiten

1

FINDE ALLES ÜBER BINDEN UND SLIPEINLAGEN HERAUS

Frag jemanden, pass in dieser einen Viertelstunde im Sexualkundeunterricht auf oder google. Wenn jemand bei dir zu Hause Binden benutzt, nimm dir eine und inspiziere sie genau – jeden Winkel davon. Sieh dir die Details an. Drück auf dem Material herum, riech am Klebestreifen. Oder nee, mach' das doch nicht, die riechen sowieso nach nichts, das ergibt also keinen Sinn. Probiere aus, wie es ist, sich eine in die Unterhose zu kleben, und dreh zu Hause eine Runde damit. Du weißt schon, wie im Schuhgeschäft, wenn du ein neues Paar anprobierst und dann mit Socken an dem einen Fuß und Schuh an dem anderen deine Kreise durch den Laden ziehst. Das Gefühl ist ungefähr gleich: Am Anfang komisch, anstrengend und ein bisschen unbequem, aber wenn du erst einmal ein paar Runden gedreht hast, denkst du nicht mehr daran. Deine Alternativen schon vorher zu kennen und zu wissen, was du machen musst, wenn es losgeht, wird dich wahnsinnig erleichtern.

2

SAMMLE DIE SCHLIMMSTEN UND BLUTIGSTEN GESCHCHTEN

Lies die Geschichten, in denen Frauen auf einem Zwölfstundenflug ihre Tage bekommen haben und nichts dabei hatten oder wie sie die Matratze bei den Schwiegereltern vollgeblutet haben oder den ganzen Tag mit Blutschmiere im Gesicht herumgerannt sind, ohne es zu merken. Ich habe keine Ahnung, ob diese Geschichten wirklich jemals jemandem passiert sind, aber es würde mich auch nicht überraschen. Blutige Tagesalbträume gibt es haufenweise und überall. Im Internet, bei deinen Freundinnen oder frag mal deine weiblichen Verwandten, wenn du dich traust. Tu alles, was in deiner Macht steht, um die blutigsten, widerlichsten und stinkendsten Geschichten der Welt zu finden. Wenn deine Tage dann nämlich kommen und es nicht im Geringsten den Ekelgeschichten ähnelt, werden sie dir so willkommen sein wie kleine, flauschige Katzenbabys.

MACH DICH SCHLAU ÜBER ENDOMETRIOSE UND PMS

Das sind zwei Beschwerden, die im Zyklus eine Rolle spielen. Auf die komme ich später noch zurück. Natürlich betrifft das bei Weitem nicht alle Frauen, aber solltest du dazugehören, ist es vielleicht nicht schlecht, etwas über deren Symptome gelesen zu haben und zu wissen, wie und wo man Hilfe bekommen kann. Außerdem bekommst du einen Extrapunkt, weil du früh dran bist und Bescheid weißt. Unterhalte dich mit deinen Verwandten und finde heraus, ob jemand das hat oder es hatte, denn sowohl PMS als auch Endometriose können vererbt werden. Wenn du ein Hypochonder bist, google das alles bloß nicht. Nichts davon. *Stay off Google!* Nur jede zehnte Frau hat Endometriose und es ist so nutzlos wie ein Kropf, sich über etwas Sorgen zu machen, von dem man vorher gar nichts wusste. Ein Hallo an mein Unterbewusstsein, das war ein kleiner Seitenhieb gegen dich. Hör auf zu glauben, dass wir beide mit 26 an Krebs sterben werden.

SEI PRAGMATISCH

Mein erster Tipp ist, dass du dir eine Packung Binden deiner Wahl kaufst und ein paar davon in deine Schultasche steckst. Mit Binden, die griffbereit sind, kann das erste Mal nicht zu einem Albtraum werden. Ich würde auch in eine kleine Flasche Desinfektionsmittel investieren, das lecker riecht. Wenn du deine erste Binde deines Lebens auf einer öffentlichen Toilette in die Unterhose kleben musst, kann ich dir nicht garantieren, ob ein Waschbecken in der Nähe ist, und man weiß nie, was alles passieren kann. *There will be blood.* Sorge außerdem dafür, dass du immer einen Geheimvorrat an Milchschokolade zu Hause hast, mindestens zweihundert Gramm. Nicht, dass dir die bei der Vorbereitung in irgendeiner Weise helfen könnte, aber sie tut gut.

WARTE NICHT

Wenn sie dann eines Tages kommen, die Tage, und dein Leben auf einmal begleitet wird von sonderbaren Gerüchen und hirnrissigen Kloritualen, wird (vielleicht) dein größter Wunsch sein, so schnell wie möglich eine alte Omi zu werden, die nicht mehr fruchtbar ist. Genieß lieber die Zeit ohne Unterleibsbeschwerden, einer normalen, vertretbaren Zuckersucht und Bettlaken, die noch nie mit Blut in Kontakt geraten sind, außer durch einen aufgekratzten Pickel. Üblich ist es, im Alter von zwölf bis vierzehn seine Tage zu bekommen, aber vergiss nicht, dass es genauso normal ist, sie mit neun oder mit sechzehn zu bekommen. Die Tage kommen, wann sie kommen.

CLARAS TAGES-WÖRTERBUCH

Ich würde mir wünschen, dass Tages-Wissen auch in den Stundenplan genommen wird. Stell dir das mal vor. Von der Vierten bis zur Neunten würdest du alles über die Tage erfahren – was da unten tatsächlich passiert, aber auch, wie die Tage im Laufe der Menschheitsgeschichte äußerst effektiv benutzt wurden, um uns Frauen zu unterdrücken. Leider ist Biologie das einzige Fach, das auch nur halbwegs in die Nähe davon kommt. Keine lustigen Hausaufgaben. Ich bin ja auch mehr der Gemeinschaftskunde-Typ, darum überrascht es nicht besonders, dass ich Bio immer total langweilig fand. Aber sogar ich hätte Biologieunterricht über die Tage spannend gefunden.

Ich wusste überhaupt gar nichts über die Tage, bevor mir klar wurde, wie wenig die meisten anderen Leute darüber wissen. Darum habe ich beschlossen, tiefer einzusteigen und alles darüber zu lesen. Ich war dreizehn, als ich meine Tage bekam, und hatte null Ahnung von allem. Es hat krass lange gedauert, meine heutige Datenbank aufzubauen und alle Begriffe und Inhalte zu checken. Deshalb habe ich eine kurze Liste zusammengestellt. Für alle, die ihren Wortschatz erweitern wollen, um für den Tag vorbereitet zu sein, an dem ihr wissen müsst, was bitte ein vampire's tea bag ist.

BINDE: ein flaches Rechteck mit abgerundeten Ecken. Es wird in deine Unterhose gelegt und soll dein Blut aufsaugen. Es gibt Einweg- und Mehrwegvarianten. Manche Leute sagen auch: Blutserviette, Tageswindel.

BLUTHOSE: meine eigene Wortkreation für den Vorfall, dass man alles durchgeblutet hat und rote Flecken im Schritt hat.

TAGES-ZYKLUS: Der Zyklus bezeichnet den Zeitabstand zwischen den Blutungen, normalerweise 26 bis 31 Tage.

MENSTRUATIONSTASSE: eine Tasse – sieht eher aus wie ein Becher mit

Stiel – aus weichem Silikon, die wie ein Tampon eingeführt wird. In ihr sammelt sich das Menstruationsblut. Danach kann die Tasse ausgespült, wieder eingesetzt und in dieser Art bis zu 10 Jahre lang verwendet werden. Für diese Tasse gibt es noch kein gutes anderes Wort, weil das Produkt auch noch nicht so weit verbreitet ist. Das liegt vielleicht aber auch daran, dass der Name schon ziemlich pädagogisch und explizit klingt. Gefunden habe ich noch: Mondtasse, Menstruationskappe oder Menstruationsglöckchen.

MENSTRUATION: das wohl richtigere Wort für ‚seine Tage haben', aber das benutzen nur die Lehrer im Sexualkundeunterricht und meine Oma. Ist lateinisch und heißt monatlich, das bedeutet also, etwas kommt einmal im Monat. Andere geläufige Ausdrücke sind: auf der roten Welle surfen, Erdbeerwoche, Tante Rosarot.

REGELSCHMERZ: ein dumpfer, anhaltender Schmerz, der im unteren Teil des Bauches entsteht und bis in den Rücken und die Beine ausstrahlen kann. Verursacherin ist die Gebärmutter, die ausflippt und anfängt zu krampfen.

PMS: ein Phänomen, das viele, aber nicht alle Trägerinnern einer Gebärmutter in den Tagen vor ihren Tagen erleben. Die Abkürzung steht für prämenstruelles Syndrom. Es bringt schmerzende Körperteile mit sich und kann zu Depressionen, Aggressionen sowie anderen wechselhaften emotionalen Zuständen führen. Man nimmt an, dass die Symptome mit Schwankungen im Hormonhaushalt zusammenhängen. Die genauen Ursachen sind aber nicht bekannt.

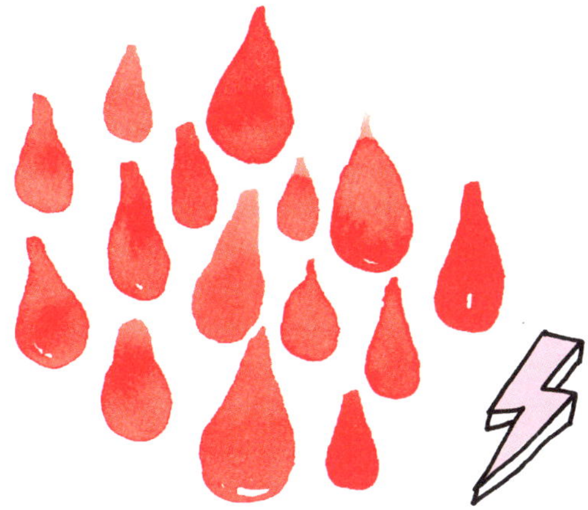

TAMPON: eine fest gedrehte Rolle aus Watte in Form einer Rakete, die das Blut im Inneren der Vagina auffangen soll. In der Regel sind Tampons etwa vier Zentimeter lang, man spürt sie kein bisschen, wenn sie richtig sitzen, und man entfernt sie mithilfe einer daran angebrachten Schnur. Andere Ausdrücke sind: Muschiwatte, Draculas Teebeutel, Torpedo.

EISPRUNG: das in den Eierstöcken gereifte Ei tritt aus seinem Bläschen heraus und macht sich auf den Weg durch den Eileiter in die Gebärmutter. Der Eisprung findet ungefähr zwei Wochen, bevor die Tage losgehen, statt. Die Schleimhaut der Gebärmutter wird dicker, damit sie das Ei, falls es befruchtet werden sollte, aufnehmen kann und es weich gebettet wachsen kann. Falls es nicht zu einer Befruchtung des Eis kam, wird diese Verdickung später dann zur Blutung.

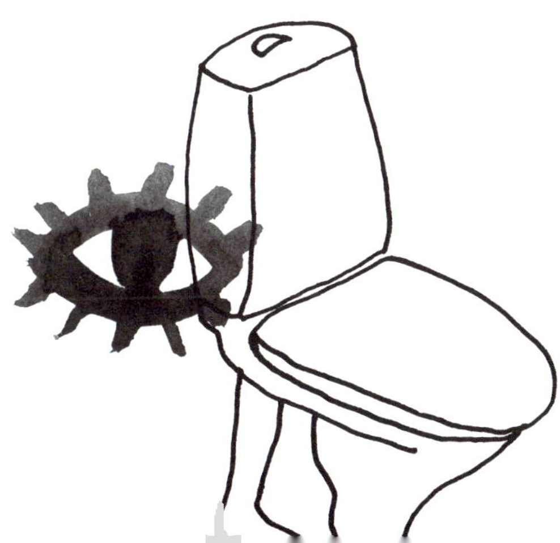

TAGES-MYTHEN

Liebe Leserin, du bist auf dem besten Weg, dir ziemlich viel Wissen für deinen großen Tag anzueignen. Sieh mich an: Als ich dreizehn Jahre alt war, hielt mein Tages-Wissen ungefähr so lange wie die Akkulaufzeit eines iPhones. Und trotzdem habe ich mich im Leben bisher ganz gut geschlagen. Ich bin noch nicht im Blut ertrunken, habe mich durch die Regelschmerzen gekämpft und meine PMS-Depressionen überlebt. Hast du überhaupt eine Ahnung, wie gut du vorbereitet bist? Dein erstes Mal wird herrlicher als alle zukünftigen Geburtstage zusammen. Mit diesem Wissen, das du dir bereits in so frühen Jahren erworben hast, kannst du alles aus deinem Leben machen. Vielleicht bist du die zukünftige Bundeskanzlerin? (Wenn du tatsächlich in, sagen wir, dreißig Jahren Bundeskanzlerin wirst, dann melde dich bei mir. Wir könnten uns doch zum Mittagessen treffen oder so. Das wäre so was von cool, wenn die deutsche Bundeskanzlerin von 2045 mein Buch gelesen hätte, als sie jung war. Außerdem ist es superfresh, wenn man eine Bundeskanzlerin zum Essen einlädt!)

Um die volle Runde zu drehen und dir alle Informationen zu geben, die du für dein erstes Mal benötigst, wollte ich auch mit ein paar Behauptungen aufräumen, die du auf keinen Fall glauben darfst.

Mythen ranken sich um alles, klar. Aber um die Tage ranken sich besonders viele und es kommen immer mehr dazu. Das ist wie mit den Sampler-CDs. Immerzu gibt es neue Versionen. Und niemand weiß, wer sich die ausdenkt. Aber ich würde mit diesem Jemand gerne mal ein ernstes Wörtchen sprechen.

DER TAMPON KANN IM KÖRPER VRSCHWINDEN!

Nein. Leider, muss ich fast sagen. Das wäre extremst effektiv von unserem Körper, wenn er die Entsorgung selbst übernehmen würde, aber so viel Glück haben wir leider nicht. Der Tampon kann hochrutschen, das stimmt, aber eigentlich hat er einen perfekten Platz. Und sollte er tatsächlich mal höher rutschen als gedacht, gibt es immer noch die Schnur als Retterin in der Not! Und sollte diese Schnur mal im Inneren verschwinden, gibt es immer noch die Möglichkeit, sich hinzuhocken und mit der Hand auf Ausgrabung zu gehen. Das musste ich mal machen. Hatte einen drei Sekunden langen Schreianfall, bis es mir gelungen ist, das blöde Ding zu finden und den ganzen Mist herauszuziehen. Der Tampon hatte sich in eine waagrechte Position geschoben, frag mich nicht, warum und wie. Ich weiß nur, dass er die Chance nicht genutzt hat, für immer zu verschwinden. Heute haben wir ein gutes Vertrauensverhältnis.

WENN DU DEINE TAGE HAST, KANNST DU NICHT SCHWIMMEN GEHEN!

Natürlich kannst du! Du kannst eigentlich fast alles machen, wenn du deine Tage hast (also außer fliegen, Wasser in Wein verwandeln etc. etc.). Allerdings würde ich dir raten, nicht mit einer Binde schwimmen zu gehen. Ich habe das zwar nicht ausprobiert, aber ich kann mir sehr gut vorstellen, was Tausende von Litern Wasser mit einer Binde anstellen. Nicht einmal die Exemplare mit Superplussaugvermögen würden damit klarkommen. Mit einem Tampon oder so einer Menstruationstasse dagegen geht es total gut! Am besten nimmst

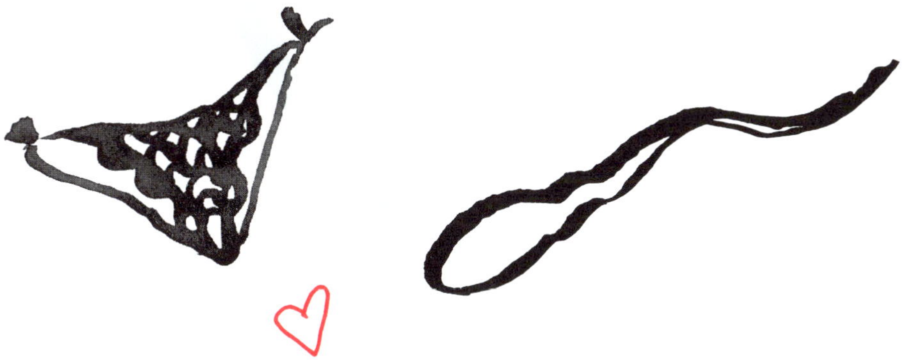

du vorher einen frischen Tampon bzw. leerst die Tasse aus.

WENN DU TAMPONS BENUTZT, VERLIERST DU DEINE UNSCHULD!

Nahein! Du verlierst deine Unschuld, wenn du zum ersten Mal Sex mit jemandem hast. Vielleicht lernst du später jemanden kennen, der tierisch auf Tampons abfährt, aber das zählt ja nicht. Dasselbe gilt übrigens auch andersherum nicht: Dass du Tampons erst benutzen darfst, wenn du deine Unschuld verloren hast. Auch das ist ein Mythos, denn ich habe sie auch vorher schon verwendet und lebe noch!

WENN DU DEINE TAGE HAST, KANNST DU NICHT AM SPORTUNTERRICHT TEILNEHMEN!

Hmm. Ist eine Frage der Definition. Wenn du solche Schmerzen hast, dass dir schwindelig wird, solltest du tatsächlich nicht beim Konditionslauf mitmachen. Auch der Schwimmunterricht fällt aus, wenn du nur Binden benutzt. Aber in den meisten Fällen ist es kein Problem, am klassischen Sportunterricht in der Halle teilzunehmen, ganz egal, ob du Tampons oder Binden benutzt. Die Regelschmerzen werden häufig sogar durch Bewegung gelindert. Darum würde ich fast sagen, dass du dich auf den Sportunterricht freuen kannst, wenn du deine Tage hast.

WENN DU DEINE TAGE HAST, KANNST DU NICHT SCHWANGER WERDEN!

Nein! Falsch! *Alarm!* Es muss so heißen: Wenn du *keinen Sex* hast, kannst du *nicht* schwanger werden. Und jetzt ohne diese doppelte Verneinung: Wenn du Sex hast, kannst du schwanger werden.

Und um so richtig superdeutlich zu werden: Wenn du im Besitz einer Gebärmutter bist und mit jemandem schläfst, der einen Pimmel hat, kannst du schwanger werden, wenn du nicht verhütest!

Das hast du sehr gut gemacht, Clara. Alle Details auf den Tisch. Bombe!

Danke, Clara. Am fruchtbarsten sind wir in der Zeit vor dem Eisprung, ungefähr zwei Wochen, bevor wir unsere Tage bekommen. Aber manchmal sorgt unser Körper dafür, dass der Zyklus vollkommen durcheinandergerät, und außerdem können die Spermien bis zu fünf Tage überleben und dort herumschwimmen und auf ein Ei warten (diese Teufel!). Ich will damit sagen, obwohl es sehr unwahrscheinlich ist, kannst du auch schwanger werden, wenn du deine Tage hast.

Benutze ein Kondom. Oder, um einen Satz aus meinem Lieblingsfilm zu zitieren – *Mean Girls: „Don't have sex. Because you will get pregnant. And die."*

WENN MAN SEINE TAGE HAT, IST DAS RISIKO VIEL GRÖSSER, VON BÄREN UND HAIEN ANGEGRIFFEN ZU WERDEN!

Das ist ein uralter Mythos. Bisher gibt es aber keine Beweise dafür, dass er wahr ist. Es stimmt, dass Haie von Blut angelockt werden, aber sie werden auch von anderen feinen Dingen angelockt, wie Schweiß und Pipi. Wie oft bist du schon einem wilden Bären oder einem Hai begegnet? Und auch wenn Bären und Haie voll ausflippen, wenn sie Menschenfleisch und Blut riechen, werden sie wohl niemals deine Adresse ausfindig machen und dich nachts im Bett angreifen.

WENN DU DEINE TAGE HAST, KANNST DU KEINEN SEX HABEN!

Doch, das geht! Vor allem, nachdem wir gerade besprochen haben, dass man auch schwanger werden kann, wenn man seine Tage hat. Richtig? Kann man echt mit jemandem schlafen, wenn man seine Tage hat? Blutet man da nicht alles voll? Wie geht das? Es gibt so viele Aspekte zum Thema Tage, aber dieses eine (Sex + Tage) hat mir doch das meiste Kopfzerbrechen bereitet. Bestimmt eine Stunde lang habe ich darüber nachgedacht, bin aber nicht zu einem eindeutigen Ergebnis gekommen. Und das liegt daran, dass man so viele verschiedene Standpunkte dazu einnehmen kann.

Es ist übrigens auch vollkommen okay, gar keinen Sex haben zu wollen, basta. Egal, an welchem Tag, an welchem Ort, zu welcher Uhrzeit.

Es gibt Leute, die lieben luftgetrockneten Schinken, andere wiederum finden den eklig und die nächsten sind sowieso Vegetarier. Und so unterschiedlich reagieren die Menschen auch darauf, wenn man über Sex während der Tage redet. Aber in erster Linie wollte ich ja den Mythos zur Strecke bringen, dass es gar nicht ginge. Es geht ohne Probleme, ganz egal, von welchem Geschlecht du dich angezogen fühlst. Ganz wichtig ist mir auch, dass man es nicht super finden muss. Es ist vollkommen okay, keinen Sex haben zu wollen, wenn du deine Tage hast.

Es ist übrigens auch vollkommen okay, gar keinen Sex haben zu wollen, basta. Egal, an welchem Tag, an welchem Ort, zu welcher Uhrzeit. Das soll und darf niemals von niemandem außer dir infrage gestellt werden. Aber ich hoffe sehr, dass ihr das schon wisst, dann können wir nämlich wieder über die Tage sprechen – denn davon handelt dieses Buch ja schließlich!

Ich war mit Typen zusammen, die sehr gerne mit mir schlafen wollten, obwohl ich selbst nicht besonders scharf darauf war, weil ich meine Tage hatte. In hundert Prozent der Fälle verlief die Konversation wie folgt (ich hatte noch nicht mit so vielen Typen Sex, aber hundert Prozent klingt cooler und auch irgendwie wissenschaftlicher als, sagen wir, „bei drei von drei Typen“, oder?):

„Ich will nicht. Ich habe meine Tage.“
„Okay … aber mir macht das nichts aus!“

Fein, aber mir, du Idiot! Vielleicht habe ich ja Regelschmerzen ODER blute gerade heute besonders stark ODER habe gestern schon das Bettlaken gewaschen und keinen Bock, es zu wiederholen, ODER will einfach keinen Sex, wenn ich meine Tage habe – und das muss Erklärung genug sein. Beim nächsten Mal zitiere ich die britische Sängerin Charli XCX: *„Yousaidyouwanna bang. Well, fuck you, sucker.“*

Natürlich ist es genauso in Ordnung, gerne Sex zu haben, wenn du deine Tage hast. Das ist weder komisch noch sonst etwas – es ist menschlich. Der Sexualtrieb verschwindet ja nicht, nur weil man ein bisschen blutet. Außerdem ist das Blut ein perfektes Gleitmittel, einige werden schneller geil, wenn sie ihre Tage haben, und ein Orgasmus kann auch Regelschmerzen lindern. Allerdings möchte ich allen raten, vor dem Geschlechtsverkehr den Tampon zu entfernen – nur ein kleiner, gut gemeinter Tipp. Ich möchte das an dieser Stelle auch gar nicht weiter ausführen. Hallo Mama, wie schön, dass du auch dieses Kapitel gelesen hast!

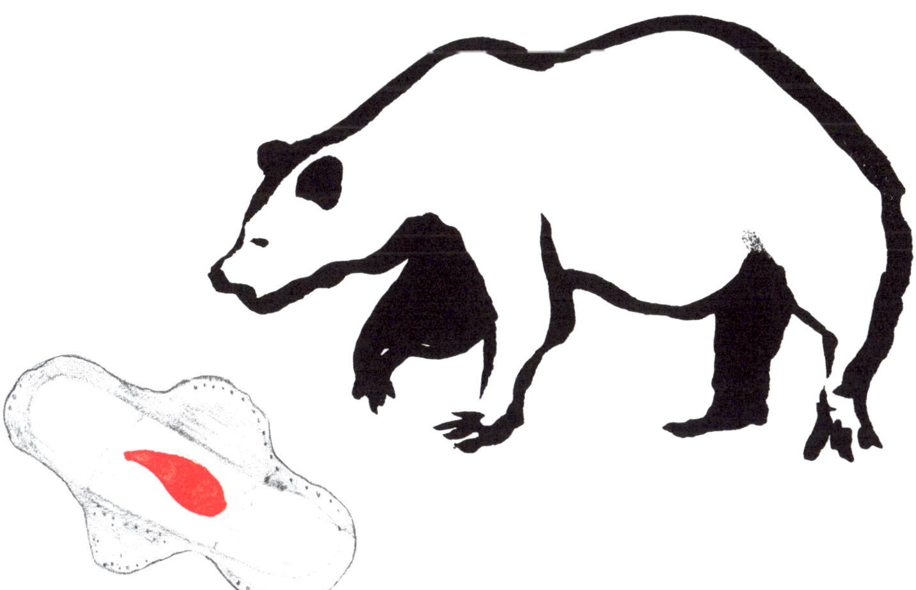

WENN DU GERADE ZUM ERSTEN MAL DEINE TAGE

Nee, echt jetzt?
Stimmt das?
Du hast gerade zum ersten Mal deine Tage bekommen?

Herzlichen Glückwunsch! *Happy Bleeding to you* und so weiter. Willkommen im Klub, die Mitgliederzahl ist gigantisch hoch. Eine Milliarde zweihundert Millionen, um genau zu sein. Einige merken es nur an ein paar zusätzlichen Toilettenbesuchen, andere haben so starke Schmerzen, dass sie sich übergeben müssen. Die meisten von uns benutzen Binden, Tampons oder Ähnliches, aber einige sind gezwungen, ihr Zuhause zu verlassen, um die Tage in einer abgelegenen Hütte im Wald zu verbringen. Das ist vermutlich eine ziemlich spezielle Gemeinschaft, wenn man bedenkt, wie unterschiedlich die Lebensumstände sind, in denen wir alle leben. Doch alle, die einmal im Monat bluten, sind bei uns herzlich willkommen. Und du bist jetzt eine von uns.

Nicht an deine Tage zu denken ist das Schwerste auf der Welt, zumindest am Anfang. Als ich das erste Mal meine Tage hatte, bin ich permanent aufs Klo gerannt und habe überprüft, ob ich die Binde durchgeblutet habe. Ich habe es einfach nicht gecheckt, was da mit mir passierte. Ich war fassungslos, dass genau genommen durchgehend Blut aus mir herausfloss, ohne dass ich irgendetwas dagegen tun konnte. Ich konnte nur abwarten. Das fühlte sich so *strange* an. Heute finde ich es so normal wie die Tatsache, dass ich Haare auf dem Kopf habe. Aber beim allerersten Mal wird einem klar, wie bizarr es eigentlich ist, dass wir unsere Tage haben.

Noch hat man keine Vorstellung davon, wie oft man die Binde wechseln muss, was Regelschmerzen sind, wie und wann die eigene Stimmung schwankt und was

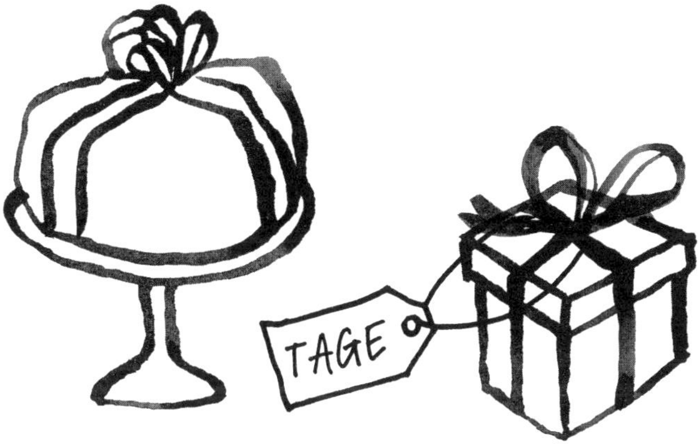

HAST

die Umwelt von einem erwartet. Diese ganzen Fragezeichen vermischen sich zu einem ständigen Summen, das immer im Hinterkopf mitschwingt. Als würde man seinen Kopf in einen Bienenstock stecken und versuchen, bloß keine Panik zu bekommen. Vorausgesetzt, dass du ein dämlicher Adrenalinjunkie bist, um überhaupt erst auf diese Idee zu kommen.

Nein, die Tage lassen sich nicht mit einem Bienenstock vergleichen. Das war ein bescheuertes Bild. Komm, weg damit.

Die erste Nacht meiner ersten Menstruation bin ich in T-Shirt, Schlafanzughose und einem Extrapaar Boxershorts ins Bett gegangen. Dazu die allergrößte Binde, die ich in Mamas Bindenvorrat finden konnte. Ich lag in meinem Bett und war ganz durcheinander bei dem Gedanken, dass ich dort unten nie wieder ein frisches Lüftchen und frisch gewaschene Unterhosen spüren würde. Schließlich bin ich eingeschlafen, erschöpft aber zufrieden bei dem Gedanken, dass ich wenigstens endlich erwachsen und gesund war und meine Tage hatte. Fünf Tage später waren sie vorbei, meine Tage. Da hatte ich doch in der Aufregung glatt vergessen, dass die Tage nicht bis ans Ende meiner Tage dauern. Uups. Was ein Glück. Stell dir mal vor, wie anstrengend das wäre, wenn man immer seine Tage hätte.

Mein erstes Mal war im August 2007. Das zweite Mal hatte ich meine Tage im Januar 2008. Wenn wir irgendwo in diesem Buch über Panik, also Körperpanik, sprechen wollen, dann ist jetzt der richtige Augenblick.

Ich hatte damals zwar noch keine Ahnung, was das alles ist, aber hatte (Gott sei Dank) immerhin so viel mitbekommen, dass man am Anfang seine Tage ziemlich unregelmäßig haben kann und sie auch mal einen Monat aussetzen können. Als mein Körper allerdings beschlossen hatte, mal eben vier Monate auszulassen, wurde ich langsam unruhig. Natürlich wagte ich es nicht, mit irgendjemandem darüber zu reden, aber in meinem Kopf führte ich regelmäßig Selbstgespräche, in denen immer wieder die Frage auftauchte, lauthals und panisch, ob es mir auf unerklärliche Weise gelungen war, schwanger zu werden. Oder ob das unter Umständen mein einziges Ei gewesen war und somit meine Chancen auf ein Leben mit Kind futsch waren.

Da haben wir das bisher größte Dilemma meines Lebens. Wie hättest du dich entschieden: mit 13 ungewollt schwanger und Mutter zu werden oder ein Leben mit dem Wissen, dass du deine einzige Chance verpasst hast, je ein Kind zu bekommen?

Heute fühlt sich Letzteres besser an. Klaro. Man kann Kinder adoptieren. Man kann sich künstlich befruchten lassen. Alles möglich. Aber damals, mit 13, hatte ich davon keine Ahnung. Ich war naiv und panisch. Darum ließ ich die Monate vergehen und redete mir mit jedem Tag ein, wie toll ein Leben ohne Tage war. Die Nachtbinden waren jetzt auch nicht gerade das Tollste der Welt. Als ich dann im Januar schließlich wieder meine Tage bekam, hatte ich mich bereits gründlich davon überzeugt, dass Kinder total überschätzt werden.

Wie hättest du dich entschieden: mit 13 ungewollt Mutter zu werden oder ein Leben mit dem Wissen, dass du deine einzige Chance verpasst hast, je ein Kind zu bekommen?

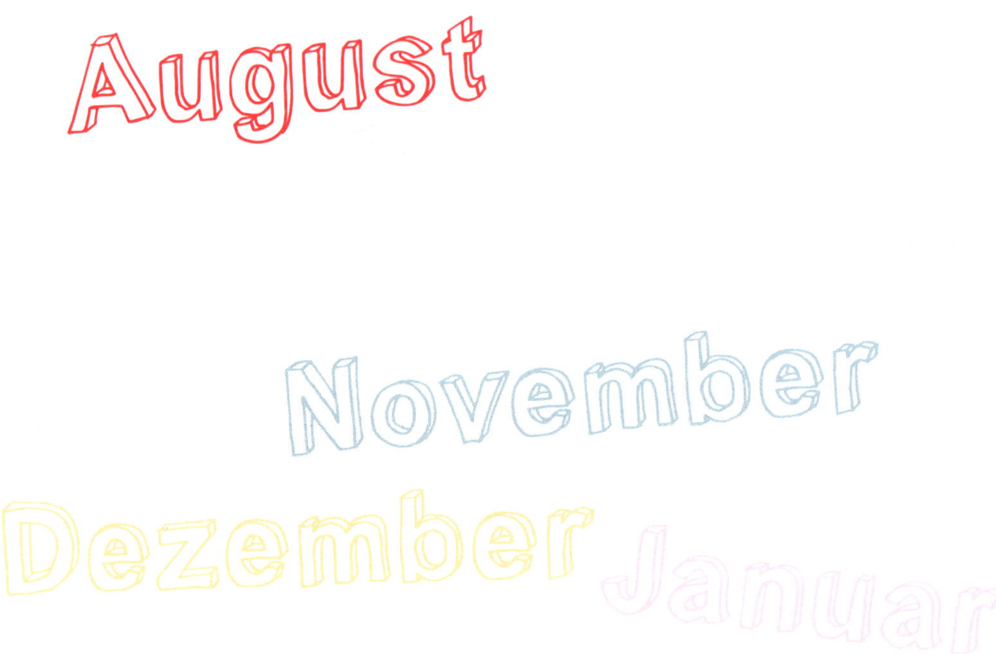

MONATSHYGIENE

Hier kommen die drei Dinge, die ich mit 13 megaschwierig fand:

☆ die 1,45 m im Hochsprung zu knacken
☆ das Wort ‚Billard' richtig zu buchstabieren
☆ die passende Monatshygiene auszuwählen

Die 1,45 m habe ich dann mit 14 geknackt. Das war bei den Kreismeisterschaften. Ich hatte den ganzen Frühling lang an meiner Technik gearbeitet und wurde Zweite bei dem Wettkampf. Ich habe auch gelernt, ‚Billard' richtig zu buchstabieren. Das war in einer Unterrichtsstunde in der Achten. Trotzdem begreife ich nach wie vor nicht, warum da zwei ‚l' drin sind, aber kein ‚j'! Es dauerte allerdings mehrere Jahre, bis ich herausgefunden hatte, was zu mir passte: Binden, Tampons etc. Erst nach zwei Jahren habe ich es zum Beispiel gewagt, die Plastikhülle von einem Tampon abzuziehen – ohne ihn zu benutzen! Und von einer Menstruationstasse habe ich zum ersten Mal in der 12. Klasse gehört. Wenn du Sport machst, kannst du lernen, hoch zu springen. Wenn du im Unterricht aufmerksam bist, kannst du lernen, unlogische Wörter zu buchstabieren.

Und wenn du jetzt dieses Buch in deinen Händen hältst, werde ich dir alles beibringen, was du jemals über jeden nur denkbaren „Monatshygieneartikel" wissen musst, wie es so schön heißt.

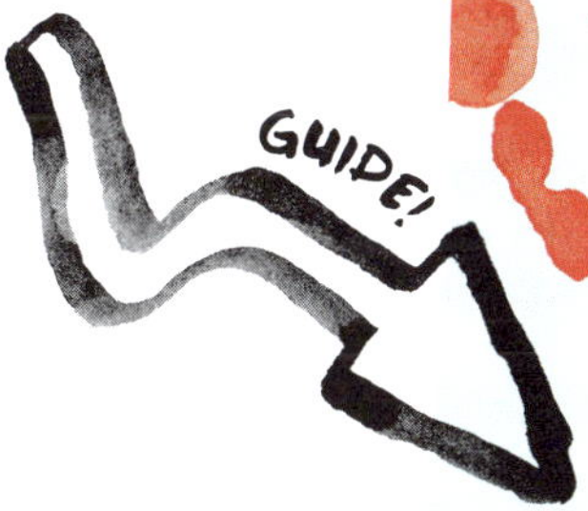

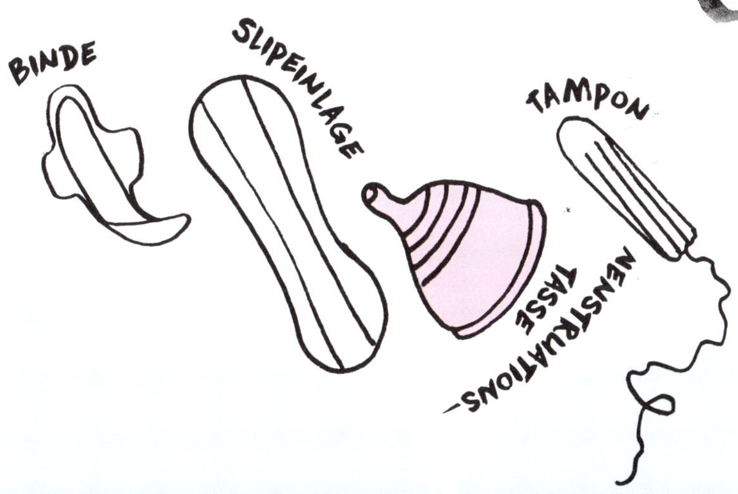

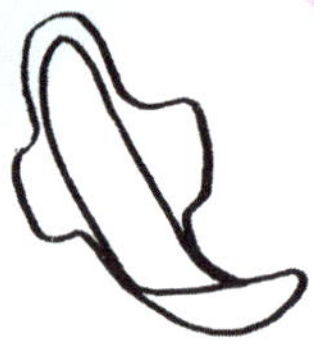

BINDEN

Binden gibt es schon seit Ewigkeiten. Länger noch als geschnittenes Brot – ja, das klingt extrem, aber es stimmt. Seit Menschengedenken haben sich die Frauen die unterschiedlichsten Dinge zwischen die Beine gelegt, um das blutige Pendant zu den Niagarafällen aufzuhalten. Die erste Binde, wie wir sie heute kennen, die man in einem Laden kaufen und nach Gebrauch entsorgen konnte, gab es erst seit 1940. Damals wurde sie mit Bändern in der Unterhose befestigt, denn die Klebestreifen kamen erst gegen 1960 dazu. Auf den ersten Blick sieht eine Binde aus wie eine kleine Windel. Es gibt sie heutzutage in allen denkbaren Formen, Dicken und Größen.

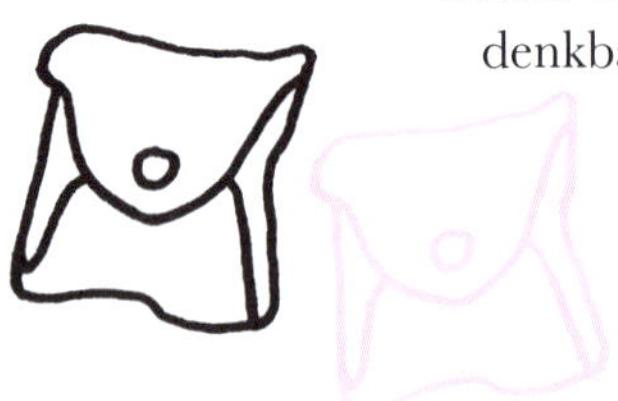

VORTEILE

☆ Jeder, vollkommen unabhängig vom Körperbau, kann Binden verwenden.

☆ Du musst sie nicht jedes Mal wechseln, wenn du auf Toilette gehst, und kannst ganz leicht erkennen, ob es Zeit für eine neue ist (Faustregel: Wechsle deine Binde, wenn du mehr Rot als Weiß siehst).

☆ Wenn du in einer senkrechten Position bist, kann die Binde eigentlich nicht auslaufen, weil ihre Unterseite aus einer dünnen Plastikbeschichtung besteht, die undurchlässig ist.

☆ Binden lassen deine inneren Schleimhäute in Ruhe, außerdem können die größten Binden mehr Blut aufnehmen als die größten Tampons. Sie sind, mit anderen Worten, sehr gut für Frauen geeignet, die starke Blutungen haben, vor allem nachts, wenn man nicht so oft wechseln kann und will.

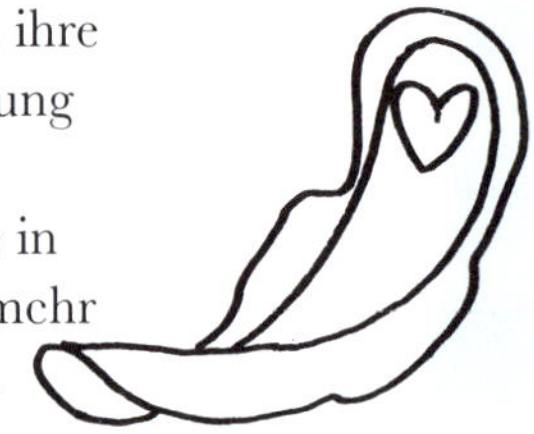

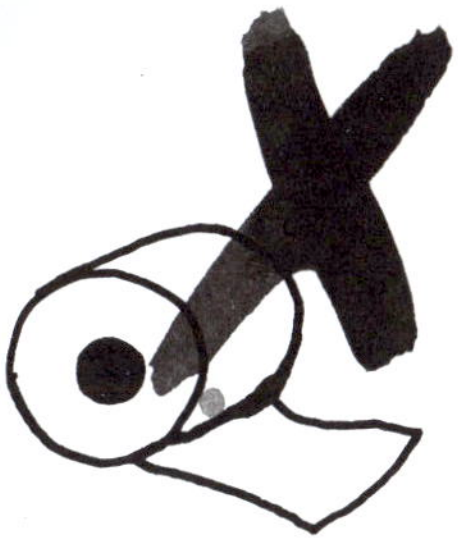

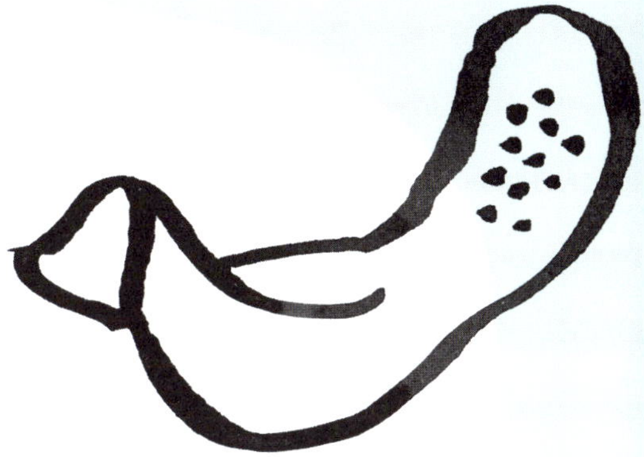

NACHTEILE

☆ Das Blut wird außerhalb des Körpers aufgefangen. Vielen ist das unangenehm, weil sie die Binden als Gegenstand spüren.

☆ Das Menstruationsblut hat einen besonderen Geruch, was dazu führen kann, dass die Binden anfangen zu riechen. (AUFGEPASST! Das bedeutet nicht, dass alle anderen sofort riechen können, dass du deine Tage hast. Aber wenn jemand über einen unglaublich ausgeprägten Geruchssinn verfügt, kann diese Person eventuell einen schwachen Duft ausmachen. Er erinnert vage an ein ungewaschenes Sofakissen.)

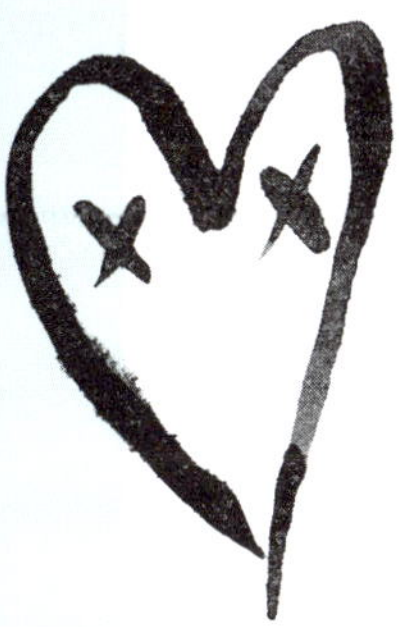

☆ Mit Binden kann man nicht schwimmen gehen. Ich würde niemals öffentlich zum Schuleschwänzen aufrufen, aber wenn du Binden trägst, kannst du leider nicht am Schulausflug ins Schwimmbad teilnehmen. Wie schade.

☆ Die Kanten können etwas scheuern, wenn du dich viel bewegst. Autsch.

☆ Wenn du nicht zur Gruppe mit Vollrasur gehörst, kannst du den folgenden, äußerst unangenehmen Schockmoment erleben: Du musst dringend pinkeln. Also rennst du ziemlich schnell auf die Toilette, reißt dir die Hosen herunter und spürst dann schmerzvoll, dass deine Schamhaare am Klebestreifen der Binde festkleben. Doppel-Autsch.

FUN FACT

Auf Englisch heißen Binden *pad*, darum haben sich viele einen abgelacht, als Apple sein erstes iPad herausbrachte.

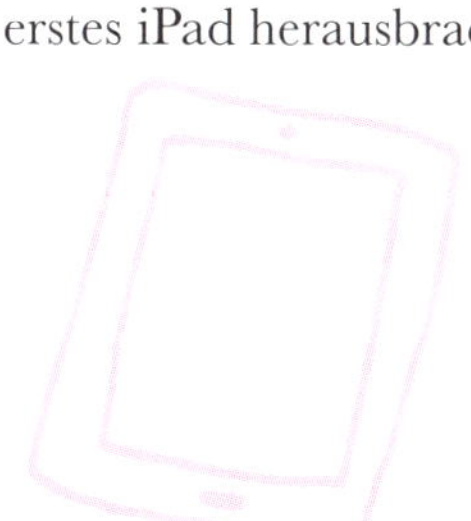

SLIPEINLAGEN

Eine Slipeinlage ist so ähnlich wie eine Binde, nur mit weniger Saugfähigkeit. Die Slipeinlage ist ganz flach und dünn. Sie wird in die Unterhose geklebt, um Flecken durch den Ausfluss zu vermeiden, als zusätzlichen Schutz, wenn du eine Menstruationstasse oder Tampons benutzt oder – *life hack coming up* – um vorbereitet zu sein, wenn du nicht genau weißt, wann es losgeht.

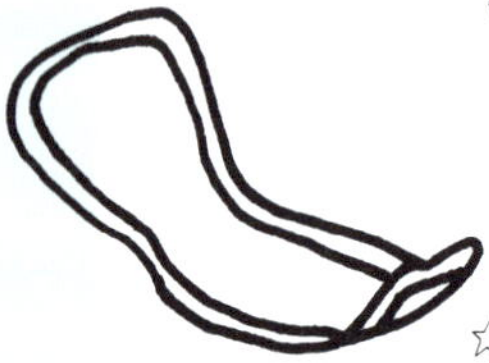

VORTEILE

☆ Superpraktisch, wenn man keine starken Blutungen hat. Am Ende der Tage zum Beispiel. Dann ersparst du dir, deine Muschi mit einem zu trockenen Tampon zu reizen, und musst auch keine ganze, wertvolle Binde verschwenden, wenn sowieso nur ein paar Tropfen kommen.

☆ Perfekt geeignet als Überlaufschutz, wenn du einen Tampon oder eine Menstruationstasse benutzt.

☆ Wenn du nervigen Ausfluss hast, retten dir Slipeinlagen das Leben deiner Unterhosen. Außerdem kannst du sie bei Bedarf jeden Tag verwenden.

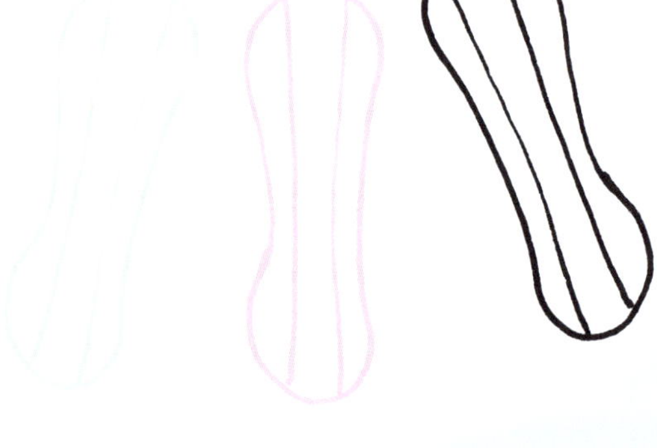

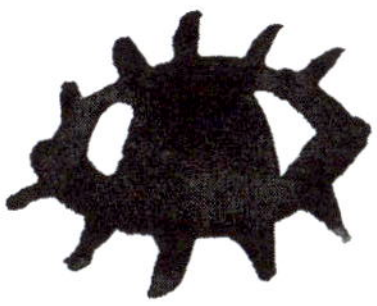

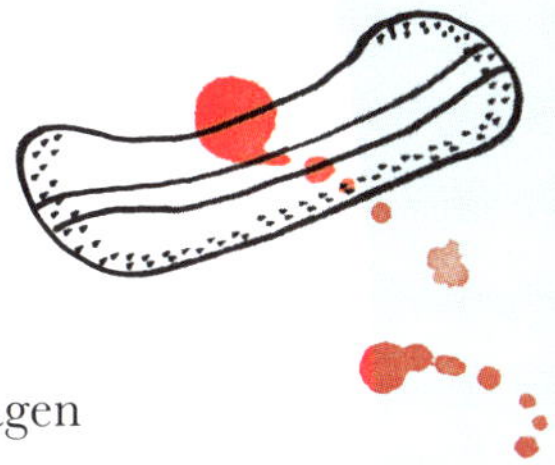

NACHTEILE

☆ Sie sind nicht saugfähig genug, um an allen Tagen benutzt zu werden. Sie müssen mit etwas anderem kombiniert werden, was teuer werden kann.

☆ Im Gegensatz zu Binden haben nicht alle Slipeinlagen eine Unterseite aus Plastik, was bedeutet, dass du im Falle eines Falles in null Komma nix durchgeblutet hast.

☆ Für viele sind die Slipeinlagen nur ein weiterer Trick der Industrie, die uns einreden will, dass wir uns immer ‚frisch und sauber' fühlen sollen. Denn wer stirbt schon an ein bisschen Ausfluss in der Unterhose?

☆ Lauf bloß keinen Halbmarathon mit Slipeinlage! Nur wenn du am nächsten Tag Bock auf wund gescheuerte Innenseiten der Oberschenkel hast. Muskelkater und steife Knie genügen doch eigentlich schon, oder?

FUN FACT

Ich habe vor einiger Zeit „Geschichte + Slipeinlage" auf Schwedisch gegoogelt und das vierte Suchergebnis brachte Edward Blom, einen ziemlich bekannten Fernsehgastronomen bei uns. Als ich ihn über Twitter fragte, was er denn mit Slipeinlagen zu tun hätte, antwortete er mir: „Ja, das kann man sich wirklich fragen. Na ja, hängt vielleicht mit Tomatensoße zusammen!"

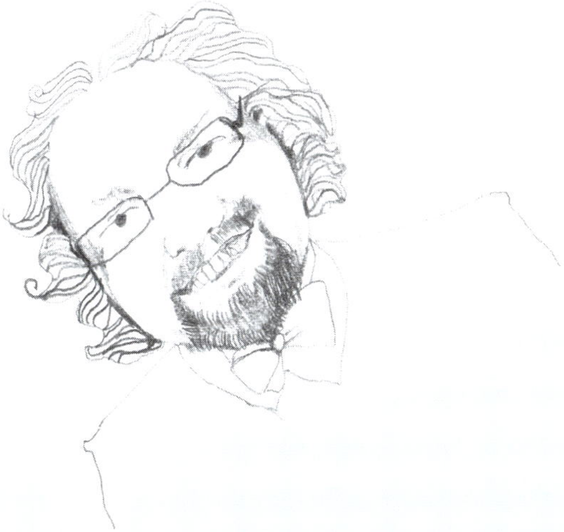

TAMPONS

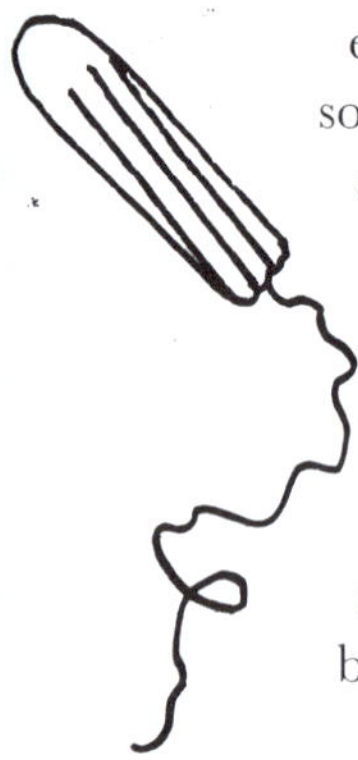

Auch Tampons gibt es schon seit Ewigkeiten. Unterhosen hingegen waren nicht immer *the thing*. Während also die einen sich Stofffetzen um die Hüften geknotet haben und somit die Vorläufer der Binden erfanden, haben sich andere an die ersten Tampons gewagt. In Ägypten zum Beispiel wurden Tampons aus weichem Papyrus gedreht, im antiken Griechenland wurden kleine Holzstücke mit Leinen umwickelt. Tampons gibt es ebenfalls in den unterschiedlichsten Größen, man pult die Schutzhülle ab und schiebt den Tampon mit einem Finger schräg nach hinten in die Scheide. Am Tampon ist eine Schnur befestigt, an der du ihn wieder herausziehen kannst. Diese Schnur sitzt bombenfest. Die Wahrscheinlichkeit, dass du einen Kugelschreiber verschluckst, ist größer als die Wahrscheinlichkeit, dass dir die Schnur abreißt.

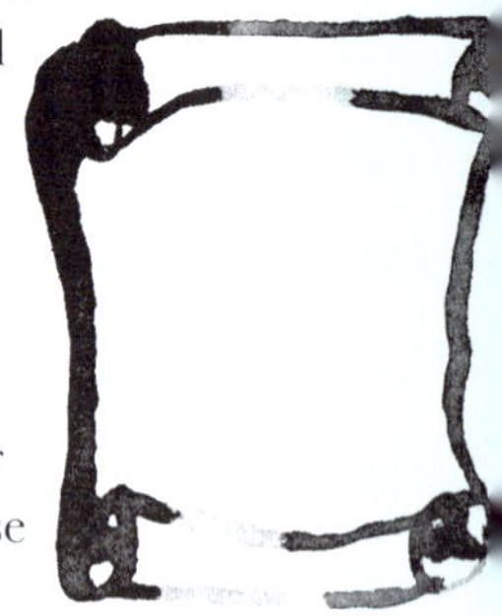

VORTEILE

☆ Da Tampons in deinem Körperinneren sind, spürst du sie nicht und sie riechen auch nicht. (Ich hatte den *most mindfucking* Augenblick meines Lebens, als es mir zum ersten Mal gelang, den Tampon richtig einzuführen. Er war unspürbar! Ich stand bestimmt eine ganze Minute lang still da und starrte fassungslos ins Leere.)

☆ Mit einem Tampon kann man 1A duschen und schwimmen gehen. Du musst dir auch keine Sorgen machen, dass hinterher beim Abtrocknen dein Handtuch blutgetränkt ist.

☆ Je nach Stärke deiner Blutung muss auch der Tampon unterschiedlich häufig gewechselt werden. Aber du kannst ein bisschen an der Schnur ziehen. Gibt der Tampon leicht nach und gleitet dir entgegen, ist es Zeit, ihn zu wechseln. Ansonsten kann er bis zu acht Stunden drinbleiben.

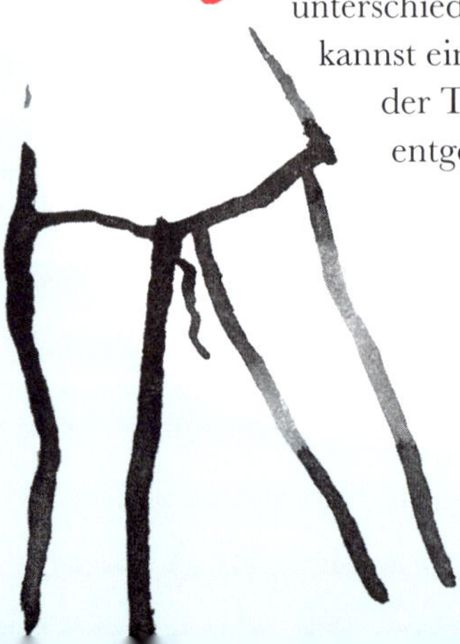

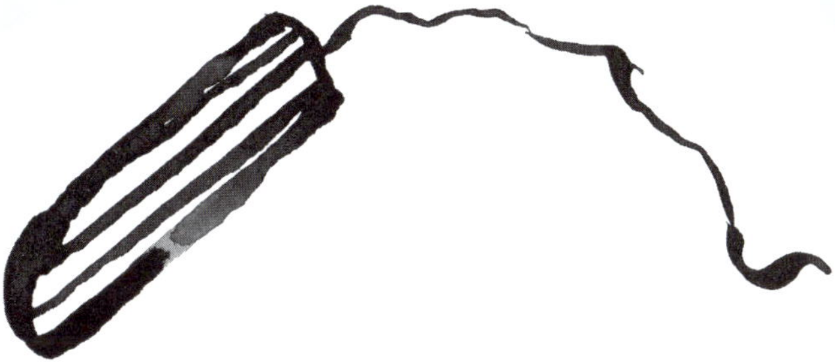

NACHTEILE

☆ Nicht alle können oder wollen Tampons verwenden, weil man sich eben einen Gegenstand in den Körper einführen muss.

☆ Für Neueinsteigerinnen ist das eine große Herausforderung. Bei meinem ersten Versuch habe ich ihn nicht einmal zur Hälfte einführen können, ohne dass es wehtat. Es erfordert ein wenig Übung, ihn richtig hineinzuschieben, sodass er dann gut sitzt. Und es braucht vor allem etwas Erfahrung, bis man weiß, wie stark die eigene Blutung ist, damit man sich nicht in der Größe irrt. Denn ein zu großer und zu saugfähiger Tampon kann die Schleimhäute austrocknen (was vielleicht so auf dem Papier wie eine Bagatelle klingt – aber, Shit, wie das brennt!)

☆ Im Unterschied zu Binden ist es unmöglich, zu sehen, wann man den Tampon wechseln muss. Das kann zu unfreiwilligen Überlauftropfen führen, darum benutze ich immer auch Slipeinlagen. Zur Sicherheit.

☆ TSS – die Tampon-Krankheit. Davor wird auf den kleinen Beipackzetteln in allen Tamponpackungen gewarnt. Dazu kann es kommen, wenn man den Tampon zu lange drinlässt. Aber wir reden hier von richtig viel zu lange. Mehrere Tage und so. Dann kann es zu sehr übel riechenden Ausflussen kommen, die darauf hindeuten, dass sich im Unterleib giftige Bakterien gebildet haben. Ich persönlich kenne niemanden, der das mal gehabt hat, ich habe auch noch nie jemanden in meiner Umgebung darüber reden hören. Aber wenn das auf einem Stück Papier in einer Packung steht, die ich bezahlt habe, werde ich doch nicht das Schicksal herausfordern!

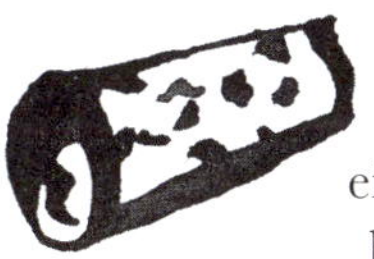

FUN FACT

Auf Französisch bedeutet *tampon* Pfropfen oder Stöpsel. Das Wort stammt von dem alten französischen Wort tapon, was wörtlich übersetzt „ein Stück Stoff zum Stopfen eines Loches“ ist. Tapon ist aber auch der finnische Ausdruck dafür, dass man jemanden umgebracht hat. Und das kann ja auch ganz schön blutig sein.

MENSTRUATIONS-TASSE

Über die Menstruationstasse wissen Frauen, die ihre Tage haben, entweder alles oder sie haben noch nie in ihrem Leben davon gehört. Auch ich habe diesen Prozess durchlaufen. Von überhaupt gar nichts wissen zu alles wissen. Und das in einer Viertelstunde! Mir hat jemand die Geschichte dieses kleinen Silikonbechers erzählt und in meinem Gehirn hörte ich nur *saywhaaat*? Und dann folgte eine ganze Serie von *Mindblow*-Explosionen. Diese Menstruationstasse ist ein kleiner Behälter aus weichem Silikon, den du zusammendrückst und wie einen Tampon einführst. In deinem Inneren entfaltet er sich eigenständig. Du kannst ihn dir im Internet bestellen oder in der Apotheke kaufen. Es gibt diese Erfindung schon seit dem 19. Jahrhundert, aber den richtigen Durchbruch auf dem Markt hat es nie gegeben, weil die Menstruationstasse bis zu zehn Jahre lang (!!!) wiederverwendet werden kann. Mit diesem Produkt lassen sich also keine enormen Summen verdienen, die fürs Marketing eingesetzt werden könnten. Wenn wir diese Erfindung mit einem Klischee veranschaulichen, wäre die Menstruationstasse ein umweltfreundlicher Hippieveganer. Ihr wisst schon, wen ich meine.

VORTEILE

☆ Wenn du eine normal starke Blutung hast und Binden oder Tampons benutzt, verbrauchst du im Laufe von zehn Jahren so an die 2.500 Stück davon. Wenn du eine normal starke Blutung hast und eine Menstruationstasse benutzt, verbrauchst du im Laufe von zehn Jahren eine. Eine einzige Menstruationstasse. Für sagen wir mal 15 bis 30 Euro. Hier gehen Preis und Umweltfreundlichkeit Hand in Hand und hüpfen über die Sommerwiese in den Sonnenuntergang.

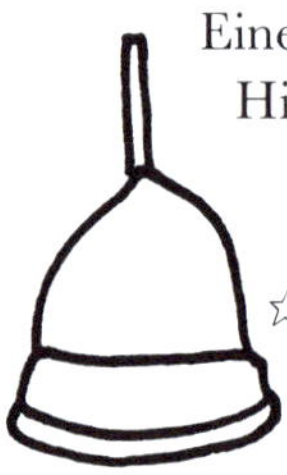

☆ Sie trocknet die Schleimhäute der Vagina nicht aus.

☆ Du musst dir nie Sorgen machen, ob du genügend Binden oder Tampons dabei hast, weil du alles, was du brauchst, immer bei und in dir hast.

☆ Du lernst eine Technik kennen und kannst die Größe deiner Vagina einschätzen, um später ein Pessar – auch Diaphragma genannt – zu benutzen. Das ist zwar eine superantiquierte Verhütungstechnik, die aber in bestimmte Lebensphasen passt.

☆ Diese Menstruationstassen sehen lustig aus. Wie eine kleine Mütze.

NACHTEILE

☆ Wie beim Tampon gilt auch hier, dass nicht alle gut mit einer Menstruationstasse zurechtkommen. Sie ist ziemlich groß und es erfordert viel Training und Geduld, bis das Ding richtig sitzt – was selbstredend zu der einen oder anderen vollgebluteten Unterhose führen kann. Ich habe neun Monate lang mit diesem Ergebnis gekämpft – sogenannte Bluthosen. Mit der unerschütterlichen Hoffnung „Im NÄCHSTEN Monat klappt es bestimmt!“ Aber dann, nach diesen neuen Monaten, bin ich zu dem Entschluss gekommen, dass mein Körper offensichtlich nicht dafür geeignet ist.

☆ Die Anschaffungskosten sind dann hoch, wenn man die falsche Größe gekauft hat (was bei mir eindeutig der Fall war) und man sich durch die Angebotspalette probieren muss.

☆ Das Herausnehmen und Säubern kann eine ziemlich schmierige Angelegenheit werden, was vor allem auf öffentlichen Toiletten schwierig ist, wenn man kein separates Waschbecken in der Kabine hat.

FUN FACT

Die Menstruationstasse hat weltweit die unterschiedlichsten Namen: *Menstrual Cup, Mooncup, Mondtasse, Menstruationskappe, Menstruationsglöckchen* oder *Catamenia Cup. Katamenia* ist griechisch und bedeutet „einmal im Monat“.

GANZ SCHÖN TEUER …

Die Preise der unterschiedlichen Produkte variieren je nach Größe, Marke und Geschäft, aber im Schnitt kostet ein Tampon zwischen 4 und 7 Cent pro Stück und Binden zwischen 8 und 14 Cent pro Stück. So eine Menstruationstasse kostet zwar 15 bis 30 Euro, ist aber im besten Falle eine einmalige Anschaffung. Wenn du nicht – wie ich – die falsche Größe kaufst. Tu das bloß nicht. Das war echt blöd.

Da ich ein echter Nerd bin, habe ich mal ausgerechnet, was ich im Jahr für meine Tage so ausgebe. Da ich alle möglichen Produkte benutze (außer einer Menstruationstasse, was ich jetzt auch echt genug betrauert habe), kommen insgesamt zwölf Packungen Tampons, vier Packungen Nachtbinden und drei Packungen Slipeinlagen zusammen. Das macht ungefähr 65 EURO.

Hinzu kam damals noch die Antibabypille, die ich gegen meine PMS-Depressionen genommen habe. Als ich auch noch verschiedene Verhütungsmittel mit in diese Rechnung aufgenommen habe, bin ich bei sage und schreibe 180 EURO pro Jahr gelandet. Gehen wir mal davon aus, dass ich bis zu meinem fünfzigsten Lebensjahr meine Tage bekommen werde und auch die Pille bis dahin nehme, komme ich auf insgesamt um die 6.000 EURO. Und das alles nur, damit ich meine Umwelt nicht vollblute und mich nicht zwölf Wochen pro Jahr aus Verzweiflung in den Schlaf weinen muss.

Seid ihr wie ich gestrickt, habt ihr bestimmt schon längst Sachen gedacht wie: „*Shit*. Es wäre echt besser, wenn ich das nicht selbst bezahlen müsste." Oder „Wo kann ich meine Gebärmutter abgeben?" Hätte ich nämlich einen Schwanz statt einer Gebärmutter, könnte ich mir zum Beispiel jedes zweite Jahr ein neues MacBook kaufen.

Leider kann man sich nicht vorher aussuchen, ob man mit einem Pimmel oder einer Gebärmutter auf die Welt kommt. Ich will mich auch gar nicht über mein Geschlecht beklagen, ich bin gerne Mädchen und Frau und habe kein Problem mit meiner Geschlechtsidentität. Aber es ist einfach ganz schön ungerecht. Ich will Tampons, Binden und so weiter umsonst zur Verfügung gestellt bekommen. Gratis ist nämlich nice. Bei der Jugendhilfe bekommt man bei uns ja auch Kondome gratis! Das ist total nice. Ich will, dass man in den Schulen Binden umsonst bekommt.

Manchmal habe ich so eine Vision. Ich versammle eine Gang aus positiven Aktivisten und Streikwilligen um mich. Wir streiken gegen die Verwendung von Binden und Tampons, solange sie nicht umsonst sind. Dann ziehe ich eine Jeans an, die mir nicht ganz so viel bedeutet, warte, bis ich meine Tage bekomme, und tue dann alles, wovon ich immer geträumt habe – nur ohne irgendeinen Schutz. Ich gehe auf den Rummel und blute die Sitze in der Achterbahn voll, schlendere danach mit einem stolzen roten Fleck an meinem kleinen Arschi über die größte Einkaufsstraße, mache einen Tandemsprung und zeichne eine schwebende Linie aus Blutstropfen in den Himmel, die wie ein kerzengerader Strich auf den Boden fallen. Es wäre überall Blut, überall. Wie in einer Zombieapokalypse. Nur ohne Zombies.

Ich würde auch zum Pillenstreik aufrufen, bis die *tageserleichternde* Pille vom Staat subventioniert wird. Meine

Mitstreikerinnen und ich würden unsere Unterleibskrämpfe mit Stolz ertragen.

Ich habe eine ziemlich gut durchdachte, realistische und globale Analyse des potenziellen Resultats unseres Protests angefertigt. Blut ist eine schwer zu entfernende Substanz und wiederholte Blutungen ohne Schutz führen in Hosen und Unterhosen zu hässlichen Verfärbungen und infolgedessen zu einem erhöhten Verbrauch dieser Textilien. Wir müssen uns also die billigsten Produkte kaufen, da es zu sehr ins Geld geht, seine Tage zu haben. Die Konsequenzen sind nicht nur, dass wir dadurch Kinderarbeit unter menschenunwürdigen Umständen in fiesen, stickigen *sweatshops* befördern, sondern auch die zunehmende Verarmung der westlichen Frauen. Wir entscheiden uns gegen gesundes Essen, um genügend Geld für neue Kleidungsstücke zu haben, und kaufen stattdessen billige Lebensmittel. Hinzu kommen die erhöhten Ausgaben für den ansteigenden Schokoladenverzehr, um den Bedarf an der Signalsubstanz Serotonin zu decken, die wir bei PMS-Beschwerden und Regelschmerzen brauchen, damit wir uns besser fühlen. Als logische Folge der schlechten Ernährung werden wir wahnsinnig in die Breite gehen, bis wir alle an ernährungsbedingten Krankheiten sterben. Übrig bleiben die Schwanzträger, die sich aber mit niemandem mehr fortpflanzen können, was dann am Ende unweigerlich zum Aussterben der Spezies Mensch führen wird, sodass die Delfine an die Spitze der Machthierarchie steigen werden.

Schweden, Deutschland, Europa, das ist eine Warnung! Wenn ihr uns Gebärmutterträgerinnen nicht umgehend billigere Binden und Tampons zur Verfügung stellt, werde ich die Protestaktion ins Rollen bringen. Und ihr habt alle gelesen, wie es enden wird. Ich kann jetzt schon das Kichern der machtgeilen Delfine hören.

Mein Lösungsvorschlag ist, dass wir alle in der Schule oder bei der nächstgelegenen Jugendhilfeeinrichtung für die nächsten zwanzig Jahre eine Menstruationstasse sowie eine monatliche Ration an Budget-Binden erhalten.

Und beim Vorlegen eines Schüler- oder Studentenausweises erhalten wir außerdem zwanzig Prozent Rabatt auf alle Verhütungsmittel und auf Schmerztabletten. Clever? Ja. Unmöglich? NEIN. Also … wer von euch macht mit bei meinem Protest?

… ABER ES IST SAUCOOL, SEINE TAGE ZU BEKOMMEN

Seine Tage zu bekommen ist gleichzeitig das Krasseste, das Coolste, das Mieseste und die größte Erleichterung meines bisherigen Lebens. Krass, weil da Blut aus meiner Muschi tropft, ohne dass ich daran sterbe. Cool, weil einfach *muddaflippin* viel BLUT aus meiner MUSCHI tropft, ohne dass ich daran STERBE. Mies, weil es manchmal so verdammt wehtut und alle es als ein Riesengeheimnis behandeln. Und die größte Erleichterung, weil es das bestätigt hat, was ich mir als Dreizehnjährige am sehnlichsten gewünscht habe: normal zu sein. Meine Tage waren die offizielle Bestätigung dafür, dass ich trotz meiner Pickelvisage, der ziemlich uncoolen Klamotten und weit entfernt vom hottesten Chick auf dem Schulhof doch dazugehörte. Denn wenigstens innen drin funktionierte mein Körper, wie er sollte. Ich war eine Streberin und ziemlich schüchtern, aber ich gehörte dazu. Damals war das das Allerwichtigste.

TAGEPEDIA

Menstruation – was zur Hölle ist das überhaupt?

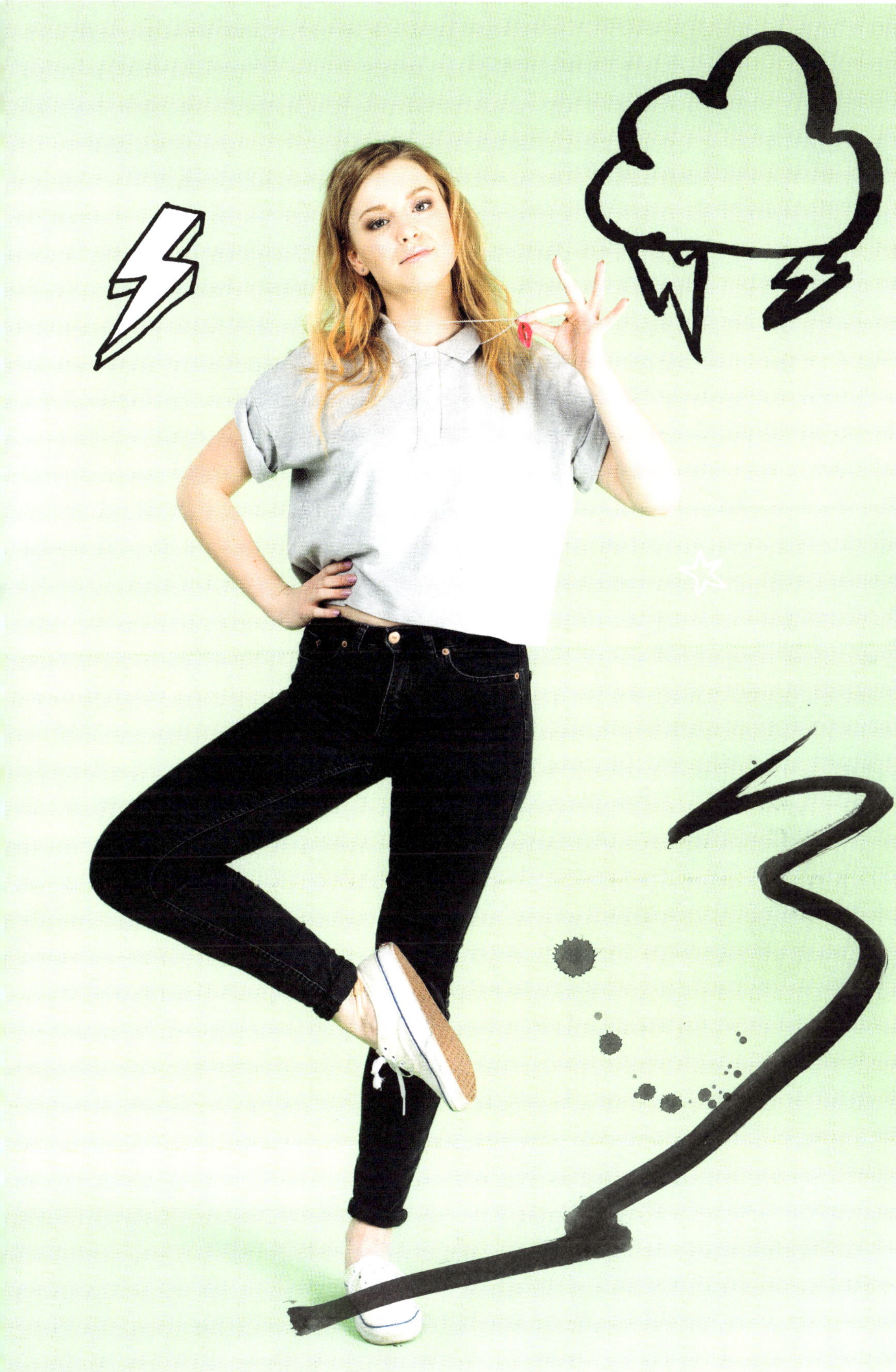

Ich habe schon immer gewusst, was die Tage sind. Klar. Oder vielleicht *fake* ich nur? Das werdet ihr nie herausbekommen. *Whatever.*

Ich mag den Ausdruck ‚Blutung'! Denn etwas anderes sind die Tage ja auch nicht. Wenn jemand allerdings das Wort Blutung benutzt, sehe ich einen alten Mann vor mir, der auf dem Bürgersteig zusammenbricht. Der Notarzt wird gerufen, der Mann wird ins Krankenhaus gebracht und dort teilen ihm die Ärzte mit, dass er innere Blutungen hat, aber überleben wird. Ich habe keine Ahnung, woher dieses Bild kommt. Ich habe überhaupt keine Erfahrung mit oder Beziehung zu inneren Blutungen,

---

Doch was passiert da eigentlich? Warum bluten wir? Warum tut es weh?

Hier ist eine kurze Liste, wie ich mir die Tage vorgestellt habe, als ich 13 war:

ROT.

KLUMPIG.

KLEBRIG.

MANCHMAL ÜBELRIECHEND

Ende der Liste.

abgesehen von meinen Tagen natürlich, aber deshalb finde ich diesen Ausdruck wahrscheinlich auch passend. Ich überlebe also einmal im Monat meine inneren Blutungen und muss nicht ins Krankenhaus. Ihr dürft mich ab jetzt *Superwoman* nennen. Ich habe so viele Geschichten von jungen Mädchen gehört, die voll ausgefreakt sind, als sie zum ersten Mal ihre Tage bekommen haben. Und wer kann ihnen das vorwerfen? Wäre das Thema nicht schon längst *a thing*, würde jede doch total ausflippen, wenn sie plötzlich Blut in der Unterhose entdeckt. Wir würden sofort die 112 anrufen und einen Notarzt holen und denken, jetzt geht es mit mir zu Ende. Adieu, du schöne Welt. *See you never ever again.*

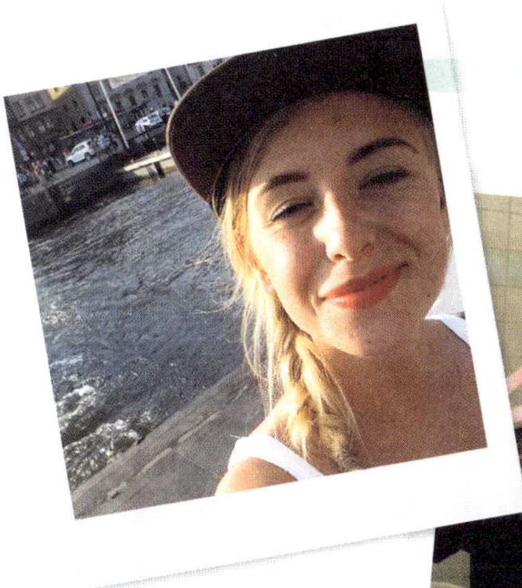

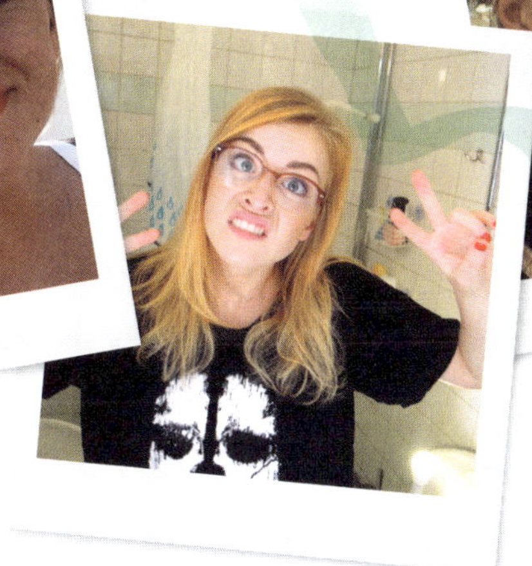

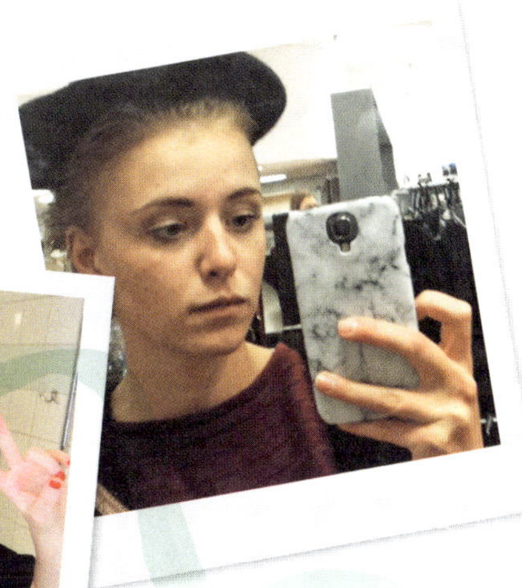

Und vielleicht am allerwichtigsten: Warum ist Schokolade so verdammt gut gegen die miesen Tages-Schmerzen?

Zum Glück wissen aber die meisten bei uns, dass Blut fließt, wenn wir unsere Tage bekommen. Wir glauben nicht jedes Mal, dass wir des Todes sind, wenn da etwas in unserem Körper passiert und vier bis fünf Esslöffel Blut abgesondert werden. Allerdings habe ich zwischendurch, in den schlimmsten Stunden mit Krämpfen und Regelschmerzen, mal gedacht, ich würde sterben. Aber das ist eine andere Geschichte.

Doch was passiert da eigentlich? Warum bluten wir? Warum tut es weh? Und vielleicht am allerwichtigsten: Warum ist Schokolade so verdammt gut gegen die miesen Tages-Schmerzen?

Das, ihr lieben Tages-Schülerinnen, werde ich euch jetzt erzählen. Ich muss mir nur noch eben ein Stück Minzkrokantschokolade holen. Hallo? Wie süchtig bin ich denn? Ich muss nur über Schokolade sprechen!

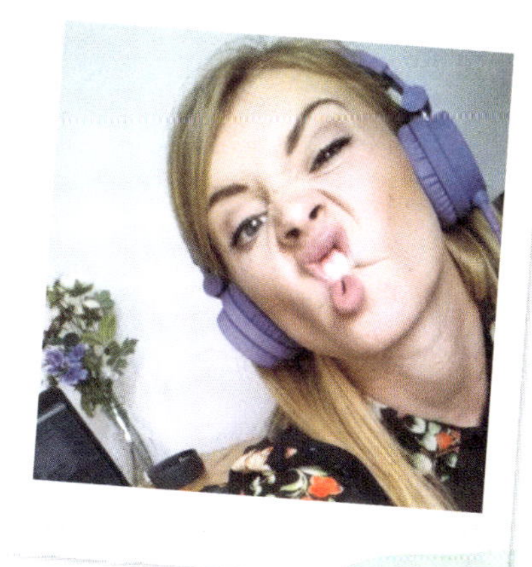

DIE TAGE

Damit alles so läuft wie gedacht, benötigen wir eine Gebärmutter, Eierstöcke und ein paar Eier. Mehrere Hunderttausende sind Standard, wenn du aber früh mit der Fortpflanzung loslegst, kannst du auch mit ein paar Tausenden weniger auskommen. Die Gebärmutter ist ein Muskel. Wenn du also Trägerin einer Gebärmutter bist und dir Sorgen machst, dass du zu wenig Sport treibst, kannst du dich immer damit trösten, dass sich ein ziemlich großer Muskel in dir befindet, der einmal im Monat sehr hart trainiert, um sein Innerstes nach außen zu stülpen. Wer muss schon mehr als einmal im Monat trainieren? Ich bin Halbmarathon gelaufen und habe in dem halben Jahr vorher nur viermal trainiert. Ich habe drei Stunden für die Strecke gebraucht und konnte mich am nächsten Tag kaum bewegen. Aber ihr versteht, worauf ich hinauswill? Mit anderen Worten: Gebärmuttermuskeltraining einmal im Monat ist was für die Ehrgeizigen. Wer weiß, vielleicht bekommst du davon eines Tages sogar ein Sixpack!

Den Ort, an dem sich die Eier befinden, nennt man Eierstock. Dort reifen sie heran, um sich dann auf ihren Weg durch die Eileiter in die Gebärmutter zu machen. Das Ei besteht, etwas feiner formuliert, aus unreifen Eizellen. Insgesamt befinden sich etwa vierhunderttausend Eier in den beiden Eierstöcken, die jeweils circa zwei bis drei Zentimeter groß sind. (Im Klimakterium oder der Menopause, also der Lebensphase ab etwa dem 50. Lebensjahr, wenn die Fruchtbarkeit bei Frauen nachlässt und dann endet, schrumpfen die Eierstöcke und sind dann nur noch so groß wie zwei Mandeln.) Ungefähr eine Woche vor dem Eisprung schickt der Körper mithilfe von Hormonen eine Nachricht an die Eierstöcke, dass ein Ei benötigt wird, woraufhin die noch unreifen Eizellen anfangen, sich zu entwickeln. Am Tag des „Eisprungs" platzt eines der Eibläschen, weil das Ei darin reif ist, und es wird aus dem Eierstock losgeschickt. Jeden Monat entwickeln sich etwa fünfzehn Eizellen, aber nur aus einer von ihnen wird ein reifes Ei. Klar, manchmal reifen auch mehrere Eier und machen sich auf den Weg – Zwillinge und Drillinge müssen ja auch irgendwo herkommen. Doch das passiert sehr selten. Das Ei wird also an den Eileiter abgegeben, der es vom Eierstock in

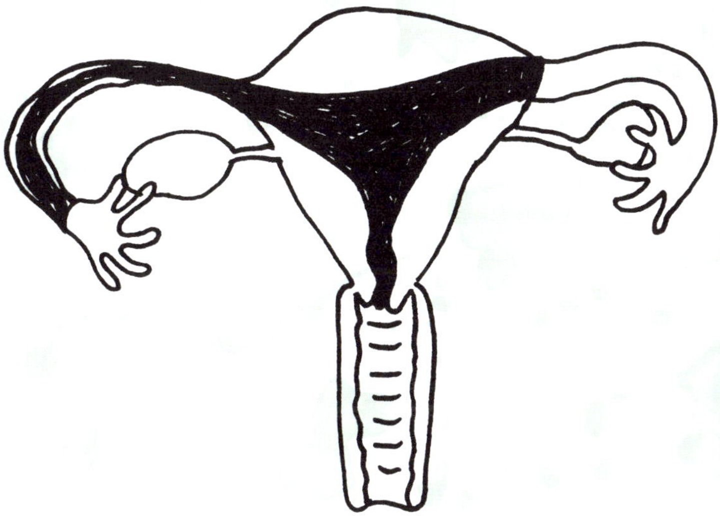

die Gebärmutter transportiert. Da meine Mutter mich zu einer Projektleiterin erzogen hat, kam mir bald schon der Gedanke, dass es doch wesentlich einfacher und eleganter gewesen wäre, wenn die Eierstöcke direkt an die Gebärmutter angeschlossen wären. Stattdessen aber hat der Körper einen Haufen Gewebe und Zeug dazwischengebaut, unter anderem die Eileiter. Ich nehme an, dass es dafür eine biologische Erklärung gibt.

Auf dieser Reise durch den Eileiter, die Strecke also zwischen Eierstock und Gebärmutter, kann das Ei befruchtet werden. Oder, um Klartext zu sprechen: Du kannst schwanger werden. Ich wage nicht zu behaupten, dass es unmöglich wäre, jedes reife Ei einer Frau zu befruchten, sodass alle zu einer Schwangerschaft führen. Ich habe zwar nie im Guinnessbuch der Rekorde geschmökert, aber mich würde es nicht überraschen, wenn dort auch die fruchtbarste Frau der Welt aufgeführt ist, die dreißig Kinder bekommen hat oder so. Wenn du aber nicht aus jedem reifen Ei eine Schwangerschaft entstehen lassen willst (willkommen im Klub), dann steht dir dein Körper top zur Seite. Während das Ei auf seiner Reise vom Eierstock in die Gebärmutter ist, bildet diese eine besondere Schleimhaut. Falls das Ei nämlich befruchtet wird und sich in der Gebärmutter einnisten will, um dort neun Monate zu bleiben, braucht es dafür eine weiche, dicke, kuschelige Schleimhaut. In den meisten Fällen bleibt das Ei aber unbefruchtet und dann verabschiedet sich der Körper von ihm: Er stößt es ab, reißt dabei die weiche Schleimhautwand wieder runter und lässt alles durch die nächstgelegene Körperöffnung auslaufen. Und eben das, meine Damen und Herren, ist mein allerliebstes Lieblingsthema auf der ganzen weiten Welt! Die Tage. Falls ihr das bisher noch nicht mitbekommen haben solltet.

Wie der weibliche Zyklus funktioniert, habe ich nach einem Jahr Recherche herausbekommen. Ich finde, ich habe absolute Checkung, ich meine, was ein Eierstock ist, wozu er gut ist und so. Die eine große Frage aber blieb, nämlich warum sich ein Teil dieses sich immer wiederholenden Prozesses anfühlen muss, als würde die Gebärmutter Selbstmord begehen.

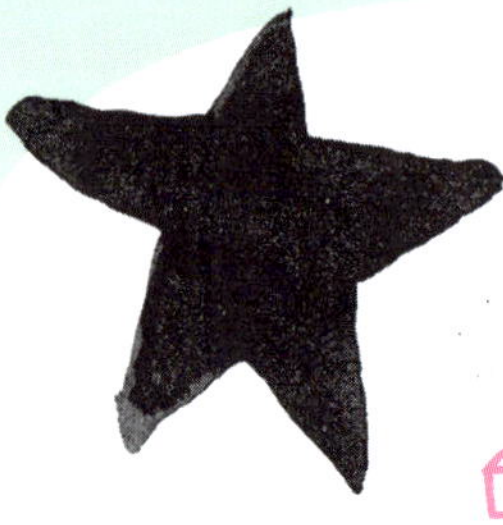

DIE TOP 5 TAGES-SYNONYME

Seit Menschengedenken wurde nie offen über die Tage gesprochen. Wir haben alle immer so getan, als würde niemand von uns je bluten, und wenn wir doch einmal das Thema berührt haben, wurden sofort Codes benutzt, damit keiner mitbekam, worüber geredet wurde. Aber jetzt mal ehrlich, ist es wirklich lässig, seine Tage „die rote Gefahr“ zu nennen? Worin besteht denn die Gefahr? Oder „Erdbeerwoche“? Nee, nee, wenn wir schon Synonyme verwenden müssen, statt einfach nur Tage zu sagen, dann sollten wir schon richtig gute nehmen.

Hier sind meine fünf absoluten Lieblinge.

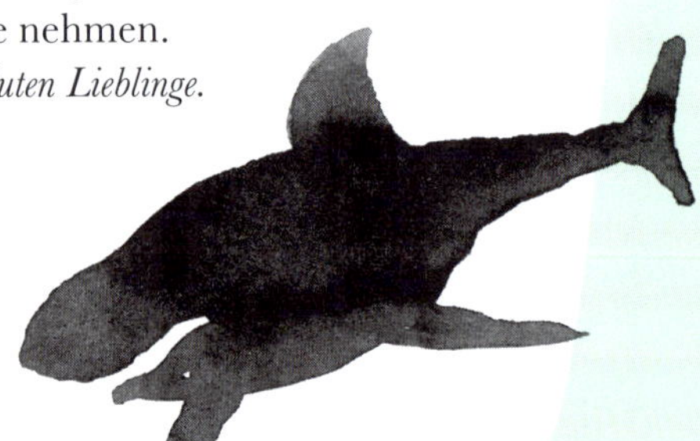

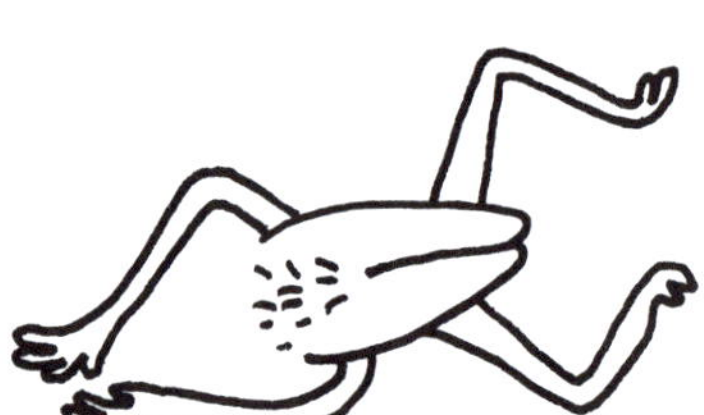

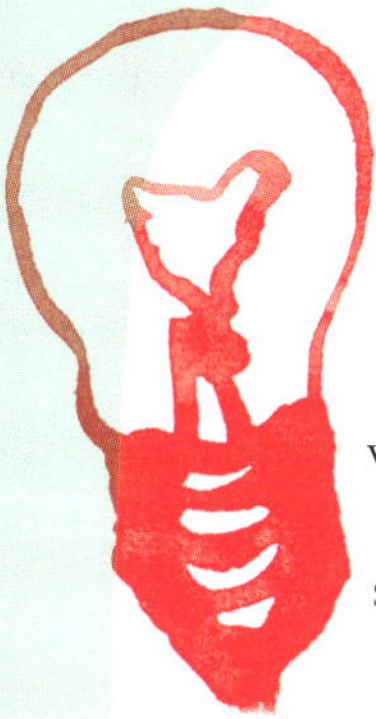

1.
„DIE ROTE LAMPE LEUCHTET."

Diesen Ausdruck hat ein Mädchen aus meinem Leichtathletikverein auf einem Trainingslager in Italien verwendet. Wir waren als ganze Mannschaft unterwegs vom Hotel zum Stadion, als sie plötzlich mit panischem Blick stehen blieb. Jemand fragte sie, was denn los sei, und sie stammelte: „Ich … äh … das kam … äh … die rote Lampe leuchtet!" Wir haben sofort verstanden, was sie damit meinte, obwohl wir diesen Ausdruck noch nie gehört hatten. Es ist so sinnbildlich. Ich liebe ihn!

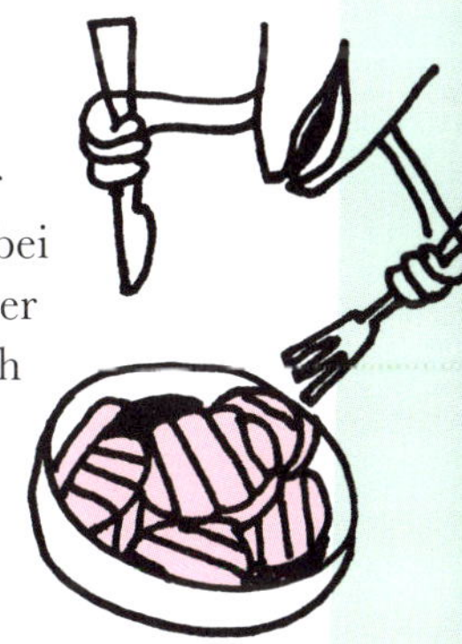

2.
„ES IST PARTYWOCHE."

Das habe ich im Laufe meiner Recherche auf irgendeiner Homepage gefunden. Ich kann zwar nicht behaupten, dass bei mir mehr Party ist als sonst, wenn ich meine Tage habe. Aber allein diese Formulierung macht mir saugute Laune und ich bin viel motivierter für die nächste blutende Woche.

3.
„MEINE MUSCHI ISST ROTE-BETE-SALAT."

Hallo? Die Erdbeerwoche kann einpacken! Ich sehe es förmlich vor mir, wie die Schamlippen sich öffnen, ein paar messerscharfe Zähne entblößen und sich gierig ein Stück lilarotes Stück Rote Bete vom Teller schnappen. Das ist vielleicht ein bisschen ekelig, aber auch ziemlich witzig.

4.
„ICH HABE HAIWOCHE."

Es stimmt zwar nicht, dass du von Haien gefressen wirst, wenn du deine Tage hast, aber der Mythos hält sich hartnäckig und ist wohl die Quelle der Inspiration für diesen Ausdruck, der in den USA sehr beliebt ist. Aber ich gebe zu, dass es schon nach mehr *badass* klingt, wenn man sagt: „Ich habe Schmerzen *wegen meiner Haiwoche!*" anstatt „ … *wegen meiner Tage!*"

5.
„ICH HABE EINE INNERE BLUTUNG."

Wie übertrieben cool ist es bitte, einmal im Monat eine innere Blutung zu überleben? Ganz genau! Das ist so was von scheißemegacool.

REGEL-SCHMERZEN

Ich kann mich sehr gut an meine ersten Regelschmerzen erinnern. Ich stand mit zwei Freundinnen zusammen im Klassenzimmer, wir wollten in die Pause gehen. Ich hatte gerade zum zweiten Mal in meinem Leben meine Tage bekommen – nach dieser unerklärlichen, superätzenden monatelangen Unterbrechung. „Verdammt, hier wird was los sein", dachte ich so bei mir: „Ich werde tierisch wütend werden, herumschreien, auf dem Boden kriechen, mich vor Krämpfen winden und kotzen, ich werde krass schwitzen und übel riechen. Hey, ihr Tage, ich bin auf euch vorbereitet!"

Wir standen am Kiosk und ich fragte mich, ob meine Binde wohl richtig sitzt. Es fühlte sich warm und feucht da unten an. Ich spürte ein Ziehen im Bauch, konnte aber nicht richtig ausmachen, ob ich Hunger hatte oder ob es die ersten Anzeichen der berühmt-berüchtigten, unbekannten … Regelschmerzen waren.

„Au!", stöhnte ich und versuchte, voll nach Schmerzen zu klingen. „Das ziiiiiieht so doll!"

„Du Arme!", sagten meine Freundinnen mitleidig.

„Hmmm. Ich habe das Gefühl, ich könnte heute zickiger als sonst sein. Will euch nur vorwarnen."

„Okay." Super, dachte ich. Das hätten wir geklärt. Jetzt kann ich mich über alles aufregen und sie werden immer wissen, warum das heute so ist. Die Jungs dürfen gerne rumbrüllen: „Haste deine TAAAGE, oder was?" Und ich habe das uneingeschränkte Recht, irre laut „NEEEE!" zu kreischen und wegzulaufen.

Ich bezeichne diesen Tag als meine erste Erfahrung mit Regelschmerzen. Allerdings hatte ich außer meinen absurd übertriebenen Erwartungen nur so ein komisches Gefühl im Bauch. Ich war, ehrlich gesagt, enttäuscht. Es war doch wohl nicht zu viel verlangt, dass auch ich einen krassen Tornadoschmerz bekomme? Nur damit ich auch endlich weiß, wie es sich anfühlt? „Lieber Bauch", bat ich darum. „Bitte gib mir die Gelegenheit, diese Erfahrung zu machen!"

Ein paar Monate später bereute ich meinen Wunsch schon wieder. Ich hatte gerade meine Tage bekommen und war mit der ganzen Familie auf einem Wochenendausflug. Hatte es sich am Vormittag noch so angefühlt, als wolle sich meine Gebärmutter von innen nach außen stülpen, so veränderte sich das im Laufe des Tages deutlichst. Am Nachmittag hatte ich dann nämlich ein schwarzes Loch in meiner Mitte, das anfing, sich selbst zu verschlingen. Es war kein Weltuntergang sondern ein Körperuntergang. Ich saß auf einer Parkbank, den Kopf in den verschränkten Armen

---

Mir hat vorher leider niemand erzählt, welche überwältigenden Gefühle und welche Gedanken an Sterbehilfe mich und meine Gebärmutter erwarten würden.

---

auf meinen Oberschenkeln versteckt und nahm meine Umwelt nur noch wie ein schwaches, unbedeutendes Rauschen wahr. Unterhalb meines Nabels wurde ein allumfassender außerterrestrischer Konflikt ausgetragen.

Ich habe sieben Jahre lang Leichtathletik gemacht und finde, ehrlich gesagt, dass Intervalltraining die schlimmste Tortur ist. Aber ich bin mir sicher, dass ich dort auf der Parkbank stärker geschwitzt habe als jemals zuvor. Keine achtmal vierhundert Meter Sprintintervalle haben mich jemals so fertiggemacht.

Ich musste bisher noch nie mit einem Flugzeug notlanden, aber sollte mir das jemals passieren, weiß ich genau, wie man dabei sitzen muss. Ich brauche einfach nur an den Tag auf dieser Parkbank zurückdenken.

Kopf zwischen die Beine gedrückt und die eigene Gebärmutter aus dem Bewusstsein entfernen. Voilà.

Wenn Geburtsschmerzen wirklich schlimmer sind als Regelschmerzen, dann will ich keine Kinder bekommen.

Mir hat vorher leider niemand erzählt, welche überwältigenden Gefühle und welche Gedanken an Sterbehilfe mich und meine Gebärmutter erwarten würden. Einerseits ist es ja ganz logisch: Wenn der Körper blutet, tut das in den meisten Fällen weh. Wenn man hinfällt und sein Knie aufschlägt, blutet es und tut weh. Wenn man sich mit einem Messer schneidet, blutet es und tut weh. Und so weiter. Blut ist nämlich in den meisten Fällen ein Synonym für Schmerz, was die Schlussfolgerung zulässt, dass es auch wehtut, wenn man seine Tage hat. Weil man da blutet. Auf der anderen Seite aber gibt es – wie immer – Ausnahmen von dieser Regel. Nasenbluten zum Beispiel ist eine Blutung, die nicht weh tut. Und manchmal entdeckt man komische Blutflecken auf seinem Körper und stellt fest, dass man weder gemerkt hat, dass man geblutet hat, noch wo. Letzteres finde ich allerdings nicht besonders beruhigend.

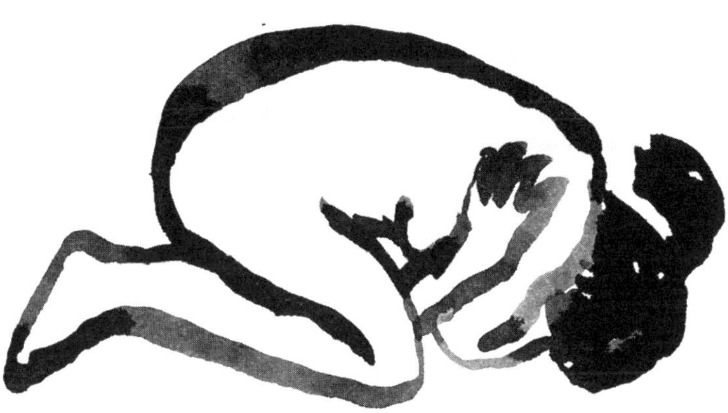

5 KLAMOTTEN, DIE DEIN SCHMERZENDER TAGES-BAUCH LIEBT

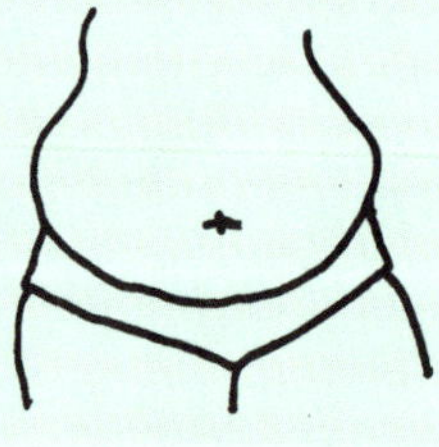

1.
HAREMSHOSEN

Mein größtes Problem, wenn ich meine Tage habe, ist der Gummizug in meinen Hosen. Egal, wie locker er ist, er kneift mir in den Bauch. Mit tut alles weh und der geringste Druck auf den Bauch fühlt sich an wie Muskelkater *de luxe*. Aber Haremshosen haben den tiefsten Schritt der Erde, was bedeutet, dass man den Gummizug auf den Hüften tragen, ihn über den Nabel bis hoch zur Taille oder sogar bis zum Busen ziehen kann. Egal, wo der Bund ist, die Hose sieht immer gut aus und sitzt perfekt. Danke sehr.

2.
ONE PIECE

Hier gibt es überhaupt keinen einzigen Gummizug, nirgendwo. Problem gelöst.

3.
KUSCHELSOCKEN

Normale Strümpfe in allen Ehren, aber ich habe festgestellt, wie befriedigend es ist, es kuschelig zu haben. Keine Ahnung. Vielleicht ist das die logische Konsequenz der vielen *inspirational tumblr posts*, die ich gelesen habe. Oder es ist tatsächlich eine angeborene Eigenschaft des modernen Menschen. Wie auch immer, mir geht es eindeutig besser, wenn ich mich im Spiegel sehe und denke: „Wahnsinn, sieht das gemütlich aus!" Und mit Kuschelsocken an den Füßen klappt das immer.

4.
HOODIES IN XXL

Normalerweise trage ich S, aber ich besitze einen Kapuzenpulli, der an mir wie ein riesiges Kleid aussieht. Und auch hier gilt: Gummizüge sind nervig und ein normales langes dünnes Kleid oder ein langes T-Shirt ist meistens zu kalt. Es ist wie eine Befreiung, wenn ich mir diesen XXL-Hoodie überziehe, der mir bis zu den Knien geht. (Am besten in Kombination mit den Kuschelsocken von Punkt 3.)

5.
DECKE

Wenn du morgens schon mit Regelschmerzen aufwachst, gibt es eine Lösung. Die beste, wie ich finde. Du wickelst dich wie ein Hotdog in deine Decke ein und ziehst den ganzen Tag nichts anderes an. Dieser Punkt ist natürlich nur umsetzbar, wenn du frei hast und dich bei dir zu Hause ungestört mit der Decke bewegen kannst. Aber falls du unbedingt in diesem Aufzug zur Schule oder zum Job gehen willst, werde ich dich ganz bestimmt nicht aufhalten!

WAS GEHT DA AB?

Regelschmerzen entstehen, weil die Gebärmutter Blut ausscheidet. Okay, das klingt glaubwürdig, aber der analytische Teil von mir fragt sich, warum ich dann keine Schmerzen habe, wenn ich beim Niesen Schleim aus der Nase ausscheide? Oder wenn wir aufs Klo gehen? Bedenkt man, wie häufig Leute die Tage mit dem Kacken gleichsetzen, ist Letzteres durchaus relevant. („Häh, wir sollen mehr über die Tage sprechen? Dann können wir ja genauso gut über das Kacken reden – willst du, dass ich dir jedes Mal Bescheid sage, wenn ich kacken war?")

Deine Mitmenschen haben keine Verpflichtung, Mitleid mit dir zu haben, aber es gehört zu deinen Rechten, mit dir selbst Mitleid zu haben.

Die Tage und das Kacken unterscheidet so einiges, darauf werde ich später noch zurückkommen. Aber einen großen Unterschied vorab: Wenn wir kacken müssen, gehen wir aufs Klo. Die Muskeln, die uns helfen, die Kacke zurückzuhalten, helfen uns auch, sie herauszudrücken. Die Gebärmutter aber ist ein Muskel, den wir nicht bewusst beeinflussen können. Der weiß und entscheidet selbst, wann die Zeit gekommen ist, sich zu entleeren. Und das tut sie, ohne uns einzuweihen. Wenn es so weit ist, zieht sie sich in regelmäßigen Abständen zusammen, um langsam, aber sicher das Blut nach draußen zu befördern. Dieselben Kontraktionen macht sie auch, wenn sie ein Baby bei der Geburt nach draußen schieben will. Wenn du mal deine Tage hast und es dir so richtig dreckig geht, stell dir doch einfach vor, dass du gerade ein Kind bekommst. Ein winzig winzig kleines natürlich, das auch nur aus Blut besteht. Und deine Muschi (also eigentlich dein Muttermund) muss sich auch nicht um mehrere Zentimeter öffnen, um das Kind durchzulassen. Dagegen klingen Regelschmerzen doch easy, oder?

Hast du schon mal einen Muskelkrampf gehabt? Also, wenn du Sport gemacht hast und plötzlich zum Beispiel die Wade ganz hart wird und schmerzt? Man kann beim Schwimmen oder beim Joggen einen Muskelkrampf bekommen … oder in der Gebärmutter während seiner Menstruation. Yes, ihr habt richtig gelesen: Regelschmerzen sind wie ein Muskelkrampf. Damit sich die Gebärmutterschleimhaut lösen kann, schuftet die Gebärmutter wie bekloppt und zieht sich immer wieder zusammen. Das führt zu einer geringeren Durchblutung der Gebärmutter, was den Schmerz verursacht. Da aber die Gebärmutter der sturste Muskel von allen ist, macht sie trotzdem einfach weiter. Sie ist das körperliche Gegenstück zu diesem Typ aus der griechischen Mythologie – Sisyphos. Der musste den schwersten Stein aller Zeiten immer wieder denselben Berg hochrollen. Googelt den mal. Ich verwette alle Binden und Tampons dieser Erde, dass er die fiesesten Muskelkrämpfe ever hatte.

Jede hat in ihrem Leben schon einmal Regelschmerzen erlebt. In den ersten Jahren hatte ich kaum Beschwerden, aber mit achtzehn wurde ich von den allerheftigsten Krämpfen attackiert. Am schlimmsten waren die Schmerzen im Bauch, im Rücken und in den Leisten. Manchmal wusste ich nicht, wo oben und unten ist und was ich tun soll. Wenn du ernsthaft darüber nachdenkst, ob es physisch möglich ist, spontan in ein paar Tage Winterschlaf zu fallen, weißt du, dass du echt Schmerzen hast.

Aber nicht alle leiden unter solchen Schmerzen, obwohl sie ziemlich weit verbreitet sind. Bei einigen sind die Schmerzen auch von Monat zu Monat unterschiedlich stark. Die Tatsache, dass es Menschen gibt, die überhaupt keine Probleme haben, hängt mit dem Gehalt der Stoffe im Blut zusammen, die für die Kontraktion der Gebärmutter verantwortlich sind: Prostaglandine. Je mehr davon im Blut vorhanden ist, desto härter schuftet die Gebärmutter und desto schlimmere Schmerzen hast du. Wenn du zu den Glücklichen gehörst, die keine Regelschmerzen haben, bist du von der lieben Natur mit einer genau richtig dosierten Menge an Prostaglandinen beschenkt worden. Und deine Gebärmutter muss nicht ausflippen, um die Schleimhaut auszuscheiden.

WER SEINE TAGE HAT? – HAT RECHT!

Nach nur dreiminütiger Internetrecherche habe ich herausgefunden, dass heute circa 17 Prozent der Weltbevölkerung ihre Tage haben. Das sind 334 Millionen Menschen, die sich verschwitzt, zuckersüchtig, hungrig und stinkend fühlen, weil Blut aus ihrer Vagina tropft. Oder sie haben das Gefühl, dass ihr Unterleib verdreht wird. Oder sie fühlen sich wie immer, aber darüber zu schreiben ist nicht ganz so aufregend, darum gehen wir einfach davon aus, dass die meisten der 334 Millionen Menschen sich heute in irgendeiner Weise komisch fühlen. Bei meiner dreiminütigen Entdeckungstour durchs Netz habe ich auch ermittelt, dass etwa die Hälfte dieser 17 Prozent unter Regelschmerzen leidet. Die Hälfte von 334 Millionen, das macht 167 Millionen. 167 Millionen, die jetzt gerade alle Schmerzen haben. In diesem Augenblick. *Say whaaat?*

Es ist besonders schwer, an einen höheren Sinn der Tage zu glauben, wenn es so verdammt wehtut. Aber sie sind nur zu unserem Besten. So wie Chips. Ohne Chips wäre die Welt ein schlechterer Ort. Und ohne die Tage wäre die Welt definitiv ein schlechterer Ort, denn dann gäbe es uns gar nicht. Niemanden von uns. Die Menstruation ist ein Megaevent, das nur einen einzigen Zweck hat. Ich und Milliarden anderer überleben jeden Monat eine schmerzhafte innere Blutung – nur zum Wohle der Menschheit und für ihre Erhaltung. Bitte stellt euch in die Schlange für Autogrammwünsche, okay?

Außerdem ist jetzt ein ausgezeichneter Moment, um deine Forderungen zu stellen. Wer aus seiner Muschi blutet, hat bestimmte Rechte. Und die Menschen in deiner Umgebung haben bestimmte Verpflichtungen. So hast du zum Beispiel das Recht, von jedem Freiwilligen mit Eis versorgt zu werden. Ich persönlich bevorzuge, dass derjenige es oben ohne macht, aber das liegt an dir. Ferner sind die Menschen in deiner Umgebung dazu aufgerufen, dich häufiger als sonst zu umarmen und Verständnis dafür zu zeigen, wenn du doch kein Essen kochen kannst, sie dafür aber schon ab dem ersten Tag an den Einkauf deiner Lieblingssüßigkeit erinnerst.

Deine Mitmenschen haben keine Verpflichtung, Mitleid mit dir zu haben, aber es gehört zu deinen Rechten, mit dir selbst Mitleid zu haben. So steht es im Gesetz. Ich schwöre! *Look it up!*

SELBSTMITLEID OPTIMIEREN

Genau genommen gibt es nur zwei Dinge, an die ich denken kann, wenn ich im Bett liege und mich ablenken will, weil meine Gebärmutter in Stücke gehackt wird. An Katzenjunge mit kuschelweichem Fell und kleinen, winzigen Pfötchen. Ich denke: „Mir geht es ganz doll schlecht, bitte, kann ich nicht einfach für ein paar Tage Winterschlaf machen. Mir geht es am allerschlechtesten von allen. Ich habe meine Tage und das tut SOOOO weh. Ich will doch nur dieses eine Mal ein kleines bisschen mehr Aufmerksamkeit und Fürsorge, bitte?!"

Der Höhepunkt meines Selbstmitleids ist also erreicht, wenn ich unter Deckenbergen vergraben im Bett liege, von meinen Liebsten, die ich dafür extra in den Laden geschickt habe, mit bester Schokolade versorgt worden bin, Gallonen von Roibuschtee trinke, einen Film sehe und ein bisschen Schmerzen habe. Ich hatte mal eine Angina und wollte bei jedem Schluck schreien vor Schmerz (was ich nicht konnte, weil ich ja, wie gesagt, Angina hatte), aber da hatte ich nicht halb so viel Selbstmitleid wie jedes Mal, wenn ich meine Tage habe.

Die Schmerzen machen aus mir ein vierjähriges Kind, das sein Eis fallen gelassen hat. Meine Vernunft packt ihre Koffer und fährt übers Wochenende weg.

Ich habe die Vision unterschiedlicher Tages-Gruppen. Stellt euch doch mal vor, es gäbe Organisationen, die überall im Land zweimal die Woche Treffen veranstalten, zu denen alle herzlich eingeladen sind, die ihre Tage haben oder die unter PMS leiden. Wir sitzen zusammen, essen meine Spezial-Himbeermuffins, trinken Kaffee und reden über unsere PMS-Depressionen, Angstzustände und Gebärmutterkrämpfe. 2 Euro pro Vagina für Kaffee und Kuchen. Eine neue Geschäftsidee? Gern geschehen, ganz für umsonst – ich würde sofort kommen. Und wenn niemand diese geniale Idee umsetzt, dann kommt ihr einfach zu mir. Tages-Gruppe jeden Dienstag und Donnerstag! Ich koche schon mal Kaffee.

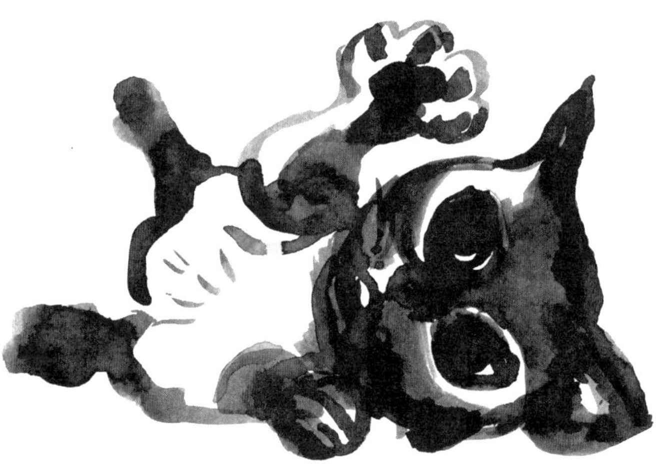

CLARAS SPEZIAL-HIMBEERMUFFINS

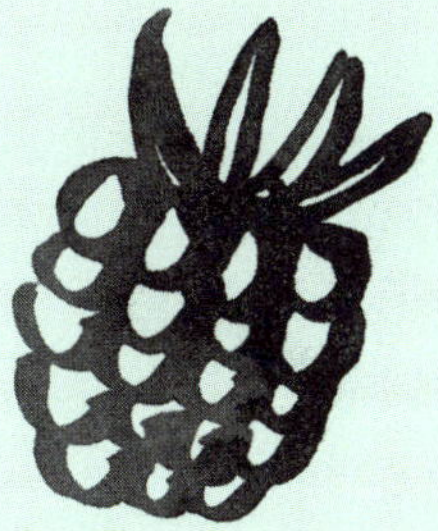

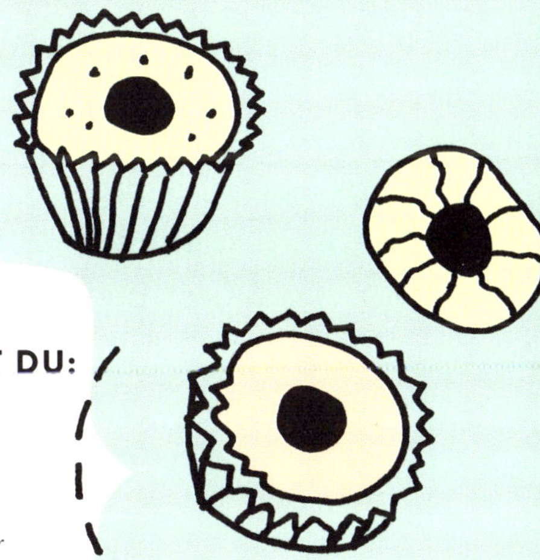

FÜR CIRCA 20 MUFFINS BRAUCHST DU:

270 g Mehl
85 g Zucker
1 Teelöffel Backpulver
2 Teelöffel Vanillezucker
200 g Butter
100 g Himbeermarmelade

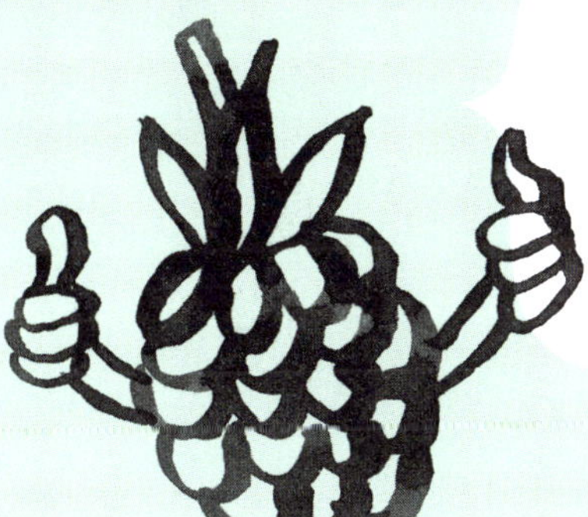

1. Den Backofen auf 200 °C vorheizen.
2. Mehl, Zucker, Backpulver und Vanillezucker in eine Schüssel geben und mischen.
3. Die Butter in kleine Stücke schneiden und mit dem Rest zu einem Teig verrühren.
4. Aus dem Teig kleine Kugeln formen und in Muffinförmchen legen.
5. Den Daumen tief in die Kugeln drücken und mit einem Klecks Himbeermarmelade füllen.
6. Die Muffins zehn Minuten im Ofen backen – und fertig sind die Tages-Snacks.

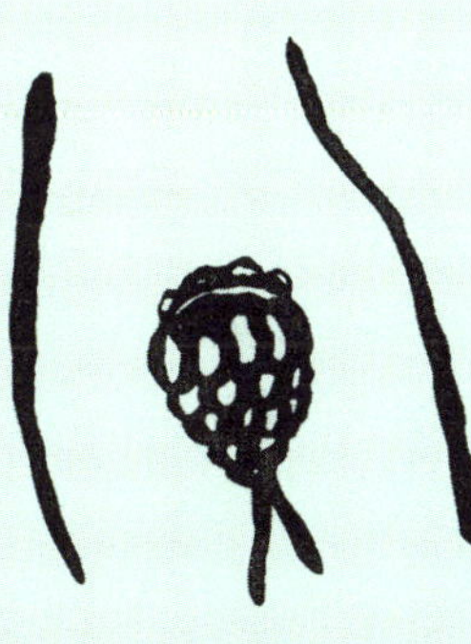

5 TIPPS, UM DEN SCHMERZEN DIE ARSCHKARTE ZU ZEIGEN

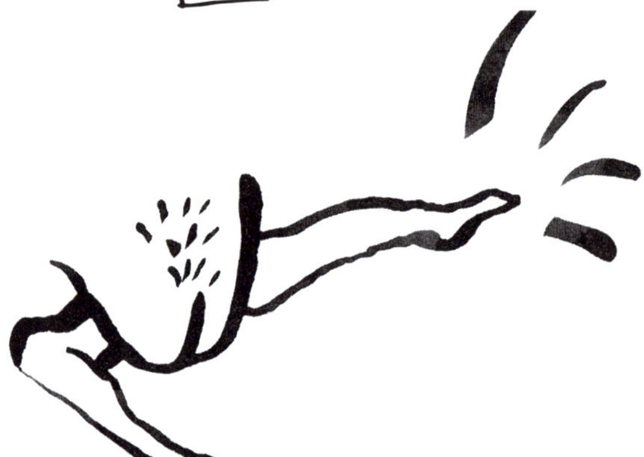

1

SCHMERZTABLETTEN

Bedenkt man, dass die Hälfte der Erdbevölkerung eine Gebärmutter besitzt und ein Großteil davon kontinuierlich seine Tage hat, könnte man doch eigentlich erwarten, dass die Forscher bis heute ein Mittel entwickelt hätten, das gegen den Regelschmerz wirkt. Haben sie nicht. Vielen Dank an dieser Stelle ans Patriarchat! Mittel hingegen, die den Schmerz vorübergehend betäuben, gibt es einige und ihr Einsatz ist vollkommen legal. Magnesium hat sich als ziemlich wirksam gegen die schlimmsten Krämpfe erwiesen, darum fang schon eine Woche vorher mit Magnesiumtabletten an. Wenn dich die Regelschmerzen echt fertig machen, haben Schmerztabletten mit dem Wirkstoff Ibuprofen die beste Wirkung, denn sie hemmen die Prostaglandine. Oder Paracetamol. Mein bester Tipp ist, sofort mit den Tabletten anzufangen, wenn du merkst, wie sich der Schmerz so langsam heranschleicht, und nicht erst, wenn er hammermäßig zugeschlagen hat. Er ist am Anfang noch leichter zu betäuben. Du darfst aber auf keinen Fall die empfohlene Dosis überschreiten. Das ist GEFÄHRLICH! Das solltest du NIEMALS tun, auch wenn man vielleicht denkt, die eine Extratablette wird schon nicht schaden. Das tut sie aber. Glaub mir.

2

SPORT

Habt ihr jemals gehört, dass Sport gegen Krämpfe hilft? Ich weiß, das klingt voll widersprüchlich, und ich weiß auch nicht wirklich, ob es stimmt. Wenn ich Krämpfe habe, liege ich nämlich lieber mit einer Chipstüte auf dem Sofa und setze mich nicht weiteren physischen Torturen aus. Aber Sport soll auf jeden Fall prima gegen Regelschmerzen sein. Beim Spaziergang, beim Joggen oder anderen sportlichen Aktivitäten werden andere Muskeln im Körper aktiviert. Das entspannt die Gebärmutter und der Schmerz lässt nach. Außerdem schüttet der Körper beim Sport Endorphine aus, eine Signalsubstanz, die dich einfach megagut gelaunt macht. Wenn es dir nicht wie mir geht und es dir beim Sport während der Tage noch schlechter geht, dann ist dieser Tipp ein richtig guter Deal.

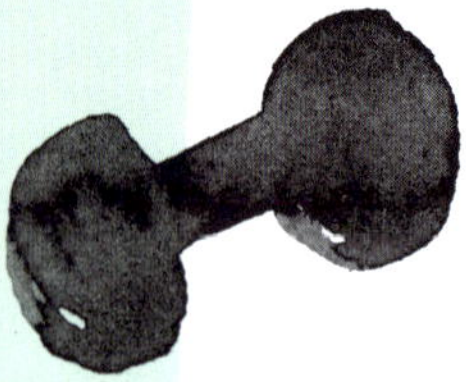

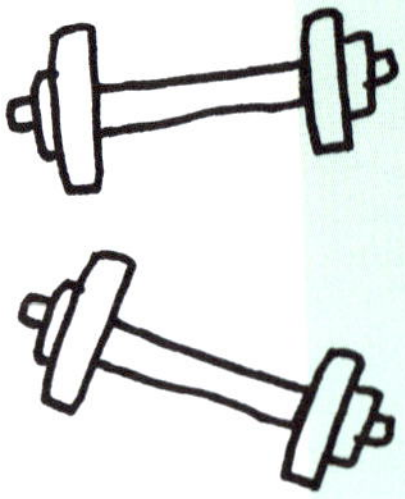

3

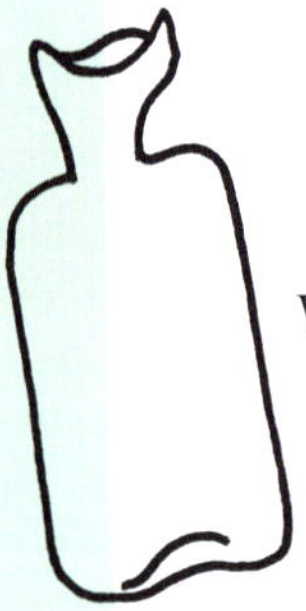

WÄRME

Wärme hat denselben Effekt wie Sport und kann gegen die Krämpfe helfen. Leg dir eine Wärmflasche oder ein Kirschkernkissen unterhalb des Bauchnabels auf den Bauch (oder aufs Kreuzbein, wenn es dir eher im Rücken wehtut). Die Wärme kann dafür sorgen, dass deine Gebärmutter ein bisschen chillen kann, obwohl dort unten der Dritte Weltkrieg tobt. Ich habe das auch ausprobiert, allerdings mit demselben Erfolg wie beim Sport. Die Wärme erzeugte bei mir zuerst nur ein Unwohlsein, daraus wurde dann Übelkeit und es endete damit, dass ich schluchzend mit dem Kopf über der Kloschüssel hing. Unter Decken im Bett zu liegen, in weiten Hosen und Kuschelsocken, mit einem Buch, einem Film oder einem Freund, kann den Schmerz genauso gut lindern. Mach dir ordentlich viel Kaffee oder Tee (manche sagen allerdings, dass Koffein nicht gut ist) oder heiße Schokolade, lass dich von jemandem umarmen, den du magst, küss deinen Partner, wenn du einen hast, oder streichle dein Haustier. Auch wenn du dich dadurch vielleicht nicht direkt physisch oder psychisch besser fühlen wirst – es ist zumindest supergemütlich.

4

MUSIK

Wenn der Schmerz die ganze Aufmerksamkeit bekommt, ist es fast unmöglich, sich auf etwas anderes zu konzentrieren, als darauf, dass dein Inneres nach außen will. Es fühlt sich an, als müsste man gleich kotzen. Man sitzt da, überwältigt von der Übelkeit, und das Einzige, was einem durch den Kopf zischt, ist die Frage, wann man aufs Klo stürzen muss, um … genau. Ihr wisst schon. Auf einer Zugfahrt von Malmö nach Stockholm ging es mir mal so, fünf Stunden dauert die. Das war sensationell beschissen. Ich habe versucht zu schlafen, aber die Übelkeit wanderte nach oben, sobald ich die Augen schloss. Darum saß ich ganz still,starrte nur ins Leere und versuchte, an etwas anderes als ans Kotzen zu denken. Zum Beispiel wie großartig ich bin, weil ich weiteratmete, und wie frisch die Luft schmeckte. Nach drei Stunden konnte ich nicht mehr, ich holte mein Handy raus und hörte Musik. Das war die größte Erleichterung aller Zeiten. Plötzlich konnte ich an etwas anderes denken, das mich ablenkte. Etwas, an das ich denken konnte, ohne daran denken zu müssen, dass ich daran denken soll. Also: Um von den Schmerzen nicht komplett weggeschossen zu werden, musst du dich auf etwas anderes konzentrieren. Stell dir deine eigene Playlist für deine Tage zusammen! Kombiniere harten, wütenden Brüllrock (der im Hintergrund laufen kann, wenn du vor Schmerzen in die Kissen boxt) mit schönen Gitarrensoli à la Singer-Songwriter, die deine Ohren und deine Seele massieren, und dem obligatorischen Song der Tage *„Sunday, bloody Sunday"*.

5

AUSHALTEN

Dieser Tipp ist voll nervtötend. Darum habe ich ihn auch ans Ende gesetzt. Aber was soll's. Halte es aus! Du weißt, dass es sich jeden Monat wiederholt. Du weißt, dass es beschissen ist. Aber du weißt auch, dass du eine knallharte SUPERWOMAN bist, die dieses Elend zwölfmal im Jahr übersteht und dafür Heldinnenmedaillen für diesen überweiblichen Einsatz verdient hat. Befolge die vier vorangegangenen Tipps, mach nur Sachen, die du magst, und vergiss nie, dass du die Königin und Herrscherin über deine Gebärmutter bist. Und dann wirst du feststellen, dass die Schmerzen plötzlich aufgehört haben, ohne dass du es bemerkt hast.

ENDOMETRIOSE

Okay, ihr Lieben, kocht eine Kanne Tee, holt euch die Fleecedecken und lasst uns ein bisschen näher zusammenrücken. Denn jetzt geht es um weniger Schönes.

Endometrium ist der medizinische Fachausdruck für die Gebärmutterschleimhaut, die wir ja – wie ihr jetzt wisst – jeden Monat mit einer Blutung ausscheiden. Einige Frauen aber haben eine Menstruation, die sozusagen verkehrt herum abläuft. Die Gebärmutterschleimhaut wandert praktisch zurück über die Eileiter – wohin auch immer – siedelt sich im Körper an und wächst dort fest. Das, meine lieben Freunde, nennt man Endometriose. Das Ding ist, dass unsere Gebärmutterschleimhaut Blut erzeugt, ganz unabhängig von ihrem Aufenthaltsort. Und wenn dieses Blut dann nicht auf dem dafür vorgesehenen Weg aus dem Körper fließen kann, bekommt das Immunsystem einen Nervenzusammenbruch. Es kommt nicht klar mit dem Blut und das Endometrium entzündet sich. Und das tut weh. Richtig schlimm. Es gibt total viele verschiedene Symptome der Endometriose, nicht alle betroffenen Frauen haben alle Symptome und einige haben von dieser Krankheit noch nie gehört. Aber Hinweise darauf, dass du vielleicht auch Endometriose hast, sind extrem starke Regelschmerzen, schon beim Eisprung und vor deinen Tagen, sehr starke Blutungen, krasse Müdigkeit. Kurz gesagt, dein Leben ist dank dieser Symptome in totaler Unordnung.

Endometriose ist häufiger als Krebs und Diabetes. Ungefähr jede zehnte Frau hat Endometriose, was bedeutet: so starke Regelschmerzen, dass sie weder zur Schule noch zur Arbeit gehen kann, ohnmächtig wird oder kotzen muss. Bisher gibt es kein Gegenmittel und niemand weiß genau, warum so eine Endometriose überhaupt entsteht. Man weiß nur, dass sie vererbt werden kann. Einige Besitzerinnen einer solchen Gebärmutter erhalten jahrelange keine richtige Diagnose, wenn sie nicht von Arzt zu Arzt gehen.

Das Ding ist nämlich, dass die meisten Ärzte keine Ahnung haben, was Endometriose ist. Ich bin davon überzeugt, dass die Tage schon längst oberste Priorität in der Forschung hätten, wenn Männer (oder eben Menschen mit einem Pimmel) die Tage bekämen. Binden und Tampons würden für alle unter achtzehn zu günstigeren Preisen verkauft werden, wir hätten Unterrichtseinheiten über die Tage in der Schule, Regelschmerzen wären auf jeden Fall ein ausreichender Grund für eine Krankmeldung am Arbeitsplatz und PMS würde als etwas Tiefgründiges und Poetisches gelten. Stattdessen wissen wir erschreckend wenig über die Tage und die damit einhergehenden Beschwerden und Krankheiten, denn sie werden als Probleme einer Minderheit angesehen.

Dabei erkranken jährlich genauso viele Menschen an Endometriose wie an Prostatakrebs. Und trotzdem ist es den Forschern noch nicht gelungen, ihre Ursache herauszufinden. Obwohl es sie schon gibt, solange es die Tage gibt. Das bedeutet: seit ewigen Ewigkeiten. Prostatakrebs ist die häufigste Krebserkrankung in Schweden, die nur Menschen des anderen Geschlechts bekommen können. Über den Prostatakrebs wissen wir nicht nur, wo er entsteht, sondern auch, was wir dagegen tun können. Alle Leute haben schon mal davon gehört. Darüber dürft ihr jetzt gerne einen Augenblick nachdenken und euch danach meinem Klub *Verdammte Scheiße, wie mich das aufregt!* anschließen.

Im Durchschnitt dauert es acht Jahre, bis jemand mit einer Endometriose eine Diagnose bekommt. Acht Jahre. Und dann hat man auch nur schwarz auf weiß, was man hat. Aber deswegen verschwinden ja die Schmerzen nicht. Ich hatte mal eine Eiterflechte, die sich über eine Gesichtshälfte zog. Ich kann euch gar nicht sagen, wie sauer ich wurde, als die Hausärztin sich weigerte, mir Penicillin zu verschreiben. Das ist nur eine Pubertätsakne, sagte sie. Ich zeigte auf mein Gesicht, auf die geschwollenen, eitrigen Wunden und fragte – beherrscht, aber mit beißender Wut im Unterton –, ob Aknepickel etwa so aussehen würden! Und was bekam ich? Stoneface und eine totale sinnfreie Aknesalbe. Zwei Wochen später waren die Pusteln richtig schlimm, ich ging zum Hautarzt und bekam endlich meine Medizin. Aber bis dahin hatte ich zwei vollkommen frustrierende Wochen gehabt, in denen ich wie Shrek aussah. Bei dem Gedanken daran bekomme ich heute noch Gänsehaut. Jetzt stell dir mal vor, du rennst acht Jahre lang mit einer Krankheit herum, die keiner kennt, am wenigsten du selbst. Sie wird von den Ärzten als Harnwegsinfekt abgetan, die Medizin hilft aber überhaupt nicht und du bist gezwungen, dich mehrere Tage im Monat aus dem Leben auszuklinken, weil dein Körper dir das Gefühl gibt, dich von innen zerstören zu wollen!

Doch es muss keine acht Jahren dauern, bis du Hilfe bekommst. Einige von uns haben Glück und den richtigen Arzt, andere haben von der Krankheit schon vorher gehört und sind vorbereitet. Endometriose ist nach wie vor eine total wenig bekannte Krankheit, aber wenn du glaubst, dass du sie hast, setze dich durch und verlange, genau auf diese Krankheit hin untersucht zu werden. Vielleicht benötigst du dafür nur einen einzigen Arztbesuch. Wenn man starke Schmerzen hat, ist es am besten, direkt zum Gynäkologen zu gehen und nicht zu einem Allgemeinmediziner. Je früher die Krankheit entdeckt wird, desto einfacher ist es, eine passende Behandlung zu finden und das Risiko zu verringern, dass du unfruchtbar wirst. Dein Leben wird viel besser! Du kannst dir zum Beispiel eine besondere Antibabypille verschreiben lassen, die deine Tage ganz unterdrücken. Wenn du deine Tage nicht bekommst, kann sich die Schleimhaut der Gebärmutter auch nirgendwo außerhalb ansiedeln und sich entzünden. Außerdem blutet die Schleimhaut, die sich bereits außerhalb befindet, so auch nicht.

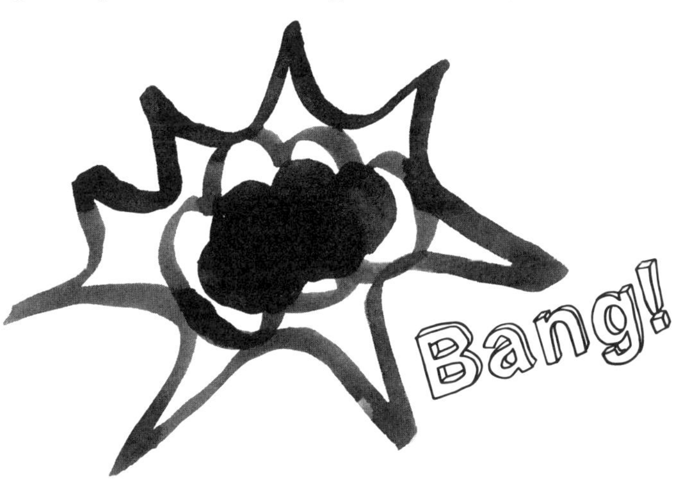

LASS DICH NICHT VERARSCHEN

Da die Endometriose noch so wenig erforscht und nicht besonders bekannt ist, werden die Leute bestimmt versuchen, dir das eine oder andere einzureden. Weil sie keine Ahnung haben, was du da durchmachst. Diese Menschen sind natürlich nicht der personifizierte Teufel, auch wenn es sich manchmal so anfühlt. Aber deine Gefühle und dein Empfinden nicht ernst zu nehmen ist vollkommen respektlos und das musst du dir auf keinen Fall gefallen lassen. Lass dich nicht verarschen! Sieh dir den Kack, der dir da vorgesetzt wird, einfach ganz genau an. Dann nimmst du einen schicken Hundekotbeutel, packst die Kacke schön ein, bindest noch eine goldene Schnur drum und wirfst sie dem anderen ins Gesicht. Zum Beispiel so:

DIESEN KACK MUSST DU DIR NICHT ANHÖREN:
„Das kann gar nicht die ganze Zeit so wehtun. Das bildest du dir ein."

DEINE ANTWORT AUF DIESEN KACK:
„Ich fehle nicht zum Vergnügen jeden Monat mehrere Tage in der Schule/gebe tierisch viel Geld für Schmerztabletten aus/heule/kotze/werde ohnmächtig. Ich bilde mir nicht ein, dass mein Körper kurz vor der Explosion steht. Und selbst wenn ich mir das alles nur einbilde, will ich jetzt trotzdem untersucht werden."

DIESEN KACK MUSST DU DIR NICHT ANHÖREN:
„Du bist noch so jung. Das hört auf, wenn du älter wirst."

DEINE ANTWORT AUF DIESEN KACK:
„Vielleicht hört es auf, aber wie lange soll ich darauf warten? Und wenn es Endometriose ist, hört das eben erst im Klimakterium auf. Ich habe nicht vor, so lange zu warten."

DIESEN KACK MUSST DU DIR NICHT ANHÖREN:
„Das sind ganz normale Regelschmerzen. Das tut eben weh."

DEINE ANTWORT AUF DIESEN KACK:
„Regelschmerzen tun weh. Aber ich kann gar kein normales Leben führen, wenn ich meine Tage habe. Die Schmerztabletten helfen nicht. Ich will untersucht werden."

DIESEN KACK MUSST DU DIR NICHT ANHÖREN:
„Du bist eine Frau, du musst schon ein bisschen Schmerz aushalten können. Warte mal ab, bist du Kinder bekommst."

DEINE ANTWORT AUF DIESEN KACK:
„Du bist ein sexistisches Arschloch, das SOFORT damit aufhören sollte, mein Empfinden herunterzuspielen, und mich stattdessen gefälligst ernst nehmen soll. Mir ist es so was von egal, wie viele Schmerzen ich aushalten können soll oder nicht. Ich will jetzt wissen, wie ich mit den Schmerzen umgehen kann."

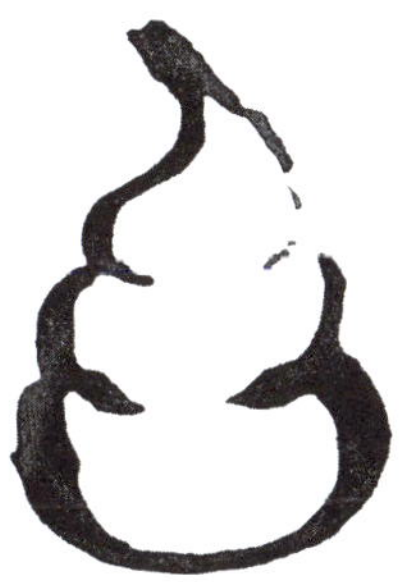

PMS
(= PRÄMENSTRUELLES SYNDROM)

Würde man eine Untersuchung machen, welcher Ausdruck im Gymnasium wohl am häufigsten benutzt wird, hat der Satz *„Haste deine Tage, oder was?“* richtig gute Chancen, die Nummer 1 zu werden. Wenn du dann noch ein paar pubertierende, hormontriefende Teenagerstimmen druntermischst, habe ich sofort diesen Geruch von alten Schulbüchern und dreckigen Klos in der Nase. In der Schule habe ich nicht besonders viel über die Tage gelernt, dass sie aber immer mit Stimmungsschwankungen zu tun haben, war das Selbstverständlichste überhaupt. Als Fünfzehnjährige weiß man noch nicht so viel von der Welt (sorry, wenn du fünfzehn oder jünger bist, heißt das nicht, dass ihr alles Idioten seid. Gar nicht. Aber ihr werdet immer klüger, je älter ihr seid. Glaubt mir).

Jeder Fünfzehnjährige kann diese einfache Rechnung machen: Mädchen + Tage = stimmt. Hormonschwankungen + Tage = stimmt. Darum: Mädchen + Hormonschwankungen = Tage. Das ist ja nicht gerade Gehirnchirurgie. Das heißt also, dass Mädchen weder wütend noch gereizt, traurig oder genervt sein dürfen, ohne ihre Tage zu haben. Zumindest sehen das alle so, die nur eine mittelmäßige oder gar keine Ahnung von den Tagen haben. Es gibt keine geprüfte Quelle für diese Behauptung, aber in diesem Alter hat man den Begriff der „Quellenangaben“ auch noch nicht im eigenen Vokabular.

Das Ding ist, es ist alles falsch! Es ist ein Bluff! Liebe Fünfzehnjährige – die haben dich alle angelogen. Du bist vielleicht ein bisschen zickig und müde von den Regelschmerzen, aber deinem Hormonhaushalt und somit auch dir geht es am allerbesten, *während* du deine Tage hast. Ich erkläre dir, warum das so ist.

Unser Tageszyklus macht ja niemals eine Pause. Unser Körper bereitet sich die ganze Zeit darauf vor, ein Kind zu bekommen. Obwohl man das gar nicht sehen kann. Mit anderen Worten: Unser Körper ist der größte Sexist von allen. Er hat nur ein einziges Ziel – Kinder zu gebären. Wahrscheinlich befiehlt er uns auch bald, dass wir zurück in die Küche zischen und ihm ein Butterbrot schmie-

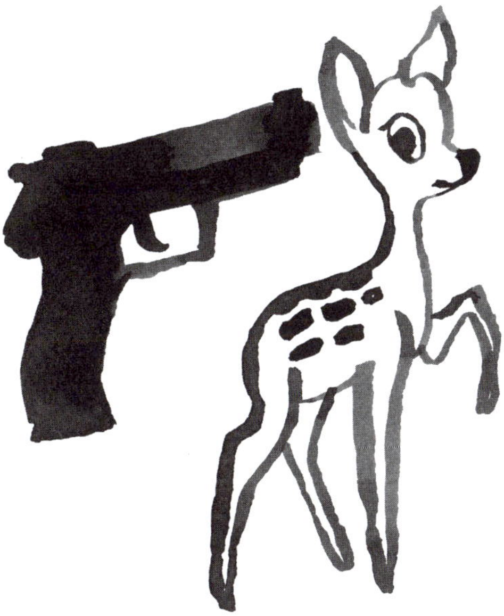

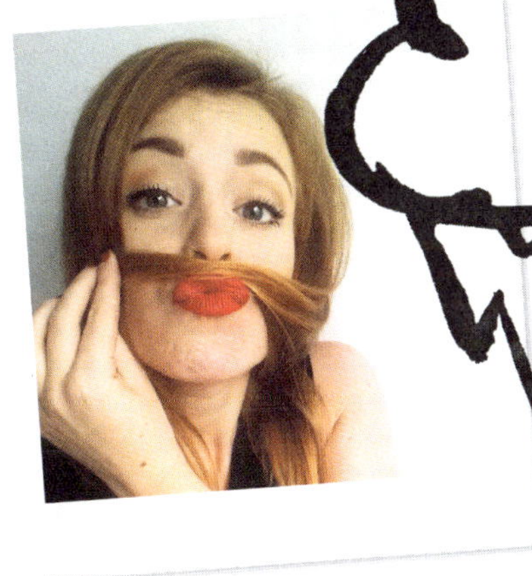

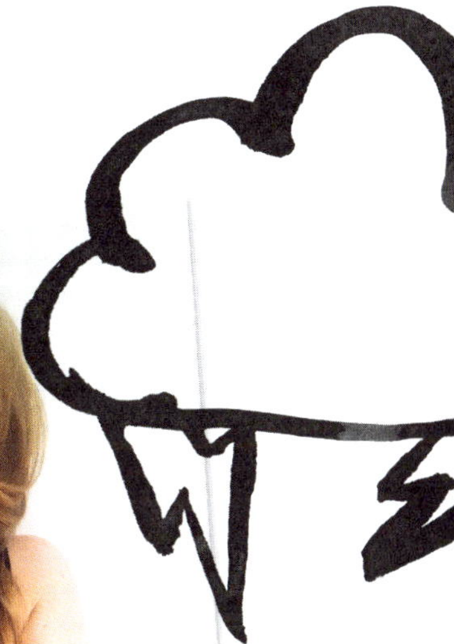

ren sollen. „Du kannst dir dein blödes Butterbrot selbst schmieren!“, sage ich ihm dann. „Gerne!“, antwortet er. „Ich liebe Butterbrote. Hmmm.“

Der Zyklus ist von Frau zu Frau verschieden, aber im Durchschnitt dauert er 28 Tage. Der erste Tag, der gezählt wird, ist der erste Tag deiner Blutung. Zu diesem Zeitpunkt ist dein Hormonspiegel EXTREMST niedrig und ausgeglichen, denn die Tage sind das Zeichen für deinen Körper, dass jetzt doch kein Baby in dir heranwachsen wird. Also stößt er die dann nutzlose Gebärmutterschleimhaut als Blut wieder aus. Die Hormone, von denen ich spreche, sind zum einen Östrogen (das unter anderem dafür zuständig ist, dass wir Busen bekommen, breitere Hüften und eben auch für den Aufbau der Gebärmutterschleimhaut, die wir einmal im Monat wieder verabschieden). Zum anderen Progesteron (das so ähnliche Aufgaben hat wie das Östrogen, aber den Körper zusätzlich für eine mögliche Schwangerschaft vorbereitet und auch für die Stresssymptome und Stimmungsschwankungen verantwortlich ist).

Die eigentlichen Tage dauern zwischen drei und sieben Tagen und etwa am 14. Tag deines Zyklus findet der Eisprung statt. Eine Woche vor dem Eisprung steigt der Östrogenspiegel an und verursacht in der Gebärmutter so eine Art Kickstart, damit sie mit der Produktion der Gebärmutterschleimhaut anfängt, wo sich ja das befruchtete Ei gemütlich einnisten soll. Am Tag des Eisprungs steigt auch der Progesteronspiegel. Das geht brutal schnell, denn wenn die Gebärmutter nicht bereit für das befruchtete Ei ist, das eventuell in zehn Tagen vorbeikommen wird und sich einnisten will – zack, dann kannst du die Schwangerschaft knicken!

Rund um den 25. Tag merkt der Körper, ob es zu einer Befruchtung gekommen ist. Wenn das nicht der Fall ist, sinken die Hormonspiegel so schnell, wie sie angestiegen sind, um den Körper wieder auf den Normalzustand zu bringen und die Tage anzukündigen. Und in diesem Umfeld hormoneller Achterbahn entsteht also das PMS – das prämenstruelle Syndrom. Jede reagiert anders auf

Hormonumstellungen im Körper, die Empfindlicheren haben PMS, während andere davon gar nichts mitbekommen.

PMS hat viele Gesichter. Dir kann alles wehtun, dein Busen kann gespannt und empfindlich sein, du kannst dich aufgequollen und schlapp fühlen oder du bist einfach traurig oder wirst bei Kleinigkeiten richtig wütend.

Bei mir ging das PMS mit achtzehn los. Eines Tages war ich auf dem Weg zur Bushaltestelle, um zur Schule zu fahren. Der Morgen war total hektisch und ätzend gewesen, also holte ich meinen MP3-Player raus, um ein bisschen gute Musik auf dem Weg zu hören. Das erste Lied war die Party Rock Anthem von LMFAO (also known as das BESTE LIED *EVER*). Wenn man so viele Einträge bei Wikipedia findet, weiß man, dass es das beste Lied ever ist. Da lief ich also durch den kalten Februarmorgen, mit Sneakers, obwohl Schnee lag und es arschkalt war, und merkte, wie mir die Tränen im Takt mit den Housebeats in die Augen stiegen. Und plötzlich war ich richtig fertig. Ich stand auf dem Weg, allein, und heulte wie bekloppt, weil das Lied so schön war. Vielen Dank dafür, liebe PMS. Ein anderes Mal passierte mir das, als mir ein Klassenkamerad nach einer richtig miesen Mathearbeit was von seinen Süßigkeiten anbot. Kaum hatte ich mir das Stück Schokolade in den Mund geschoben, fing ich an zu weinen, weil es das leckerste Stück Schokolade meines ganzen Lebens war. Das ist auch mal eine aufregende Art und Weise, auf hormonelle Veränderungen im Körper zu reagieren.

PMS und seine Begleiterscheinungen werden aber nicht alle im Nachhinein zu einer guten Geschichte oder einem coolen Joke. Obwohl ich mich ganz schön gefreut habe, als mein großes YouTube-Vorbild Grace Helbig über meine Party-Rock-Anthem-Story gelacht hat, als ich ihr davon erzählt habe. Es ist nämlich gar nicht so einfach zu begreifen, dass da ein PMS im Gehirn herumspukt. Später habe ich dann auch noch so emotionale Zustände bekommen, Angst und Depri-Gefühle. Drei bis vier Tage vor meinen Tagen fühlte ich mich wie der größte Depp auf dieser Erde. Nichts gelang mir, zu nichts war ich zu gebrauchen, ich hatte Angst, dass die Leute hinter meinem Rücken schlecht über mich redeten, und nicht selten lag ich abends im Bett und heulte mich in den Schlaf, weil ich mich so richtig hässlich, schlecht und einfach wertlos fand. *Nice.* Nee, gar nicht *nice.* Und wisst ihr, was verrückt ist? Wenn du alle Leute mit einer Gebärmutter befragen würdest, ob sie irgendwelche Formen des PMS kennen, dann würden 75% bejahen. 75%! Die PMS haben! 75%, die superhungrig oder -müde werden oder einfach KBM haben (keinen Bock mehr). 75% sind ganz schön viele.

Unser Tages-Zyklus macht ja niemals eine Pause. Unser Körper bereitet sich die ganze Zeit darauf vor, ein Kind zu bekommen. Obwohl man das gar nicht sehen kann.

4 LECKERE SACHEN ZUM TRINKEN ODER ESSEN BEI PMS

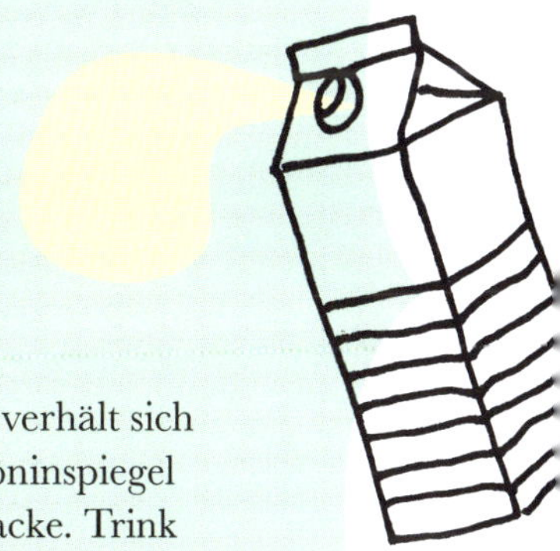

ORANGENSAFT

Obwohl Alkohol keinen Einfluss auf die Hormone hat, verhält sich dein Gehirn bei PMS wie bei einem Kater: Der Serotoninspiegel sinkt und man fühlt sich so sensationell wie bei Flitzekacke. Trink ein oder zehn Gläser frisch gepressten Orangensaft für den Extra-Vitamin-C-Kick, denn das macht dich frisch, fröhlich und lindert eventuell deine PMS. Ich habe keine Ahnung, ob das wirklich hilft, aber Orangensaft ist mein absolutes Lieblingsgetränk.

WALNÜSSE

… oder Mandeln oder Sonnenblumenkerne. Diese Nüsse, Kerne und Samen enthalten superviel Magnesium, was megagut gegen Regelschmerzen und PMS hilft. Iss mehrmals die Woche ein paar davon.

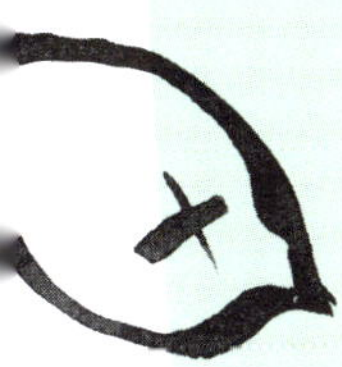

FISCH

Omega 3 war 2010 nicht nur das angesagteste Nahrungsergänzungsmittel, sondern sorgt für extremst gute Laune, wenn du vom PMS wütend und traurig wirst.

WEIZENKEIME

Vitamin B_6 klingt seeehr gesund, aber es ist tatsächlich ein Vitamin, das den Leuten fehlt, die an PMS leiden. Wenn du deinem Körper regelmäßig Vitamin B_6 gibst – und das kommt zum Beispiel in Weizenkeimen vor –, dann freut er sich sehr.

5 SACHEN DIE DAS PMS LEICHTER MACHEN

1

TAGE-BUCH SCHREIBEN

Das ist die ultimative Möglichkeit, festzustellen, ob du PMS hast oder nicht. Kauf dir ein Notizheft, das deinen Ambitionen angepasst ist (also ein richtig edles Teil in Farbe, wenn du gerne schreibst, oder einen Collegeblock aus dem Supermarkt, wenn du es schon anstrengend findest, den Rechner hochzufahren, weil du dann dein Passwort eintippen musst). Dann verabredest du dich mit dir selbst, drei bis vier Monate lang jeden Abend ein paar Sätze zu schreiben. Ich habe schon angefangen, Tagebuch zu schreiben, bevor ich überhaupt schreiben konnte. Mit vier Jahren saß ich am Tisch, habe superhässliche Katzenköpfe und schiefe Fakebuchstaben in ein Heft gekritzelt und so getan, als wäre ich ein verdammter Shakespeare. Aber lass einfach alles Affige beiseite und schreib, wie es ist: Worüber hast du dich gefreut, was hat dich traurig gemacht, warst du hungrig, fühltest du dich aufgequollen, müde, tat was weh, wie ging es deinem Kopf, was hat dich gestresst, beunruhigt, dir Angst gemacht – oder war alles perfekt? Alle haben *Ups* und *Downs*, nach ein paar Monaten kannst du wieder zurückblättern und sehen, ob die Stimmungen immer zur selben Zeit im Zyklus aufgetaucht sind. Sind sie das? PMS, *right there.* Als Tage-Buch-Schreiberin kannst du das PMS ausfindig machen und vorhersagen. Außerdem kannst du dann rechtzeitig für einen gut gefüllten Kühlschrank sorgen, wenn der PMS-Hunger wieder zuschlägt.

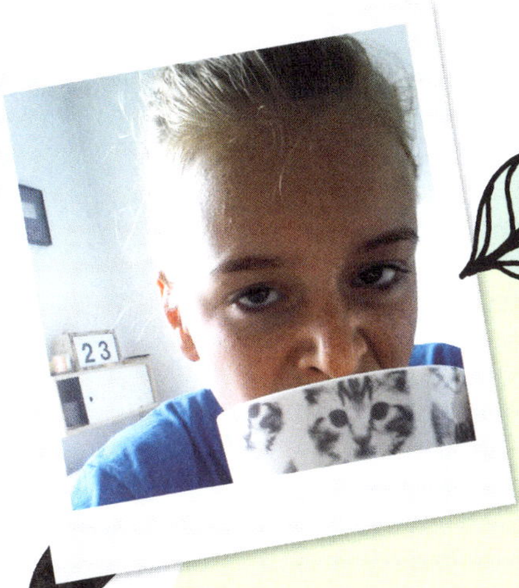

2

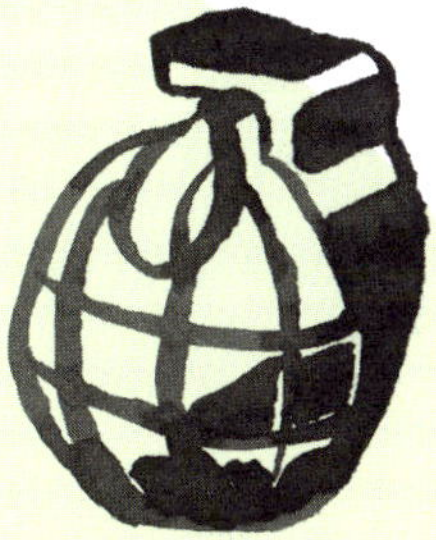

VERSTEH DEIN PMS

Lies dieses Kapitel etwa 39-mal durch oder eben so oft, bis du echt und richtig weißt, wo und warum PMS entsteht. Dann lade dir gute Apps runter – wie Clue oder P-Tracker – und dokumentiere dort deinen Zyklus, die Wochen davor und danach, deinen Eisprung, die Tage und eben das PMS. Auch wenn dein Zyklus unregelmäßig ist, wirst du ein PMS-Muster entdecken. Wenn du kein Smartphone hast, kannst du dir in einem kleinen Kalender Notizen machen. Das Ding bei PMS ist, dass ich nie genau weiß, ob mir die Hormone im Gehirn Mist erzählen oder ob meine Umgebung mich wirklich hasst. Wenn man bedenkt, was für ein *crazy* Hormonchaos da in meinem Gehirn herrscht, überrascht es mich echt nicht, dass ich diese beiden Szenarien gar nicht unterscheiden kann. Wenn du aber weißt, wann das PMS anrauscht, ist es viel leichter, damit umzugehen, weil du auf die Gefühlsflut vorbereitet bist und vielleicht sogar eine biologische Ursache dafür benennen kannst. Alles im Leben kann dir Angst machen, aber wenn du über dieses Detail gut Bescheid weißt, dann musst du wenigstens keine Angst vor der Angst haben.

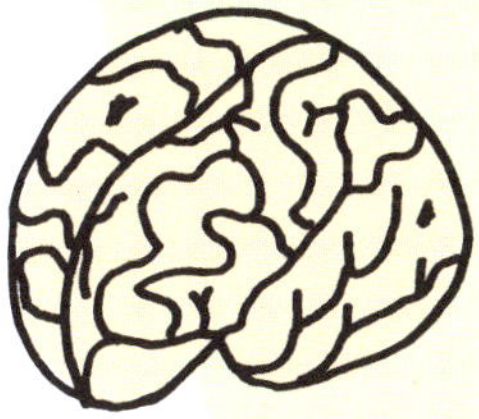

3

ERZÄHL ES ANDEREN

Anderen zu erzählen, dass man PMS hat, kann sich anfühlen, als würde man sozialen Selbstmord begehen. Dann kann man auch der dämlichen Frage „Hast du deine Tage, oder was?“ nicht mehr ausweichen. Denn alle wissen ja, dass die Antwort JA lautet. Aber wenn du Fieber hast, hältst du das auch nicht geheim, denn du kannst ja auf gar keinen Fall in die Schule oder zur Arbeit gehen. Dasselbe gilt für Brechdurchfall. In den meisten Fällen kann man mit PMS zur Schule und zur Arbeit gehen. Wenn du jedoch das Gefühl hast, dass dir dein mangelndes Konzentrationsvermögen oder eine allgemeine Niedergeschlagenheit zu schaffen macht, ist es ganz gut, jemandem zu erzählen, warum du dich gerade anders als sonst verhältst. Mein Tipp ist, dich einem Elternteil, einer Freundin oder einem Freund oder sogar einem Vertrauenslehrer anzuvertrauen. Vor allem, wenn eine Klassenarbeit bevorsteht. Es müssen überhaupt nicht alle wissen, aber es ist doch herrlich, wenn du jemanden in der Nähe hast, der dir beisteht, dich verteidigt oder dich bei Bedarf mit Essen und Leckereien versorgt. Wenn du damit offen umgehst, tust du nicht nur dir selbst einen großen Gefallen. Du erweist auch der Allgemeinheit einen großen Dienst. Denn du hilfst mit, dass die Peinlichkeit und Geheimnistuerei verschwinden und das Thema zu einer ernst zu nehmenden Frage wird, die Respekt und Aufmerksamkeit verdient. Die Leute in deiner Umgebung benötigen vielleicht ein bisschen Extrageduld, wenn du PMS hast, aber die können sie ja auch nur aufbringen, wenn sie Bescheid wissen.

4

CHILLEN

Das heißt so viel wie ABSOLUT NICHTS TUN. Relaxen. Abhängen. Easy. Meine ganz persönliche Taktik ist diese hier: Ich treibe viel Sport, wenn ich nicht meine Tage habe, aber beim ersten PMS-Anzeichen boykottiere ich jede zusätzliche Bewegung, und zwar so lange, bis auch der letzte Tropfen Blut von der Slipeinlage aufgesogen wurde. Ich mache gerne Sport, aber wenn der Körper sich aufgequollen anfühlt – wie nach einer maßlosen Weihnachtsfeier – und die Angst aus allen Ecken angeschlichen kommt, dann ziehe ich es vor, alles in meinem Tempo zu machen. Und denke nicht im Traum daran, mir Jogginghosen anzuziehen und laufen zu gehen. Mich stresst dann alles und ich weiß, dass es sowieso keine erfolgreiche Trainingseinheit werden würde. Noch mehr Leistungsdruck brauche ich echt nicht. Solltest du das Gefühl haben, dass du eigentlich Sport treiben solltest, obwohl du NULL Lust dazu hast, dann hebe dir deine Energie für die Zeit nach deinen Tagen auf. Dann kannst du ja eine Hardcore-Sportwoche dranhängen. Ich habe jetzt nämlich langsam begriffen, dass ich relativ alleine mit der Ansicht bin, dass Sport mir nicht hilft, wenn ich meine Tage habe.

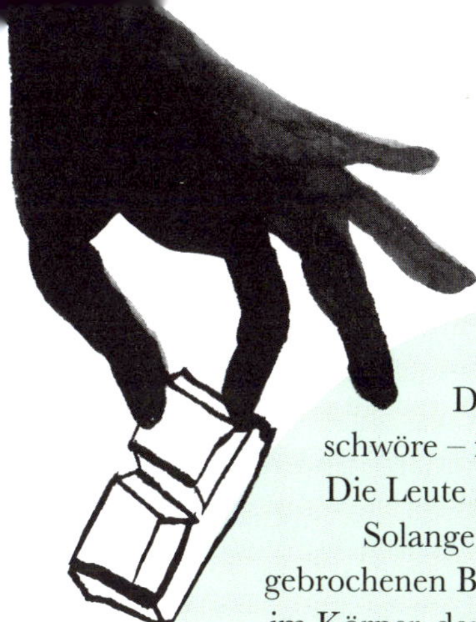

5

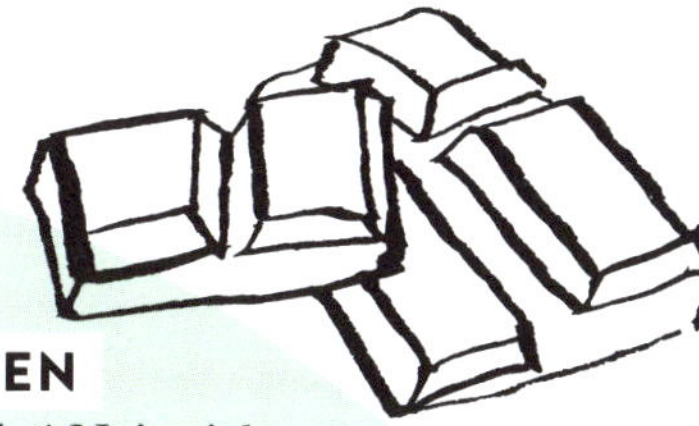

SCHOKOLADE ESSEN

Das hilft! Ja, es ist tatsächlich wahr! Nein, ich schwöre – ich verarsche euch nicht. Auch kein kleines bisschen. Die Leute sagen doch immer, dass Schokolade gegen alles hilft. Solange wir von Laune und Gefühlen sprechen und keine gebrochenen Beine meinen, stimmt das nämlich. Wir haben einen Stoff im Körper, der Serotonin heißt, und der macht uns froh und glücklich. Du hast vielleicht auch das Wort „Endorphine" mal gehört? Die werden freigesetzt, wenn wir Sport machen. Serotonin ist so ähnlich – es reguliert die Wut, unsere Laune, den Schlaf. Wissenschaftler haben herausgefunden, dass Frauen mit PMS einen extremst niedrigen Serotoninspiegel haben, außerdem sinken ja auch der Östrogen- und Progesteronspiegel (aber leider wissen wir noch nicht, warum das so ist, *well*, weil die HERREN der Forschung nicht der Meinung sind, dass es sich lohnt, für „Frauenkrankheiten" Geld auszugeben). Wenn der Serotoninspiegel zu niedrig ist, kann es zu Angstzuständen und Depressionen kommen. Das Ding ist, dass in Schokolade Stoffe sind, die nicht nur Endorphine im Körper freisetzen (= OBOY!!), sondern auch auf den Serotoninspiegel Einfluss nehmen (= YEAH!!). Mit einem Schokoladenkuchen in der Tasche, den du in der Woche vor deinen Tagen in Etappen naschst, wirst du also die schlimmsten PMS-Symptome verhindern können. Ich praktiziere die *SHEI-Methode:* Schokolade Hilft Echt Immer.

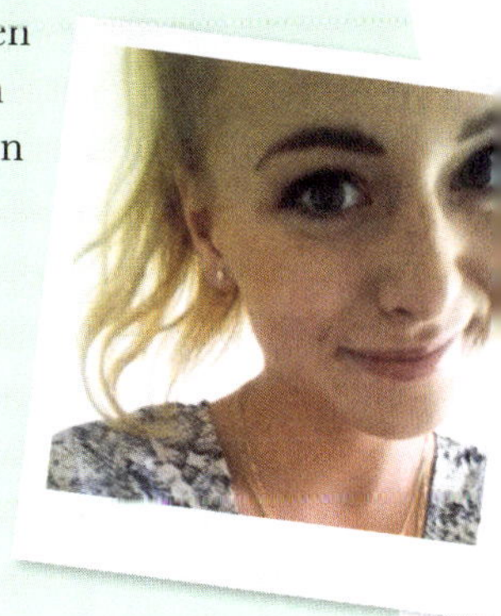

DEIN PMS GEHÖRT DIR

Das waren meine besten PMS-Tipps. Wenn dich das nächste Mal dein fünfzehnjähriger Klassenkamerad mit debilster Stimmbruchstimme fragt, ‚ob du deine Tage hast, oder was?', dann hast du die absolute Gewissheit, dass dieser Heinz absolut keine Ahnung hat – im Gegensatz zu dir! Du kannst, wenn du willst, den Pokal der Besserwisser einkassieren, wenn du ihm erklärst, dass keineswegs die Tage Stimmungsschwankungen verursachen, sondern PMS. Allerdings kann man auch während der Tage schlechte Laune haben, weil einem Regelschmerzen und Eisenmangel zu schaffen machen. Aber das ist ja etwas anderes. Wenn du dich jedoch auf eine Diskussion einlässt – so meine Erfahrung –, dann ist es immer gut, ein richtiger Tages-Nerd zu sein! CHECK!

TAGES-HISTORIE

Eine Geschichtsstunde, die so niemals in deinem Stundenplan stehen wird

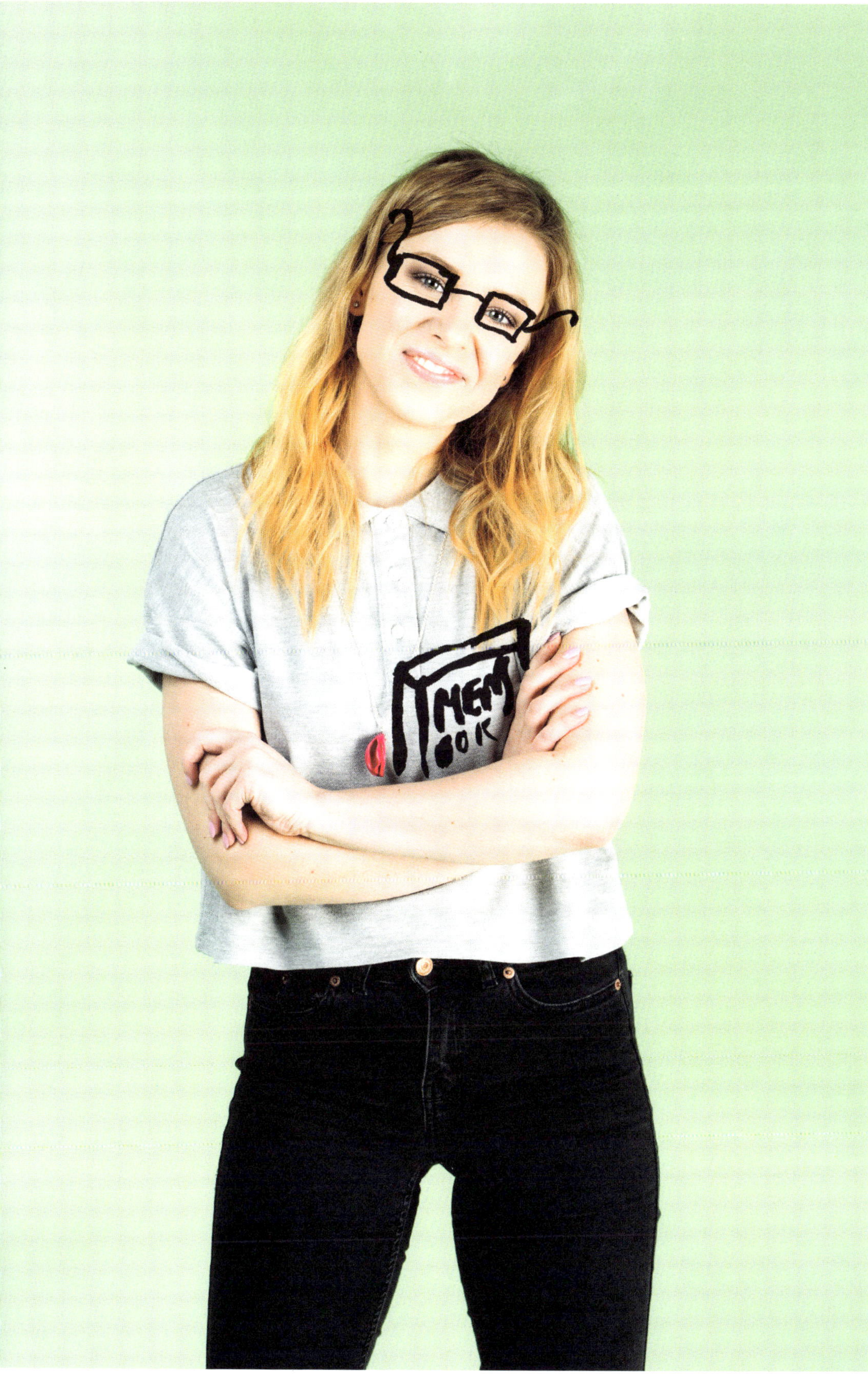

Ich bin ein sehr vielseitiger Mensch. Ich bin kreativ, verantwortungsbewusst, lustig und eher der Typ Emma Watson. Leider aber habe ich die weltschlechteste Selbstdisziplin. Ich bin ein Soziale-Medien-Junkie und kann mich nicht länger als eine halbe Stunde konzentrieren. Dass du gerade ein fertiges Buch in den Händen hältst, ist ein echtes Wunder.

Hätte ich eine bessere Selbstdisziplin oder wenigstens eine ganz okaye, dann gäbe es so viele Dinge, die ich gerne tun würde. Ich hätte dann nämlich eine richtig gute Kondition, wäre eine bessere Geschäftsfrau, aber vor allem hätte ich

Aber jetzt mal ehrlich, hast du jemals was über die Geschichte der Menstruation gehört? Davon, dass die Menschen auch vor einer Million Jahre ihre Tage hatten?

dann mehr Ahnung von Geschichte. Geschichte war eines meiner Lieblingsfächer in der Schule, ich fand es faszinierend wie megaalt unsere Erde ist. Wir haben Dokumentarfilme gesehen, gelernt, wie die Menschen in der Steinzeit gejagt und in Höhlen gelebt haben. Wir durften mittelalterliche Bronzeschalen auf buntes Papier zeichnen. Aber jetzt mal ehrlich, hast du jemals was über die Geschichte der Menstruation gehört? Davon, dass die Menschen auch vor einer Million Jahre ihre Tage hatten? Genau das habe ich mich gefragt. *Mind = blown.* Die Tage scheinen ein ziemlich neuzeitliches Phänomen zu sein. Und ich habe so viele Fragen. Wie haben es die Tage-Kriegerinnen früher gemacht? Was dachten die, was da vor sich geht? Und was haben sie

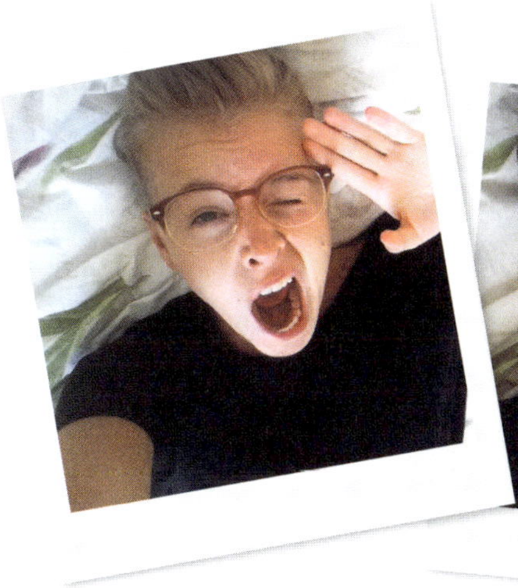

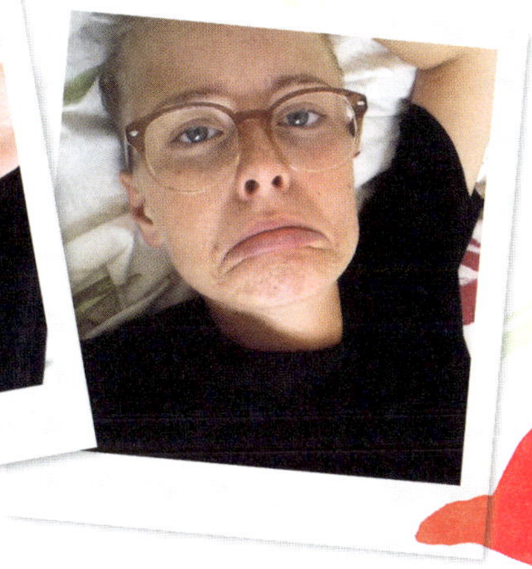

für Produkte benutzt? Auf mein Bauchgefühl kann ich mich eigentlich immer verlassen. Und das sagt mir, dass die Neandertaler ganz bestimmt keine superabsorbierende Zellulose hatten.

Bei der Menstruation handelt es sich ja eigentlich nur um ein bisschen Blut, das aus einer der vielen Körperöffnungen austritt. Und trotzdem hat sie im Laufe der Zeit und in unterschiedlichen Kulturen sehr viele verschiedene Gefühle hervorgerufen und grundverschiedene Auffassungen erzeugt.

In Schweden ist das Thema ‚Tage' gerade superaktuell. Es werden Bücher, Kolumnen und Artikel geschrieben, die fordern, dass wir offener darüber reden. Es gibt Kunstausstellungen mit Menstruationsblut. Frauen tragen Ohrringe in Form blutiger Tampons. Wir sind ja alle super *pc*! Darum: „Hallo! Warum finden ich – und ungefähr alle anderen, die ich so kenne – es superpeinlich, wenn andere wissen, dass ich meine Tage habe?"

Die Franzosen zum Beispiel sehen in uns verwirrte Hippies, die immer und überall offen über Vaginalblut und so ein Zeug reden müssen. Zumindest hat das eine französische Journalistin so formuliert, die mich zum Thema *Menstruationsaktivismus* in Schweden interviewt hat. Sie fragte mich, fassungslos und fasziniert zugleich, warum wir Schweden immerzu über die Mens sprechen müssen. Ich antwortete ihr, dass wir das überhaupt nicht tun. Stellt euch das mal vor. Wenn wir NUR darüber reden würden, DIE GANZE ZEIT. Wie das wohl wäre? Total spannend – keine Frage. Aber wir müssen zwischendurch ja auch mal über die Schule reden, das Essen und süße, flauschige Katzenbabys. Außerdem ist es gar nicht witzig, darüber zu reden, wenn du deine Tage nicht hast. Immer nur über die Beschwerden der anderen zu sprechen, da würde mein Ego abrauschen.

Allerdings rollt tatsächlich gerade eine Mens-Welle über Schweden. Das habe ich ihr auch gesagt. Vor einem Jahr noch hätte ich es nie für möglich gehalten, dass ich ein Buch darüber für Jugendliche schreiben würde. Und ich dabei nur eine einzige Sorge hatte: dass jemand schneller sein könnte als ich.

WAY BACK

Vor langer, langer Zeit glaubten die Menschen, dass Menstruationsblut magische Kräfte habe. Wenn man damit einen Körper bestrich oder vielleicht auch das Vieh, könne das Warzen heilen, Hämorriden, Epilepsie, Kopfschmerzen und sogar Lepra. Wenn du unglücklich verliebt warst, konntest du ein wenig Blut in das Essen oder die Getränke deines Liebsten mischen, dann erwiderte er deine Liebe.

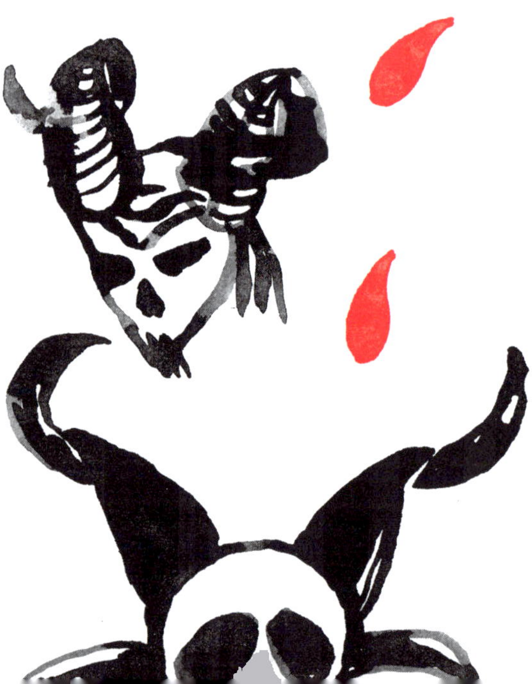

Gleichzeitig aber war dieses Blut angeblich auch das beste Mittel gegen Dämonen, wenn sie dich angriffen (oder *whatever* damals *back in the day* passieren konnte), hast du dich mit etwas Muschiblut eingeschmiert und dann lief es wieder.

Einige Forscher sagen, dass die Menschen im Altertum eine numerische Sicht auf die Welt hatten und sich an Zeiteinheiten orientierten. So eine Einheit konnte eben ein Monatszyklus sein. Viele gehen davon aus, dass die ersten Mondkalender auf dem weiblichen Zyklus basieren. Die Ärzte dachten damals auch, dass die Babys im Bauch durch verklumptes, geronnenes Blut entstünden. Lecker.

Früher gab es keine guten Hygieneprodukte, wenn man seine Tage hatte. Nicht so wie heute. Weltweit gibt es die unterschiedlichsten Methoden, um das Blut aufzufangen. In Ägypten wurde dünner Papyrus wie eine Art Tampon verwendet. In den nordischen Ländern stopften sie sich zum Beispiel Moos zwischen die Beine, um das Blut aufzusaugen. Aber in den meisten Fällen ließ man es einfach laufen. Frisches Wasser kam damals nicht aus dem

WHEN

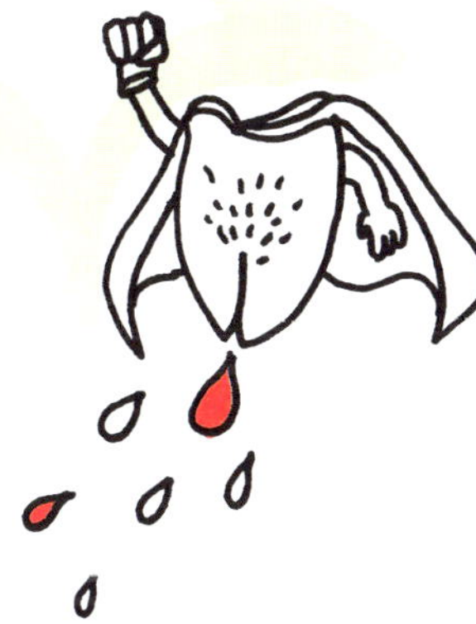

Hahn, so wie heute. Und das Wasser aus dem Brunnen war für die Herstellung von Essen und für das Vieh reserviert.

Hygiene war also nicht so wichtig, das Blut lief an den Beinen hinunter und tropfte auf den Boden oder blieb in den vielen Kleiderschichten hängen. wir verbringen weniger Lebenszeit damit, schwanger zu sein, weil wir – zumindest in der westlichen Welt – viel weniger Kinder bekommen. Die Notwendigkeit, für den Erhalt der Menschheit zu sorgen und so schnell und so oft wie möglich Kinder zu bekommen, existiert so nicht

---

Gleichzeitig aber war dieses Blut angeblich auch das beste Mittel gegen Dämonen, wenn sie dich angriffen (oder whatever damals back in the day passieren konnte).

Allerdings wird auch angenommen, dass die Frauen damals in ihrem Leben nur insgesamt fünfzigmal ihre Tage bekamen. Anders als heute, da geht man von etwa 450-mal aus. Das klingt doch soft, oder? Muss ich schon zugeben. Wir essen heute mehr und leben in besseren Verhältnissen, was schon zwei Gründe sind, warum wir häufiger unsere Tage haben. Außerdem werden wir auch viel älter und haben unsere Tage darum länger. Und mehr. Natürlich gibt es Regelschmerzen seit es die Menstruation gibt. Wenn aber eine Frau früher Schmerzen hatte, durfte nicht geklagt werden. Das wurde nur als Ausrede angesehen, ihre Pflichten nicht zu verrichten. Da hieß es: Einen warmen Topfdeckel auf den Bauch und dann weitermachen mit der Arbeit!

DIE „UNREINE“ FRAU

Obwohl also das Blut früher viel sichtbarer und natürlicher war, galt es schon damals als nicht ganz okay. Im Jahr 23 nach Christus (DREIUNDZWANZIG! Da war Jesus gerade mal in meinem Alter. Da muss was los gewesen sein) kam ein Typ auf die Welt, der später Plinius der Ältere genannt wurde (er wurde natürlich nicht sofort ‚der Ältere‘ genannt, erst nachdem Plinius der Jüngere da war. CHECK!). Und dieser Plinius hat die *Naturalis historia* geschrieben. Das ist das größte literarische Werk, das aus der Antike erhalten ist. Es ist eine Enzyklopädie, die aus 37 Büchern besteht. In diesem Riesenschinken steht unter anderem, dass „der entsetzliche Gestank“ von Menstruationsblut Hunde verrückt mache und sogar die Ameisen einen Bogen um Maiskörner machten, die mit dem Blut in Berührung gekommen sind. Es hat mich echt neugierig gemacht, woran Plinius da wohl gerochen hat. Mein eigenes Blut zum Beispiel riecht eher *funky*. Eine Mischung aus salzig und ein bisschen verschwitzt und dann noch eine Note, die ich nicht so richtig bestimmen kann. Aber zu behaupten, dass es ein „entsetzlicher Gestank“ ist, finde ich ganz schön übertrieben.

Wie auch immer. Später dann, als Jesus keine 23 mehr war, sondern schon tot und weltberühmt, wurde es Frauen sogar verboten, in die Kirche zu gehen, wenn sie ihre Tage hatten. Kein Problem, denkt ihr bestimmt. Aber damals war die Kirche *the place to be*. Dort hing man ab, da waren alle Coolen. In der Bibel, im Alten Testament, steht, dass eine Frau sieben Tage lang unrein ist, wenn sie ihre Tage hat. Alles wird unrein, auf das sie sich setzt und legt. Es werden auch alle unrein, die sie berühren oder die Dinge berühren, auf denen sie gesessen oder gelegen hat. So viel zum Thema dreckige Gesellschaft! Wenn man sich überlegt, wie viele Frauen ihre Tage haben und wie schwer es ist, eine Woche lang nichts anzufassen. Hätte ich in den guten alten superchristlichen Zeiten gelebt, dann hätte ich auch versucht, mich null zu bewegen und alles nur mit Handschuhen zu berühren. Also den anderen zuliebe, meine ich. Schon traurig, sich unrein fühlen zu müssen, vor allem, wenn man vielleicht gerade gar nicht seine Tage hat.

Hätte ich in den guten alten superchristlichen Zeiten gelebt, dann hätte ich auch versucht, mich null zu bewegen und alles nur mit Handschuhen zu berühren.

Stellt euch mal bitte vor, diese christliche Regel würde auch heute noch gelten. Wie teuflisch schwer es wäre, nur zur Arbeit zu fahren.

Ich wohne in Stockholm, einer Stadt mit einer Million Einwohnern. Rein statistisch haben also 86.000 Stockholmerinnen ihre Tage – jeden Tag. Wie viele unreine U-Bahn-Sitze das wären! Wie viele unreine Klamotten in den Läden oder Einkaufswagen im Supermarkt? Die öffentlichen Toiletten wären der Teufel höchstpersönlich.

Das Christentum umfasst mehrere unterschiedliche Kirchen, und die katholische Kirche ist schon immer etwas strenger gewesen als die protestantische. Die protestantische Kirche hat den Frauen allerdings nie ein richtiges Kirchgangverbot ausgesprochen, wenn sie ihre Tage hatten. Das liegt daran, dass Martin Luther – um es kurz zu machen: der Gründer des Protestantismus – begriffen hat, dass die Menstruation ein Teil der menschlichen Biologie ist und es nicht so super ist, die Tage mit einem Haufen von Verboten zu verbinden. Die Protestanten haben aber leider nie öffentlich Position zu diesem Thema bezogen, so wie die Katholiken. Sie haben sich weiter vom Alten Testament beeinflussen lassen und an die menschliche Unreinheit geglaubt. Ein Vergleich: Ich rede über die Tage als das Natürlichste der Welt, verstecke aber den Tampon auf dem Weg zum Klo, weil ich es doch ziemlich peinlich finde – obwohl ich gar nicht genau weiß, warum. Die protestantische Kirche im 17. und 18. Jahrhundert fand die Tage also ganz natürlich, fand sie aber gleichzeitig ein bisschen eklig, weil es ja so im Alten Testament stand.

Ich wohne in Stockholm, einer Stadt mit einer Million Einwohnern. Rein statistisch haben also 86.000 Stockholmerinnen ihre Tage – jeden Tag.

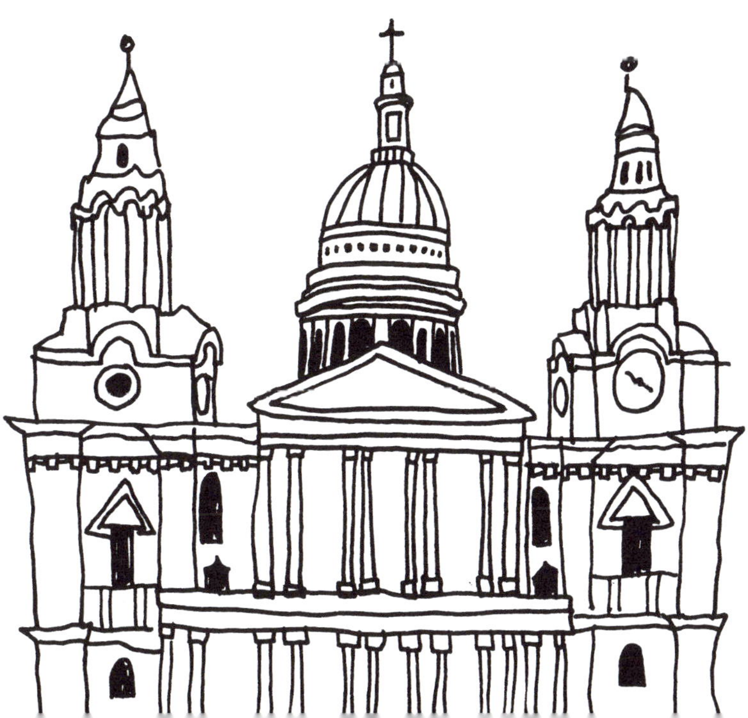

DIE TAGE IN DER WISSENSCHAFT

Im 19. Jahrhundert fingen die Menschen an, stärker der Wissenschaft zu vertrauen als der Bibel. Auf einmal war es ihnen megawichtig, zwischen Männern und Frauen zu unterscheiden. Und die Menstruation war eines der wichtigsten Unterscheidungsmerkmale. Deshalb bekamen die Teile der Bevölkerung mit einer Gebärmutter auch keine Ausbildungsplätze. Die Begründung war, dass die Frauen ihr Blut fürs Kinderkriegen nutzen sollten und es also nicht dafür verwenden konnten, um das Gehirn beim Studium auf Höchstleistungen zu bringen. Undenkbar! Damals nahm man auch allgemein an, dass ein Mann Gonorrhö bekam (das ist eine Geschlechtskrankheit), wenn er mit einer blutenden Frau Sex hatte. Ende des 19. Jahrhunderts und Anfang des 20. Jahrhunderts lebte ein Typ namens Sigmund Freud. Er ist in der Psychologie weltweit ein großer Name und auch bekannt für sein sehr spezielles Frauenbild: Für ihn war die Menstruation „ein blutiges Zeichen des weiblichen Penismangels" – mit anderen Worten war Freud also der Meinung, dass der Pimmel das einzig Wahre sei und die Muschi nur eine deformierte Fehlkonstruktion. Und das wiederum war für ihn sogar der Beweis für die „Unreinheit und Unterlegenheit" des weiblichen Geschlechts. Die Wissenschaft des 19. Jahrhunderts war also – wie ihr seht – das Feinste vom Feinsten.

Im 20. Jahrhundert bekamen die Tage endlich ein besseres Standing, aber es gab noch genügend Erbsengehirne, die an dem Bild festhielten, dass die Tage unrein und gefährlich seien. In den Zwanzigerjahren entdeckte der junge ungarische Forscher Bela Schick etwas, das er „Menotoxin" nannte. Er war überzeugt, dass diese Substanz über die Haut menstruierender Frauen abgesondert wurde und dadurch Pflanzen eingingen oder Hefe und Bier nicht goren. Ich habe echt keinen grünen Daumen und vergesse immer, meine Blumen zu gießen. Aber ich habe noch nie darüber nachgedacht, dass ich sie umbringe, weil ich meine Tage habe, und nicht, weil ich sie nicht gieße. Holy shit, Herr Schick. Ich höre sofort auf, meine Tage zu haben, damit meine Zimmerpflanzen endlich überleben können.

Holy shit, Herr Schick. Ich höre sofort auf, meine Tage zu haben, damit meine Zimmerpflanzen endlich überleben können.

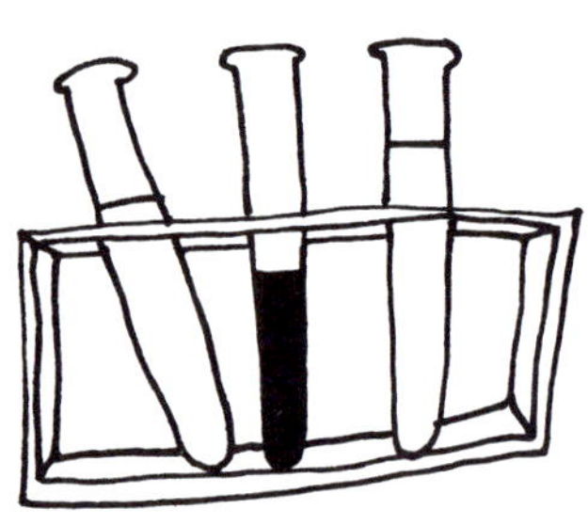

WIE NENNT MAN ES, WENN JEMAND EINE BLUTIGE BINDE IN DIE KAMERA HÄLT?

TAGES-SCHAU

DIE TAGE IN DEN VERSCHIEDENEN KULTUREN

Auch heute ist die Ansicht, dass Menstruation etwas Unreines ist, in den verschiedensten Religionen und Kulturen vertreten. Sowohl im Islam als auch im Judentum und im Hinduismus kann es vorkommen, dass es Frauen verboten wird, bestimmte Gegenstände und Lebensmittel zu berühren, wenn sie ihre Tage haben, sie keinen Sex haben dürfen und in der Synagoge, in der Moschee oder im Tempel unerwünscht sind.

In Nepal lebt eine uralte Tradition fort, die chaupadi. Die blutenden Frauen müssen ihr Dorf verlassen, weit weg gehen und dort auf das Ende ihrer Tage warten.

In Nepal lebt eine uralte Tradition fort, die *chaupadi*. Die blutenden Frauen müssen ihr Dorf verlassen, weit weg gehen und dort auf das Ende ihrer Tage warten.

Ihr Status ist noch niedriger als der von Tieren. Und ich kann nicht gerade behaupten, dass Tiere in diesen verlassenen und armen Bergdörfern besonders freundlich behandelt werden. *Chaupadi* wurde zwar offiziell vor einigen Jahren in Nepal verboten, aber die Tradition ist so tief im Bewusstsein verankert, dass nach wie vor Frauen und Mädchen in kleinen Verschlägen außerhalb des Dorfes ausharren müssen, bis sie nicht mehr bluten.

Wenn wir von Letzerem mal absehen – also eine ganze Woche allein in einem Schuppen zu sitzen –, dann kann ich durchaus die Vor- und Nachteile daran sehen, dass einige Kulturen die Menstruierenden ausschließen. Wie schön wäre es zum Beispiel, wirklich seine Ruhe zu haben, wenn man seine Tage hat? Nichts tun müssen, niemand sagt einem, was zu tun ist, keine blöden kleinen Geschwister, die einen nerven, weil sie verunreinigt werden. Andererseits sind alle Gemeinschaften davon abhängig, dass ihre Mitglieder arbeiten. Das würde aber gar nicht gehen, wenn die eine Hälfte jeden Monat eine ganze Woche ausfällt. Vor allem, wenn die Mädchen vor Kälte oder Hunger sterben oder, noch schlimmer, vergewaltigt werden. Und das alles nur, weil ihre Familien sie verbannen, wenn ihr Körper zeigt, dass er genau so funktioniert, wie er es soll. Das macht mich so wütend und traurig.

In Afrika sind die Tage die häufigste Ursache dafür, dass Mädchen nicht weiter zur Schule gehen. Die meisten haben kein Geld, um sich Binden zu kaufen. Darum bleiben sie zu Hause und hinken so dem Stoff hinterher – jeden Monat ein bisschen mehr. Viele wissen nicht einmal, was sie da haben, sondern sie haben Angst, zu sterben. In Indien haben sieben von zehn Mädchen noch nie etwas von Menstruation gehört, bevor sie das erste Mal ihre Tage bekommen. Und im Iran glaubt jedes zweite Mädchen, dass es sich dabei um eine Krankheit handelt. Ich mache ihnen da gar keine Vorwürfe, Blut ist ja selten ein Zeichen für etwas Gutes. Wenn ich plötzlich aus dem Mund bluten und erst dann erfahren würde, dass es total normal ist in meinem Alter und es allen passiert, die einen Mund haben, dann bekäme ich natürlich auch Angst, das ist ja logisch, oder?

In Bangladesch, China, Taiwan und anderen asiatischen Ländern stehen riesige Fabriken mit Tausenden von Arbeitern. Die dürfen keine Pausen machen, obwohl ihr Arbeitstag viel länger ist als ein klassischer schwedischer Achtstundentag. Auch nicht, wenn sie ihre Tage haben. Um den Arbeitsplatz nicht vollzutropfen, benutzen sie Strümpfe, Zeitungspapier, Lehm oder was immer sie in die Hände bekommen. Das führt nicht selten zu ernsthaften Infektionen. In Papua-Neuguinea gibt es das Naturvolk Mae Enga, die daran glauben, dass der Kontakt eines anderen Menschen mit Menstruationsblut oder mit einer blutenden Frau dafür sorgt, dass das eigene Blut schwarz wird. Der Verstand dieses Menschen verrottet und er wird langsam, aber sicher sterben. Ich weiß natürlich nicht, ob es einen magischen Unterschied zwischen den schwedischen und den papuanischen Frauen gibt, aber im Laufe meines Lebens sind einige Kerle mit meinem Menstruationsblut in Berührung gekommen, und ich kann euch zu 100 % garantieren, dass es denen auch heute noch blendend geht. Obwohl, der eine hat gerade eine Erkältung, hat er auf Facebook gepostet. Aber den habe ich schon superlange nicht mehr gesehen, darum kann mein Blut gar nicht schuld daran sein.

Doch solche mysteriösen Ansichten über die Tage existieren nicht nur in Ländern, die weit weg sind vom guten alten Schweden. Auch in so hoch entwickelten Ländern wie Frankreich und Spanien dürfen Frauen an einigen Orten nicht die Weinkeller oder schöne blühende Gärten betreten, wenn sie ihre Tage haben – damit der Wein nicht sauer wird und die Blumen nicht verdorren!

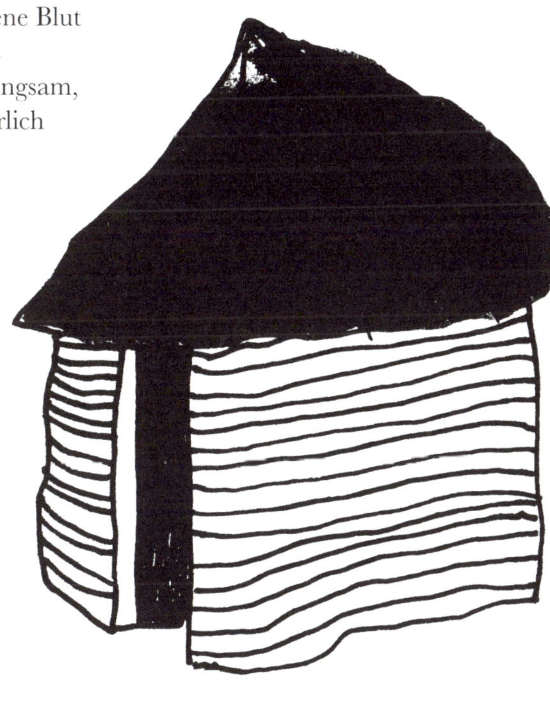

TABU

Mit anderen Worten: Die Tage sind auf der ganzen Welt mit einem Tabu belegt – eine ganze geheime Angelegenheit, von der, *psssst*, niemand erfahren darf. Wir Schweden sind also nicht allein, wenn uns der Tampon peinlich ist, der aus der Tasche gefallen ist. Wir leben zwar in einer Kultur, die sich als offen und aufgeschlossen bezeichnet, aber wir haben eine Sache mit dem Rest der Welt gemeinsam: Wir finden die Tage eklig, unappetitlich, superunangenehm oder magisch und heilig. Außerdem bringen sie uns dazu, noch heftiger auf Kleinigkeiten zu reagieren als der König von Sparta, dessen Braut vom Prinzen von Troja entführt wurde, woraufhin der König Troja belagerte, mit einem hölzernen Pferd reinlegte, die Stadt eroberte und die ganze Sippe dort abmurkste. So etwas könnte mir auch ganz leicht passieren, wenn ich PMS habe. An der ganzen Sache ist also eindeutig etwas Magisches dran. Mit diesem Wissen im Hinterkopf ist es doch superspannend – zumindest für mich –, dass das Wort Tabu möglicherweise vom polynesischen Wort „tupua“ abstammt. Und das bedeutet – *SURPRISE!* – sowohl „heilig“ als auch „Menstruation“.

MONATSHYGIENE MODERN

Anfang des 20. Jahrhunderts begannen die Menschen, größere Städte zu bauen, und als immer mehr Bewohner vom Land in die Stadt zogen, wurde es schwieriger, blutend und wild tropfend durch die Straßen zu laufen. Darum wurden Produkte für die Monatshygiene populär und 1929 wurde in den USA der erste Tampon erfunden. Damals nannte man den aber noch nicht so, sondern „Sanitärhilfsmittel“. Das ist doch mal voll diskret. Und die anderen so: „Häh? Was sollen wir damit machen? Waschbecken putzen, oder was?“ (Nee, Scherz!) Hast du schon einmal so einen Tampon mit Einführhülse gesehen? Die Tampax heißen und so? Den hat ein Amerikaner erfunden und auch so genannt. So wie heute sah der damals auch schon aus, nur ein bisschen unmoderner. Aber man darf nicht vergessen, der Tampon hat jetzt auch schon fast 90 Jahre auf dem Buckel.

Anfang des 20. Jahrhunderts war es noch nicht o. k., sich da unten selbst zu berühren, darum wurden kleine Plastikdinger verwendet, in die der Tampon zum Einführen gesteckt wurde.

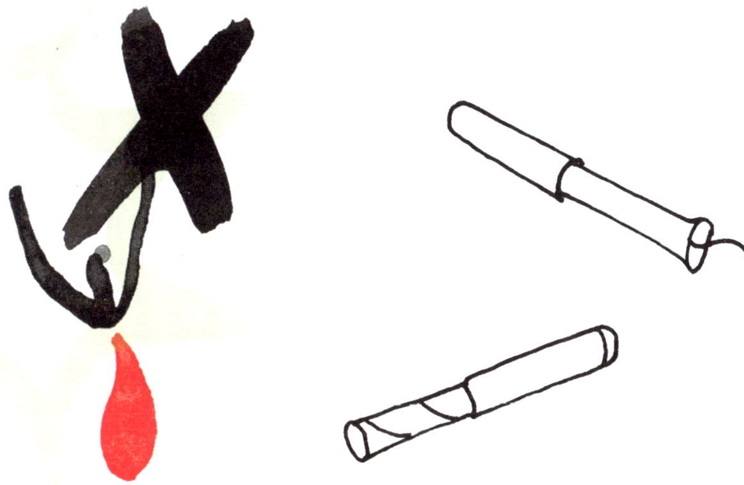

Die Menstruationstasse gab es kurz danach auch schon, aber sie erlebte nicht so einen Siegeszug, weil man sie mit dem Finger einsetzen musste und darum in direkten Kontakt zu seiner süßen Muschi kam. Das galt damals dann als noch ein bisschen schmutziger und ekliger. Genauso sehen es heute ja auch noch ganz viele Leute.

sich für mich wie eine lustige monatliche Bastelstunde anhört. Ungefähr zur selben Zeit ist mit größter Wahrscheinlichkeit der erste Film entstanden, in dem das Wort „Vagina" laut ausgesprochen wurde. Dieser Disneyfilm heißt *The Story of Menstruation* und wurde zu Schulungszwecken gedreht. Auf YouTube kann man ihn sich ansehen, wenn man Bock

---

Anfang des 20. Jahrhunderts war es noch nicht in Ordnung, sich da unten selbst zu berühren, darum wurden kleine Plastikdinger verwendet, in die der Tampon zum Einführen gesteckt wurde.

In den 1920er-Jahren wurde den Neueinsteigerinnen ein kleines Päckchen mit ein paar Produkten und Infomaterial gegeben. Töchter bekamen sie von ihren Müttern mit folgender Botschaft überreicht: „Du hast jetzt auch angefangen zu bluten, hab keine Angst, das passiert ab jetzt jeden Monat." *Over and out.* Seit den 40er-Jahren wurden in Schweden Einwegbinden verkauft. Die musste man sich in der Unterhose festbinden, was

auf eine Reise in die 40er-Jahre hat und alles über die Tage von damals erfahren will. Etwa zwanzig Jahre später hatten ein paar Schweden dann die geniale Idee, einen Klebestreifen auf der Unterseite der Binde anzubringen, damit sie in der Unterhose nicht verrutscht. So genial! Heja Schweden!

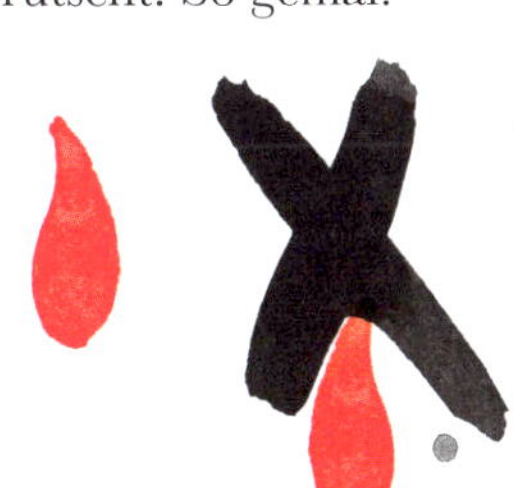

TAGES-PEINLICHKEIT

Warum ist dieses Thema bloß so tierisch peinlich?

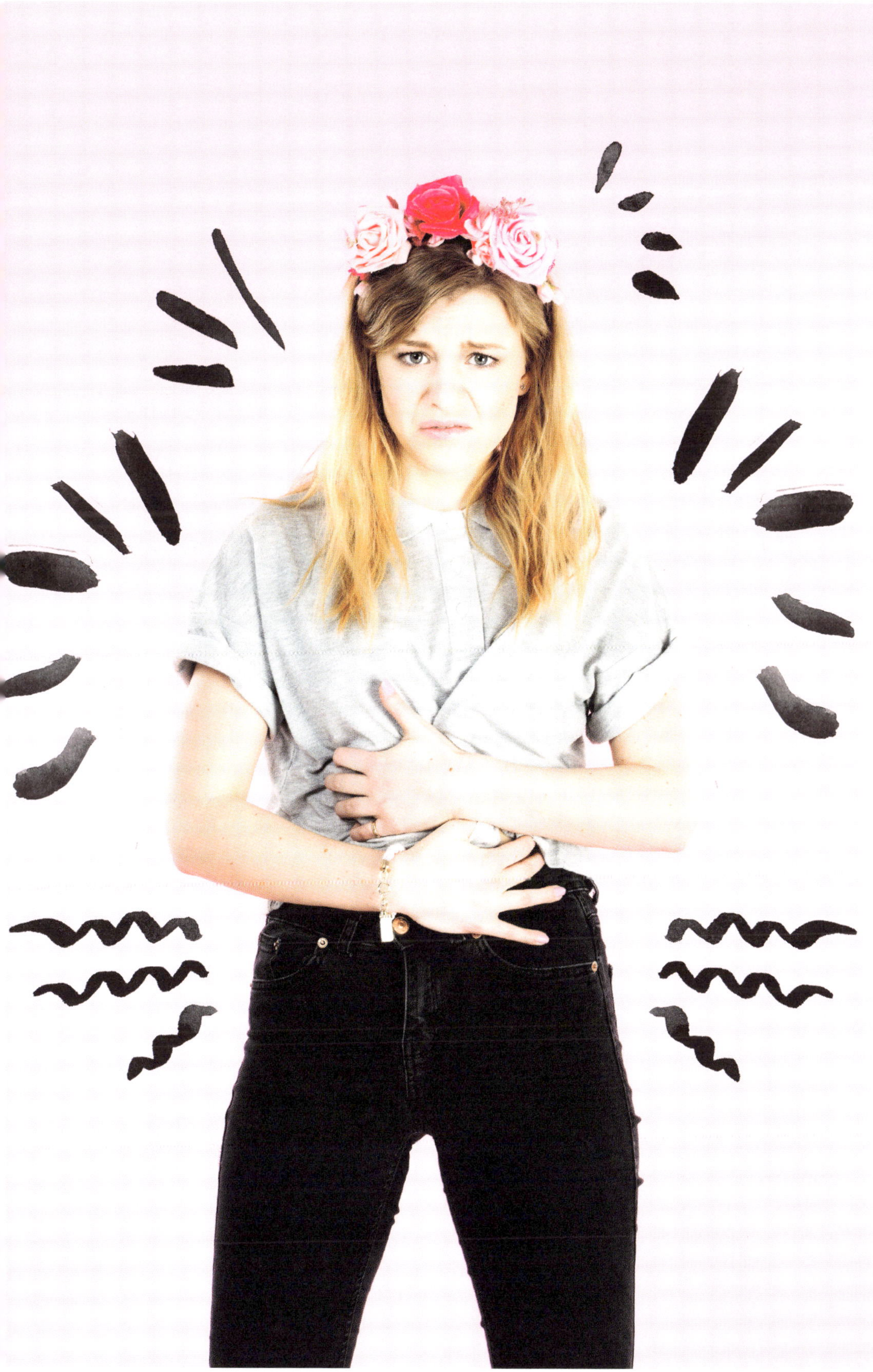

Unsere Tage sind uns peinlich. Da kannst du so oft widersprechen, wie du willst. Alle, die eine Gebärmutter haben, finden es megapeinlich. Und die meisten mit einem Schwanz finden es auch megapeinlich. Ich rede auf YouTube über die Tage und mich stört es nicht, dass mir dabei Hunderttausende zusehen. Aber ich würde unter Garantie sterben, wenn ich durchbluten würde und das alle sehen könnten. Und mit Sterben meine ich auch nicht ein bisschen verlegen sein und beschämt kichern, sondern Sterben im wörtlichen Sinne. Ich würde einfach hier und jetzt ableben. Untergehen. Niemand würde mich mehr die coole Tages-Clara nennen, „die superoffen auf YouTube über so Tabuthemen wie die Tage *vloggt*", sondern die Tages-Clara, „die, höhö, stundenlang mit dem Megablutfleck am Arsch rumrannte, bis ihr mal jemand Bescheid gesagt hat?." Erinnert ihr euch an den Typen, der vor ein paar Jahren beim Göteborgmarathon gelaufen ist und Läufer-Durchfall hatte und mit vollgeschissener Hose durchs Ziel gerannt ist? Diese Kategorie meine ich. Das wäre dann, mit anderen Worten, die Kategorie: bemitleidenswert. Ich müsste wegziehen, mir einen anderen Job suchen, neue Freunde finden und mich für immer von YouTube fernhalten. Und dann sterben. Auf meinem Grabstein würde stehen: „Auf jeden Fall war sie nicht schwanger."

Als ich die Tage zu meinem Lieblingsthema gemacht habe, fühlte ich mich am Anfang ein bisschen wie eine Vorkämpferin. So eine Art Jeanne d'Arc der Gebärmütter oder so, eine Tages-Heilige mit der Zielgruppe der Zehn- bis Zwanzigjährigen. Ich habe nämlich nicht nur zahlreiche Videos gepostet, in denen es um die Tage ging. In meinem Offline-Leben bin ich auch schon mal mit einem Tampon

DINGE, FÜR DIE SICH LEUTE NICHT SCHÄMEN

Wenn sie Schnupfen haben.
Wenn sie sagen, dass sie aufs Klo müssen.
Wenn sie Nasenbluten haben.
Wenn sie ein Pflaster auf eine Wunde kleben.

DINGE, FÜR DIE SICH LEUTE SCHÄMEN

Wenn sie ihre Tage haben.
Wenn sie sagen, dass sie die Binde wechseln müssen.
Wenn sie die Binde oder den Tampon durchbluten.
Wenn sie sich einen Tampon einführen.

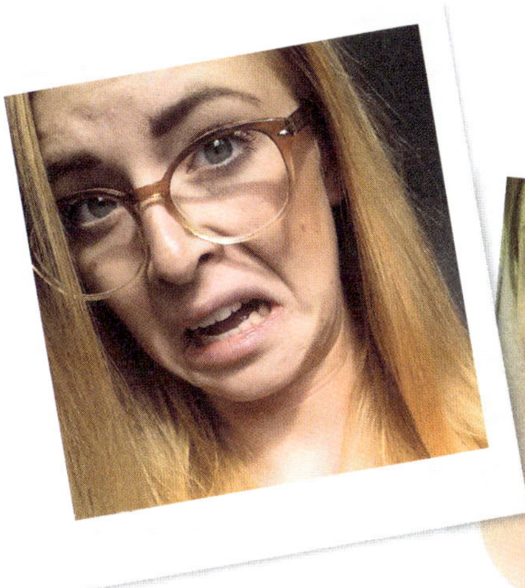

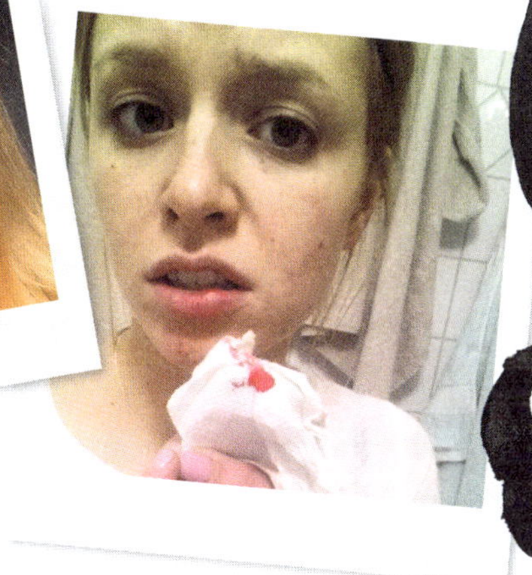

sichtbar in der Hand aufs Klo gegangen, obwohl ich meine Tage gar nicht hatte. Ich wollte nur ein deutliches Statement geben, dass ich mich null dafür schäme. Und wenn die ersten warmen Tropfen meiner Blutung in meiner Unterhose landeten, kam es vor, dass ich laut „Huch!“ gerufen habe und hinterher noch: „Jetzt habe ich meine Tage bekommen! Wo ist denn hier das Klo?“

Wenn die dreizehnjährige frischgebackene Tages-Clara diese ältere, total schmerzfreie Ausgabe von sich selbst gesehen hätte, weiß ich nicht, wie sie reagiert hätte. Wahrscheinlich hätte sie mich stumm, mit offenem Mund und aufgerissenen Augen angestarrt. Ihr wisst schon, so, wie man glotzt, wenn man einen Unfall beobachtet, das Blut spritzt, Opfer weinen, und es ist einem aus unerfindlichen Gründen physisch unmöglich, wegzusehen? (Hoffentlich wisst ihr gar nicht, wie das ist, weil ihr das noch nie sehen musstet. Und ich übrigens auch nicht.) Aber so reagiere ich, wenn ich nicht weiß, was ich machen soll. Und hätte mich mein dreizehnjähriges Ich auf YouTube vor Hunderttausenden über die Tage reden hören, wäre es hundertpro zu so einem Glotzmoment gekommen. Die frischgebackene Tages-Clara fand ihre Tage übrigens richtig cool. Vor allem, weil es dort unten auf einmal so warm und schwitzig wurde. Aber auch, weil dieses ganze Projekt so brutal geheim war und man das alles total im Verborgenen gemacht hat. Damals hätte ich gesagt, dass ich das null peinlich fand. So was von nicht. Ich fühlte mich wie ein Mitglied in einem Geheimbund, der jede vierte bis siebte Stunde geweihte Rituale auf den Schultoiletten ausführt. Heute aber kann ich diese dreizehnjährigen Tages-Routinen betrachten und sicher feststellen: *Yes*, damals war mir das alles voll peinlich. Die Tage verschwanden in einer riesigen Scham- und Peinlichkeitswolke. Aber die Peinlichkeit war unausgesprochen, die wurde auch nicht hinterfragt, die gab es einfach.

CLARAS RATGEBER GEGEN DIE TAGES-PEINLICHKEIT

Wie soll man es anstellen, dass es einem nicht mehr so peinlich ist, wenn man seine Tage hat? Gibt es da überhaupt einen Weg? Ja! Den gibt es! Aber rechne bloß nicht damit, dass du morgen aufwachst, und alles ist anders und du willst nur noch über deine Tage reden. So funktioniert das nicht. Aber FALLS es bei dir doch über Nacht geklappt hat, dann melde dich bei mir. Denn ich würde gerne wissen, wie du das geschafft hast!

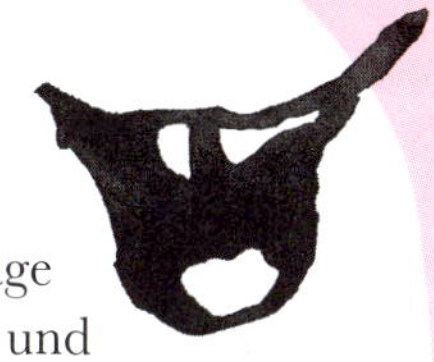

1

DARÜBER REDEN

Du musst ja nicht gleich superstolz auf deine Tage sein. Du musst es auch nicht gleich allen erzählen und jede Gefühlsäußerung ersetzen mit einem „Scheiße-tut-das-weh“, wenn deine Gebärmutter vor lauter Liebesbekundungen an deinen Tagen nur so zuckt und zwickt. Es geht total in Ordnung, gar nicht darüber zu reden, so viel steht fest. Wenn du es für dich behalten willst – tu das. Und wenn du auf einmal irre Lust hast, über die Tage zu reden, müssen es ja nicht deine eigenen sein. Es muss sich dabei ja gar nicht die ganze Zeit um das Blut zwischen deinen Beinen drehen. Versprochen, keiner erwartet, dass du einen eigenen Blog hast, um über deine Tage zu schreiben. Cooler ist es, über Sachen wie Endometriose, PMS oder PMDS (prämenstruelle dysphorische Störung) zu sprechen, über die Warnsignale des Körpers. Darüber, wie wichtig es ist, beim Arzt mit seinen Beschwerden ernst genommen zu werden. Cool ist es, sich zu trauen, über seine Erlebnisse und Probleme zu sprechen. Es ist superwichtig, dass wir anfangen, darüber zu reden. Superwichtig. Ich schreibe es noch einmal, damit ihr es auch wirklich versteht: SUPERWICHTIG!

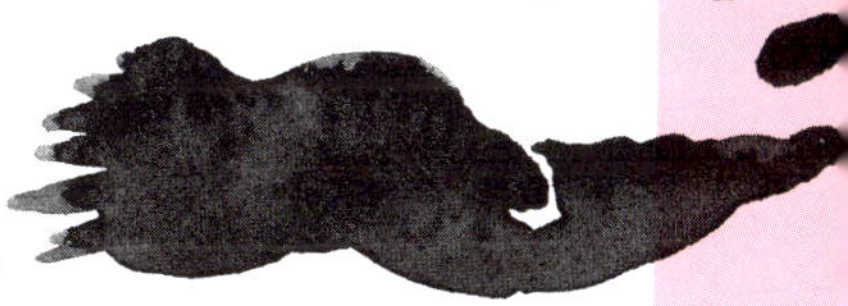

2

VERSTECK SIE NICHT

Wenn deine Tage zu deinem Alltag gehören, dann verschwinden auch diese Gefühle von: *„OMG! SO WAS VON PEINLICH!“* Versuch es! Versteck die Binden nicht in der Tasche, wenn du auf die Toilette gehst. Trag sie so in der Hand, wie du auch einen Stift, ein Blatt Papier oder einen Apfel halten würdest. Am Anfang fühlt es sich an, als würdest du damit angeben und der ganzen Welt zeigen wollen, was du jetzt gleich auf der Toilette machen wirst. Aber wenn du das – sagen wir – zehnmal gemacht hast, ohne die Binden zu verstecken, ist es praktisch so, als würdest du dir was im Kiosk kaufen gehen. Versprochen! Und dann fühlst du dich richtig gut. Supergut. Und stolz. Und cool, so cool wie, ich weiß nicht … Barack Obama.

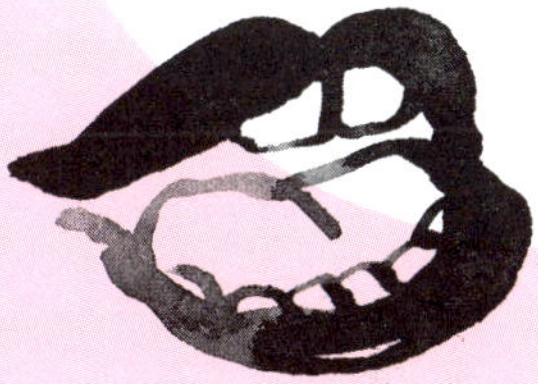

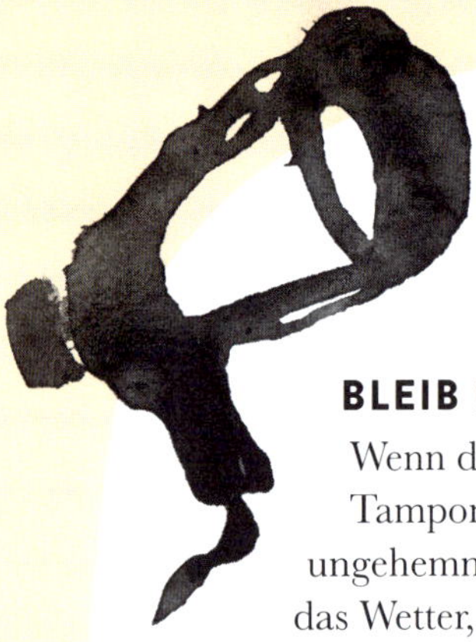

3

BLEIB DIR UND DEINEN PRINZIPIEN TREU

Wenn du einmal angefangen hast, deine Binden oder Tampons nicht mehr zu verstecken oder so offen und ungehemmt über deine Tage zu sprechen wie andere über das Wetter, dann bleib dir auch treu. Wenn du dich nämlich einerseits so offen gibst, andererseits aber die Tage auch als eklig und widerlich bezeichnest oder dir ein Tampon an der Bushaltestelle aus der Jackentasche kullert und du deinen Freundinnen hinterher erzählst, wie irre peinlich das war, dann fällst du bloß wieder zurück in diese alten, doofen ungeschriebenen Regeln, dass die Tage ekelerregend und abstoßend sind. Sag dir, dass die Tage das genaue Gegenteil von all dem sind, was dir beigebracht wurde – mit anderen Worten: Sie sind lustig, schön, spannend und SUPERINTERESSANT!!! Das ist das neue Motto. Obwohl es natürlich vollkommen unmöglich ist, sich einzureden, dass Regelschmerzen „schön“ sind, ist es auf jeden Fall eine effektive Methode, um das Scham- und Peinlichkeitsgefühl langsam aber sicher auszurotten.

4

VERBÜNDET EUCH

Es ist superschwer, alleine etwas Neues durchzusetzen. Vor allem wenn dieses „Etwas“ ein jahrtausendealtes Tabu in sich trägt, das aufgebrochen und entdramatisiert werde soll. Viel Glück dabei! Finde Verbündete! Such dir Mädchen in deiner Klasse, beim Sport oder sonstigen Freizeitaktivitäten, eine oder hundert. Und dann unterhaltet ihr euch über eure Tage. Zuerst nur ihr. Später dann mit anderen. Dann fangt ihr an, mit euren Binden und Tampons aufs Klo zu gehen, ohne sie zu verstecken. Unterstützt euch und verleiht euch gegenseitig Mut. Denkt euch gute Antworten aus für die blöden Sprüche von denen, die leider nicht so tagesintelligent sind wie ihr.

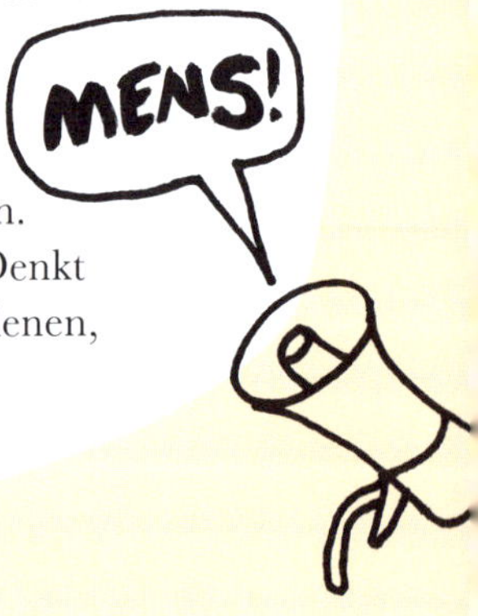

5

NIMM ES NICHT PERSÖNLICH

Ich sage mal so: Die Klügere ist klüger. Oder so. Wenn du mit Leuten in Kontakt kommst, die nicht so entspannt mit diesem Thema umgehen können, ist es wichtig, dass du die Klügere bist. Wenn dich die Schwanzträger fertigmachen wollen, weil du deine Tage hast, ist es natürlich dein gutes Recht, sie zurückzudissen. Aber ich bin der Meinung, dass es auf lange Sicht besser ist, die Schwanzträger und die anderen Unwissenden nicht auszuschließen. Wenn du dieses Tages-Dissen zu persönlich nimmst, fühlen sie sich nur angespornt. Wenn du ihrem Gedisse aber mit Ruhe und einer saucoolen Sachlichkeit begegnest, ist es viel schwieriger für sie, deine Schwachpunkte zu finden. Antworte auf ihre Fragen und sei ein Besserwisser, dann wird sich dieser Voldemort-Effekt eines Tages in Luft auflösen. Außerdem ist es bestimmt auch gut, wenn man mal die Perspektive wechselt. Nicht immer alles so todernst und sachlich nehmen. Über die Tage Witze machen zu können ist ein Megaschritt nach vorne. Ich meine damit natürlich keine verarschenden Witze, sondern solche mit Selbstironie und Wärme. Oje, jetzt klinge ich, als würde ich euch die DVD-Rückseite einer schlechten romantischen Komödie vorlesen. Argh. Aber ihr wisst, was ich meine. Von allen Seiten. Mischt Humor mit Neutralität und Überzeugungskraft. Wenn es um die Tage geht, ist eine Runde Besserwisserei nämlich nie verkehrt.

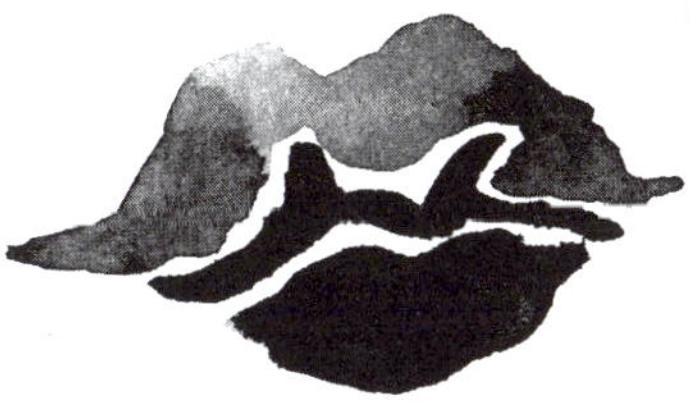

REDEN, REDEN, REDEN

Ich glaube, je älter man wird, desto weniger sind einem die Tage peinlich. Vielen geht es wahrscheinlich nach wie vor so wie mir am Anfang – „je unauffälliger und geheimer desto besser". Aber mit jedem Monat wird das Tage-Haben weniger anstrengend und ein bisschen mehr … zur Normalität. Seine Tage bekommt man einfach und man muss lernen damit umzugehen, auch wenn sie für dich am liebsten im Verborgenen stattfinden sollten. Für die meisten ist der Übergang von *scheißpeinlich* zu *joa* ziemlich lang. Im Schnitt dauert es ein paar Jahre, bis man sich an alles gewöhnt hat. Doch dann, eines Tages, sind die Tage das Natürlichste der Welt. Mir waren meine Tage superpeinlich, bis ich sechzehn war. Ich habe viel Leichtathletik gemacht und bei einem Training hatte ich auf einmal Höllenkrämpfe. Ich habe in die Gruppe gefragt, ob jemand Schmerztabletten dabeihat. Daraufhin sagte jemand: „Ich habe welche. Hast du Kopfschmerzen?" Ich antwortete: „Nee, Bauchschmerzen." Und sie: „Ach, hast du deine Tage?"

Totalschock! Erstens: Woher wusste sie das? Zweitens: Warum traute sie sich, mich das zu fragen? Drittens: Ogottogottogott, nee, in echt jetzt? Und so weiter. Zum ersten Mal in meinem Leben konnte ich nur stumm und wie erstarrt dastehen und glotzen, ohne zu begreifen, was da eben passiert war. Als sich die Buchstabenfolge T-A-G-E auf den Lippen meiner Teamkollegin zu einem Wort formten, hatte mein Denkvermögen bereits seine Aktivität eingestellt. Die Nerven gaben auf, Informationen weiterzuleiten, und mein Gehirn wurde zu Gemüse. Mindestens eine Sekunde lang stand ich vor ihr, ohne etwas zu tun. Dann hat (zum Glück) mein Körper die Kontrolle wieder übernommen. Ich murmelte etwas Unverständliches, nahm die Tablette, würgte sie ohne Flüssigkeit hinunter und stürmte verwirrt zurück auf die Aschenbahn.

Aus dieser Situation entstanden zwei neue Gedanken, die ich aber erst Tage später formulieren konnte. Der erste Gedanke war: „Kann man so über die Tage sprechen?" Das war das erste Mal überhaupt, dass ich jemanden darüber hatte sprechen hören. Und zwar in derselben Tonlage, als hätte diese Person mich gefragt, ob ich Milch in den Kaffee will. Der zweite Gedanke war: „Soll ich auch so über meine Tage sprechen?"

Das Mädchen, das mich gefragt hatte, war so alt wie ich und hatte offenbar auch schon ähnlich lange ihre Tage gehabt. Trotzdem schien sie mir um Lichtjahre voraus, was mich sehr irritierte. Sie kam aus Göteborg und ich wohnte zu diesem Zeitpunkt in Tahult, etwa ein Stunde von Göteborg entfernt. Das ist ein bisschen so, als würde man New York mit Winzhausen vergleichen, was übrigens auch die Erklärung dafür ist, dass sie viel unbefangener war als ich. Trotz unserer kulturellen Unterschiede verfestigte sich aber auch der zweite Gedanke in meinem Unterbewusstsein. Und schon eine Woche später suchte ich in der Schule fieberhaft nach einer Gelegenheit, andere zu fragen, ob sie ihre Tage hatten.

Ich wollte ausprobieren, wie sich das anfühlt und wie die anderen darauf reagieren. Endlich fragte eine Klassenkameradin, ob jemand eine Schmerztablette dabeihätte, und ich fragte so normal wie möglich, ob sie ihre Tage hätte. Die Antwort waren ein angewiderter Blick und ein scharfes: „NEIN.“ Mein erstes Gefühl: Scheiße. Verdammte Riesenscheiße. Bye-bye, ich habe gerade sozialen Selbstmord begangen. Zweites Gefühl (begleitet von einer fröhlichen Ich-habe-eine-Idee-Musik à la „Die fabelhafte Welt der Amélie“): Scheiße! Geil! Ich hab's gefunden. HEUREKA!

Zuerst wusste ich nicht konkret, was ich gefunden hatte. Am Anfang war es eher eine nüchterne Erkenntnis. „Okay, das darf ich also nicht fragen, obwohl ich sogar Mitglied in diesem Geheimbund bin und genau weiß, wie sich Regelschmerzen anfühlen.“ Etwa zwei Jahre später, im September 2012, habe ich ein Video auf meinen YouTube-Kanal gestellt. Das Video hieß „Clara testet: Wärmekissen als Tages-Kissen?“ und war etwa vier Minuten lang. Exakt eine Minute und fünfundvierzig Sekunden lang habe ich das Phänomen Wärmekissen-auf-Bauch-bei-Regelschmerz besprochen (Zusatz: Ist nicht so richtig was für mich!). Das war das erste Mal, dass ich auf YouTube über die Tage gesprochen habe, und es dauerte keine 24 Stunden und das Kommentarfeld wurde mit mehr Einträgen als je zuvor bombardiert. Die Kommentare ließen sich in drei Gruppen einteilen. Die erste Gruppe schrieb: „Ihh, Tage!“, die zweite: „O, Tage!“, und die dritte: „Hallo, Clara, Wärmekissen ist das Beste, was es gibt, *y u so stupid?*“

Jeder vernünftige Mensch hätte danach gedacht: „Hmm. Ich habe nicht nur die allermeisten Klicks bekommen, sondern auch die allermeisten Kommentare und das nur, weil ich über die Tage gesprochen habe. Ich sollte öfter darüber reden.“ Ich aber dachte: „Hmm. Ich habe die allermeisten Klicks und die allermeisten Kommentare bekommen und verdiene nur wenig mit Werbeeinnahmen, wenn ich wenige Klicks habe. Ich sollte wirklich öfter darüber reden. *Ka-Ching!*“

Also habe ich es getan. Bei dem Gedanken daran, von den Einnahmen auf YouTube leben zu können (was in Schweden 2012 unmöglich war, außer man hieß PewDiePie), habe ich volle Hybris bekommen. Ich vertrat die Haltung, dass die Tage überhaupt und gar nicht doof sind, habe mehrere Videos darüber hochgeladen und die Statistik und die Action im Kommentarfeld waren identisch. Die Leute machte es ganz *crazy*, dass ich einfach so über die Tage quatschte. Im Positiven wie im Negativen. Ich bekam Hasskommentare, die meinten, ich solle still sein und mich in die Küche stellen, wenn ich nur über diesen Scheiß sprechen kann. Und gleichzeitig wurde ich überschwemmt von Liebesmails junger Mädchen, die noch mehr von mir hören wollten.

Zwei Tages-*Vlogs* hatte ich hochgeladen und schon war ich in den sozialen Medien zur „Tages-Clara“ ernannt geworden. Zwei, in Zahlen: 2. Von insgesamt nur 8 Videos. Die Leute nannten mich „die, die immer über die Tage spricht“. So wie die französische Journalistin mich in eine Schublade gesteckt hatte, lag ich jetzt in einer, weil ich mich öffentlich dazu geäußert hatte. Jetzt redete ich IMMER über die Tage. So funktioniert das offensichtlich. Als ich zum Beispiel 2014 für die Backstage-Webbeiträge des *Melodifestivals* zuständig war, habe ich bei meinem ersten Auftritt gesagt:

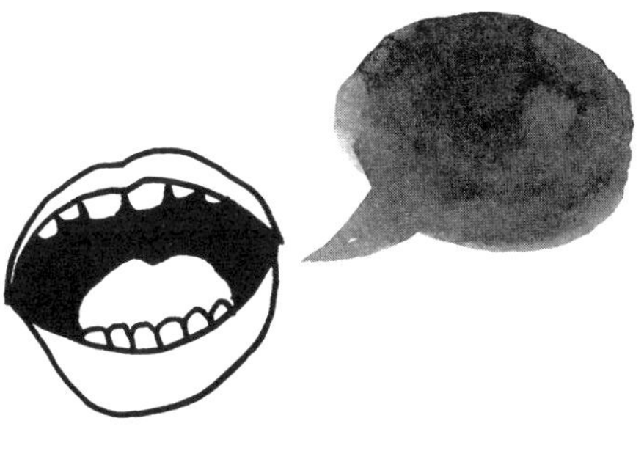

„Das ist echt das erste Mal, dass ich beim *Melodifestival* mitmache … hups, da ging ein bisschen Pipi in die Hose." Ich fand das lustig. Schwedens größter Sender + junger Rookie + Nervosität = Pipi in der Hose. Bei dem Ausdruck „da ging ein bisschen Pipi in die Hose" könnte ich brüllen vor Lachen. Pipi ist cool. Aber ein halbes Jahr später habe ich mich mal gegoogelt (wer behauptet, dass er das noch nie getan hat – hör auf zu lügen!) und habe bei Flashback einen ganzen Thread darüber gefunden, wie eklig ich bin, weil ich immer über Pipi und Tage sprechen muss. Meine spontane Reaktion war: „Häh? Ich habe ein einziges Mal Pipi gesagt. Aus Scherz. Das nennt man Humor. Jetzt komm schon, Flashback, ich habe auch einen ziemlich öden Witz über vier rosa Büroklammern gemacht. Das hat niemand bemerkt, oder?"

Weil ich ein paar Videos über die Tage hochgeladen hatte, war ich für die Leute nur noch das. Dabei mochte ich meine Tage gar nicht. Ich habe damit doch nur angefangen, weil ich gemerkt habe, wie die Leute darauf reagieren. Aber ich wollte auf keinen Fall zum Synonym werden. Plötzlich schienen alle zu denken, dass ich meine Tage liebe, dabei stimmt das mal überhaupt gar nicht.

Mittlerweile kann ich sie allerdings viel mehr schätzen. Ich finde es saucool, dass ich jeden Monat eine innere Blutung überlebe. Manchmal versuche ich positiv zu denken, wenn es mir so richtig beschissen geht. Wie ein unrettbarer Optimist versuche ich, fröhliche Gedanken in die Krampfpausen meiner Gebärmutter zu schieben. „Hurra, mein Körper funktioniert einwandfrei! Ich bin nicht ungewollt schwanger, AMEN!" Ihr seht, ich bin ziemlich ambivalent in meinen Tages-Ansichten. Die Tage tun weh, riechen streng, sind klebrig und ich fühle mich ekelig. Aber ohne Tage keine Nachkommen. Keine Tage, kranker Körper. Die Tage sind das Zeichen dafür, dass ich alles richtig mache, ohne mich anstrengen zu müssen.

Einmal habe ich meine Tage nicht bekommen. Da hatte ich Megapanik. Ich bin sofort ins Netz, habe „Abtreibung" gegoogelt und voll geweint, als ich Artikel über Infektionen und Unfruchtbarkeit gefunden habe. Und dann habe ich wieder geweint, aber aus Freude, als ich schnell aufs Klo rennen musste, weil ich dieses warme, feuchte und vertraute Gefühl in der Unterhose hatte. Ich habe mich fast über meine Tage gefreut. Klar, die Regelschmerzen waren doof, wie immer, aber trotzdem okay. So wie damals, als ich meiner kleinen Schwester die Fernbedienung an den Kopf geworfen habe, weil sie für das falsche Team bei der schwedischen Variante fürs Dschungelcamp gejubelt hatte. Ich wurde zur Strafe in meinem Zimmer eingeschlossen, aber es war trotzdem okay. Ihr wisst, was ich meine.

Die Radiomoderatorin und Comiczeichnerin Liv Strömquist hat etwas richtig Gutes gesagt. Die Menstruation ist der schmerzhafteste Zyklus auf der ganzen Welt. Richtig! Der Mond: nicht schmerzhaft. Ebbe und Flut: nicht schmerzhaft. Jahreszeiten: nicht schmerzhaft (obwohl, das stimmt nicht ganz. In Schweden können die Jahreszeiten ganz schön wehtun, wenn man bedenkt, dass bei uns acht Monate lang Winter ist. Aber ihr versteht, was ich meine). Die Tage: SCHEISS-SCHMERZHAFT. Versteck sie. Sprich nicht über sie. Tu so, als gäbe es sie gar nicht. Über die Tage zu sprechen ist wie für die Muggel, den Namen Voldemort zu benutzen. Lasst uns doch ab jetzt die Tage „Du-weißt-schon-wer" nennen.

WIE NENNT MAN DIE KÜRZESTE MENSTRUA-TION ALLER ZEITEN?

EINTAG(E)S-FLIEGE

TAGE = VOLL PEINLICH

Am allerpeinlichsten sind die Tage in der Werbung für Tampons oder Binden. Das klingt total bescheuert, ich weiß, aber es stimmt. Dort, wo sie eigentlich die Hauptrolle spielen sollten, werden sie nämlich auf eine unbedeutende kleine Statistenrolle reduziert und alles andere darf im Vordergrund glänzen. Hast du schon mal eine Werbung für Binden, Slipeinlagen oder Tampons gesehen? Ich schon, mehrere. Nächste Frage: Hast du in einem dieser Werbespots schon mal die Tage gesehen? Ich schon. Nee, Scherz. Das habe ich nämlich nicht. Noch nie, um genau zu sein. Nicht einmal mit Theaterblut. Wenn ich mir überlege, wie oft ich Filme mit blutigen Kriegsszenen sehe (dabei mag ich Actionfilme gar nicht besonders gerne), dürfte es doch eigentlich nicht SO schwer sein, sich für einen zwanzigsekündigen Werbespot über, sagen wir, Tampons, ein kleines

WERBUNG SCHEMA 1

Eine Binde oder ein Tampon dreht sich in 3-D auf dem Bildschirm. Dann wird das Produkt herangezoomt, damit wir die fantastischen Mikrofasern sehen können, und sogar den fantastischen Duft, damit man den unfantastischen Gestank der Tage nicht riechen muss. Die Begriffe „Tage" oder „Menstruation" kommen nicht vor, dafür aber eine Reihe von Codewörtern wie „dieses eine Mal im Monat" oder „deine weibliche Woche". Eine schlanke Frau in einem Laborkittel hält in der einen Hand ein Reagenzglas mit einer blauen Flüssigkeit, die sie mit Lehrerblick auf das Produkt gießt. Die blaue Flüssigkeit wird aufgesogen und aus dem Off erzählt uns eine warme Stimme, dass dieses Produkt das Beste ist, was man sich zwischen die Beine schieben kann.

WERBUNG SCHEMA 2

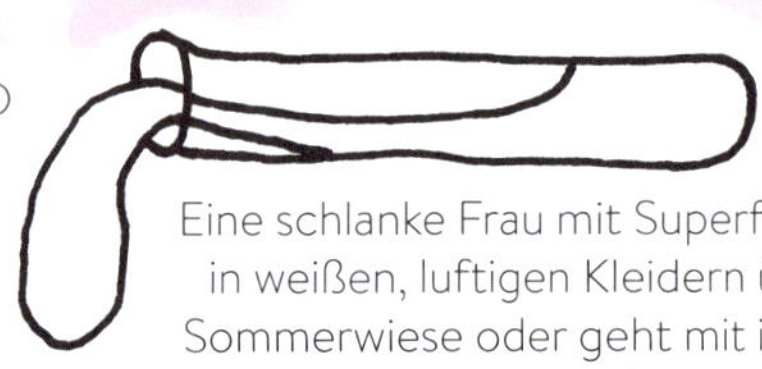

Eine schlanke Frau mit Superfrisur hüpft in weißen, luftigen Kleidern über eine Sommerwiese oder geht mit ihren BFFs in der Stadt shoppen. Oder sie tanzt wild und vollkommen unmotiviert vor einem Spiegel herum. Oder sie macht im Bus einen Spagat. Oder irgendetwas, wo man sich total viel bewegen muss. Cut. Dann schläft sie selig im weltgrößten, weißesten Bett. Egal, was sie macht, ihr geht es super dabei, sie ist so was von zufrieden mit sich. Voll provokativ. Denn die Moral von der Geschicht ist, dass sie alles machen kann, was sie will, ohne dass irgendjemand mitbekommen muss, dass sie ihre Tage hat.

Fläschchen Theaterblut zu besorgen. Aber offensichtlich ist es das. Denn jede Werbung für diese Produkte folgt demselben Schema. *Es gibt zwei Sorten.*

Mich irritieren daran gleich mehrere Sachen. Erstens ist mein Blut nicht blau. Ich habe gehört, dass Könige blaues Blut haben, aber zu dieser Gruppe gehöre ich leider nicht und außerdem bezweifle ich, dass sich die Werbung an die königlichen Hoheiten richtet. Außerdem bezweifle ich auch, dass Könige tatsächlich blaues Blut haben. Ich weiß noch nicht einmal, warum man das so sagt. Auf jeden Fall scheint mir das eine ziemlich fette Lüge zu sein. Wenn ich jemals einer königlichen Hoheit begegnen sollte, werde ich erfahren, dass wir unsere Tage haben. Die Werbung erzählt uns, dass wir uns von den Tagen bloß nicht aufhalten lassen sollen, sondern tun können, was wir wollen. Das ist ja eine tolle Nachricht. Yippieje! Aber ich habe das Gefühl, die eigentliche Botschaft ist, dass auch niemand von unseren Tagen erfahren soll. Nein, wir können wie total überzuckerte Hundewelpen durch die Gegend hüpfen, ohne dass die Binde zwickt. Die wichtigste Funktion der Binden und Tampons ist nämlich, dass wir unsere schönsten Hosen nicht mit Blutflecken verunstalten, die dann in der Wäsche nicht mehr rausgehen. Die Werbung suggeriert uns außerdem, dass der üble Geruch verdeckt

---

Die Werbung spricht zwar nie aus, dass die Tage ein Tabu sind, aber sie betont die Scham.

---

sie fragen. *Promise.* Zweitens ist es doch gar nicht so schrecklich, die Worte „Tage“ und „Menstruation“ zu benutzen. Die Anzahl kryptischer Synonyme, die es für jene Zeiten gibt, an denen die Gebärmutterschleimhaut in Form von Schleim und Blut aus der Vagina fließt, müsste eigentlich einen Platz im Guinnessbuch der Rekorde sicher haben. Bitte einmal hinsehen: Tage haben, Regelschmerzen, Blutung, Menstruationsfluss. Ich weiß wie schwer das ist, liebes Unternehmen, aber ihr seid viel glaubwürdiger, wenn ihr konkret aussprecht, wofür eure Produkte gedacht sind.

Drittens haben wir alle offenbar eine schlimme Angst davor, jemand könnte werden kann und niemand davon erfahren muss. Mit anderen Worten: Niemand soll mitbekommen, dass du deine Tage hast, und mit diesem Produkt KANNST DU verreisen, tanzen, leben und so weiter. Statt was zu tun? Zu Hause im Bett zu liegen, einsam und krank, gelähmt vom Blut zwischen den Beinen? Genau.

Die Werbung spricht zwar nie aus, dass die Tage ein Tabu sind, aber sie betont die Scham. Ohne diese Produkte bist du von der Gemeinschaft ausgeschlossen. Ihr gelingt es, dass wir uns wie sozial Ausgestoßene fühlen und vermutlich einen IQ von höchstens 10 haben, wenn wir so doof sind und unsere Tage nicht verbergen.

PRODUKT-HIERARCHIE

In den acht Jahren meiner Tages-Karriere ist mir noch etwas aufgefallen. Einige Produkte haben ein besseres Standing als andere. Die Menstruationstasse zum Beispiel ist mit Abstand das coolste Produkt von allen. Zumindest wenn du zwanzig bist, umweltbewusst und dich in politisch korrekten Kreisen bewegst. Mit anderen Worten, wenn du so bist wie ich. Denn diese Tasse ist nicht nur umweltfreundlich, weil wiederverwendbar, sondern hat auch gerade ihren Siegeszug auf dem Markt angetreten. Du bist extremst hip, wenn du eine Mondtasse benutzt, einen *LadyCup* oder wie sie auch immer heißen. Du gehörst auf dem Schulhof ohne Zweifel zu den Coolsten, weil die eine Hälfte das Ding so übertrieben abgefahren wie ekelig findet, und die andere Hälfte weiß gar nicht, was es ist. So wie früher, als die Kids der Reichen mit dem neuen Game-Boy-Advance in die Schule kamen, und wir anderen mit unseren 08/15-Game-Boy-Colour frustriert danebenstanden. Wir wussten genau, dass wir nie so cool sein würden wie die. Mit einer Menstruationstasse zwischen den Scheidenwänden folgst du dem angesagtesten Tages-Trend des 21. Jahrhunderts.

Die Menstruationstasse löst aber nach wie vor auch Ekel aus, weil die Benutzerin vor der Wiederverwendung mit ihrem Blut in Kontakt kommt, statt die Binde oder den Tampon einfach in den Müll werfen zu können. Deshalb hat der Tampon einen superhohes Standing, wenn nicht sogar das höchste. Vor allem im Vergleich zur Binde. Nach vielen Jahren der Recherche (übersetzt: nach vielen Jahren der Tages-Erfahrung und Beobachtung meiner Umgebung) habe ich herausgefunden, dass viele Mädchen Binden benutzen, solange sie noch sehr jung sind, später dann aber Tampons beliebter werden. Viele finden Binden unbequem und auch ein bisschen eklig, während man den Tampon weder sieht noch spürt, man sich damit frei bewegen kann und sich immer frisch fühlt.

> *„Je unsichtbarer, desto besser, findet die Gesellschaft, und wir nicken und setzen unser bestes Fakegrinsen auf. Deshalb ist der Tampon die Königin in der Welt der Menstruation.*

Je unsichtbarer, desto besser, findet die Gesellschaft, und wir nicken und setzen unser bestes Fakegrinsen auf. Deshalb ist der Tampon die Königin in der Welt der Menstruation: Er sitzt im Körper und ist weder zu sehen noch zu spüren.

Du kriegst praktisch nicht mit, dass du blutest. Denn wenn es Zeit ist, ziehst du den alten heraus und ersetzt ihn durch einen neuen. Mit anderen Worten: Niemand muss jemals mitbekommen, dass du deine Tage hast. Dasselbe gilt für die Menstruationstasse. Mit der Ausnahme, dass du die Tasse ausleeren musst, allerdings nur zwei- bis dreimal am Tag. Ansonsten kannst du getrost vergessen, was da unten vor sich geht.

Die Binde dagegen befindet sich am anderen Ende der Skala. Sie ist sehr deutlich zu spüren, wie sie da zwischen den Beinen in der Unterhose sitzt. Außerdem merkst du, wie das Blut aus dem Körper fließt und von den Viskosefasern aufgesogen wird. Es kommt zu einer chemischen Reaktion, wenn Blut von der Binde aufgesogen wird. Und das erzeugt einen ganz spezifischen Geruch, den man auch riechen, aber vielleicht nicht sofort zuordnen kann. Allerdings benötigt man dafür eine sehr gute Nase und muss sich in der Nähe deines Unterkörpers befinden. Mit anderen Worten: Binden fangen dein Blut außerhalb des Körpers auf. Oje. Gar nicht gut!

Bin ich eigentlich die Einzige, die das ein bisschen *strange* findet? Es ist doch sonderbar, dass verschiedene Produkte mit demselben Zweck so unterschiedliche „Frische- und Sauberkeitsstufen“ zugewiesen bekommen. Es ist, als würde ich es total eklig finden, mich mit Wattepads abzuschminken, statt Reinigungsschaum zu nehmen, den ich direkt auf das Gesicht auftrage. Oder als würde ich glauben, dass meine Hände sauberer und frischer sind, wenn ich sie mit Rosenseife statt mit Kernseife wasche.

„Stopp mal, Clara, ich komme nicht mit“, denkt ihr da. „Warum denken wir denn so? Warum gilt der Gebrauch von Tampons als viel frischer und sauberer als der von Binden?“ Und was mache ich, wenn ich Tampons nicht benutzen will oder kann? Bin ich dann zu einem nicht frischen und unsauberen Leben verdammt? Und wenn ich lieber Stoffbinden benutze, die ich wiederverwenden kann, verliert das ganze Tage-Haben dann noch mehr an Frische und Sauberkeit, weil ich die Binden länger tragen muss als sonst und nicht im nächsten Mülleimer entsorgen kann?

Das Ding ist, dass es hier ja nicht nur

„Stopp mal, Clara, ich komme nicht mit“, denkt ihr da. „Warum denken wir denn so? Warum gilt der Gebrauch von Tampons als viel frischer und sauberer als der von Binden?“

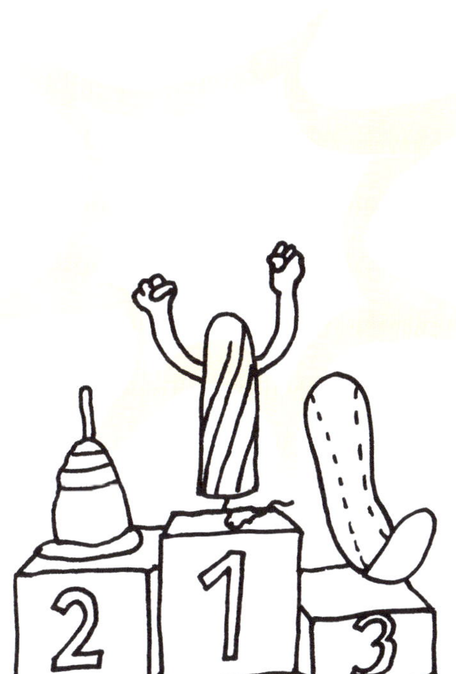

um eine Auffangmöglichkeit für unser Blut geht. Dahinter verbirgt sich eine riesige Industrie und die will, wie alle anderen auch, Gewinne machen. Wir hätten es ablehnen können, eines dieser Produkte zu benutzen, und das Blut einfach hinauslaufen lassen. Allerdings ist die Vorstellung schrecklich, wenn man bedenkt, wie oft wir dann putzen müssten. Aber wir hätten natürlich einfach alles vollbluten und mit einem Seufzer kommentieren können – so wie die Hose mit dem verschütteten Kaffee mit einem „Ab in die Wäsche damit!" auf der inneren To-do-Liste landet und dann auch sofort wieder vergessen wird.

Dahinter verbirgt sich eine riesige Industrie und die will, wie alle anderen auch, Gewinne machen.

Die Werbung zeigt uns, dass man seine Tage super verbergen kann, was also bedeutet, dass man sie auch verbergen soll. Wir wagen mal einen kurzen Blick auf andere Körperflüssigkeiten. Ich sehe jeden Tag megaviele fast nackte Frauenkörper in ganz unterschiedlichen Zusammenhängen – in Unterwäschereklame, vollkommen unmotiviert auf anderen Werbeplakaten, in Filmen, Serien und so weiter und so weiter bis unendlich. Aber an keiner von denen sieht man auch nur den kleinsten Tropfen Körperflüssigkeit.

Das ist ziemlich interessant, weil ich nämlich ein ganz normales Mädchen bin und praktisch die ganze Zeit schwitze. Meine Achselhöhlen sind eigentlich immer halbfeucht und meine Stirn glänzt wie die Sonne. Wenn ich richtig lecker rieche, dann ist das eine Mischung aus Haut, meinem Lieblingsparfum und Waschpulver. Wenn ich richtig übel rieche, hat das was mit altem Schweiß zu tun. Aber die Frauenkörper, die ich sehe, sind immer klinisch rein! Als würden die dreimal am Tag duschen. Könnte ich an den riesigen Reklametafeln mit den halbnackten Frauen, an denen ich jeden Tag vorbeifahre, riechen, würden die bestimmt zehnmal besser riechen als ich – und zwar ich an einem guten Tag.

Schweiß existiert in dieser Welt einer idealtypischen Frau nicht. Auch keine Rotze, Tränen, Urin, Muttermilch oder irgendeine andere sichtbare Körperflüssigkeit – was die Tage nun einmal sind. Der Mensch ist ein permanent tropfender Körper, aber diese Leckagen darf man nicht sehen, weil die Umwelt nicht so gut damit umgehen kann. Männer dürfen nicht weinen und Frauen dürfen nicht bluten, wenn wir bei den Klischees bleiben. Der Teufelskreis verstärkt sich selbst. Darum verwenden sie auch blaue statt roter Flüssigkeit in der Werbung, darum benutzt niemand die Worte „Menstruation" oder „Tage" in diesen Spots und darum wird uns auch gesagt, dass man seine Tage verbergen soll. *BAM. Nailed it.*

DER WEG ZUM KLO

5 PROVOKATIVE GANGARTEN

MIT TAMPON ODER BINDE

Es gibt verschiedene Arten, mit Tampon und Binde aufs Klo zu gehen:
Du versteckst sie – im Ärmel oder in der Tasche.
Du hältst sie in der Hand, so wie du auch alles andere tragen würdest.
Du entscheidest dich, deine Umwelt zu provozieren.
Warum nicht die Gelegenheit nutzen und jedes Mal zur Tages-Aktivistin werden?
Hier sind meine fünf Favourites der provokantesten Gangarten auf dem Weg zum Klo:

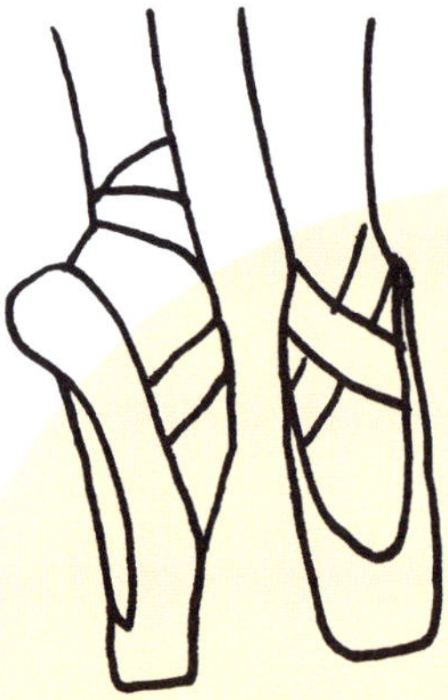

1

TANZEND

Du hältst den Tampon an der Schnur und machst damit wilde Armbewegungen wie bei der rhythmischen Sportgymnastik oder du tanzt mit deiner Binde Walzer im Dreivierteltakt. Das ist perfekt, wenn du dich sowieso gerne bewegst oder wenn du besonders schnell zum Klo musst.

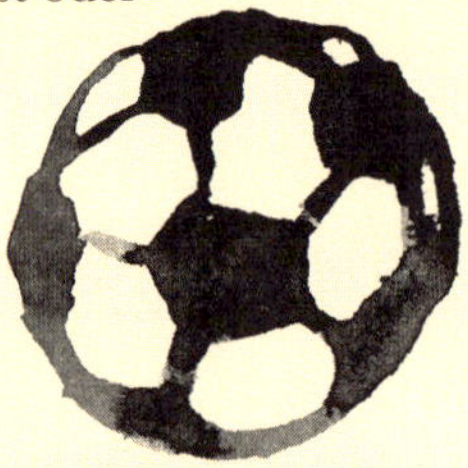

2

JONGLIEREND

Probier aus, wie lange du die Binde wie beim Fußball mit dem Fuß oder Knie in der Luft halten kannst. Ich bin nicht so die Fußballbraut, habe aber jahrelang Leichtathletik gemacht und ziehe darum die Disziplin „Kugelstoß mit kleiner Menstruationstasse“ vor.

3

BALANCIEREND

Leg dir ungefähr zehn Meter vor dem Klo die Binde auf die Stirn. Lass sie nicht runterfallen, bis du dort angekommen bist. Wenn sie dir hinunterfällt, musst du drei Schritte zurück. Ist ein super Miniwettkampf, wenn ihr zu zweit aufs Klo müsst, um die Binden zu wechseln.

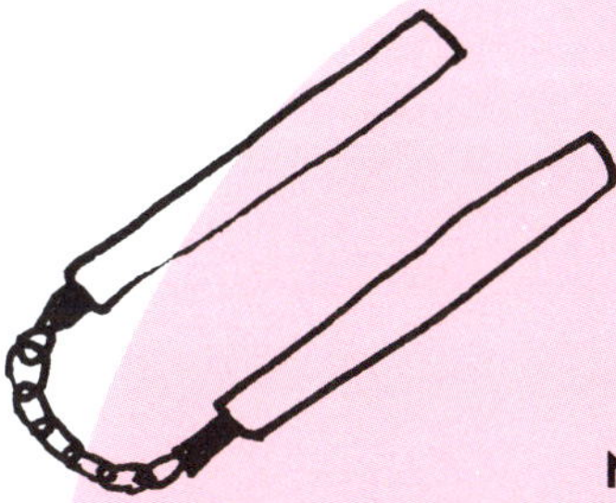

4

NUNCHAKUS SCHWINGEND

Du bist in der Schule und musst dringend deinen Tampon wechseln? Hast du viele in der Klasse, die keine Tages-Profis sind und sich gerne über uns Gebärmutterträgerinnen lustig machen? Dann ist das hier das Richtige für dich! Zieh die Tamponhülle ab und stecke deinen Zeigefinger durch die Schnurschlaufe, gut festhalten. Lass den Tampon sich pendelnd im Kreis drehen und werde immer schneller. Wenn du eine gute Geschwindigkeit aufgebaut hast, kannst du dich hervorragend gegen die Mobber verteidigen und sie mit deinen rotierenden Tampon-*Nunchakus* zur Strecke bringen (also: am Hinterkopf treffen).

5

BABY SCHAUKELND

Wenn du deine Umwelt wirklich provozieren willst, dann ist diese Variante die richtige für dich: Du trägst den Tampon oder die Binde im Arm wie ein ganz, ganz kleines Baby oder ein kleines Tier und sprichst mit ihr: „Na, wollen wir beide aufs Klo gehen, ja? Wollen wir das? Wollen wir das Blut abwischen und unserer Muschi Hallo sagen? Huhu, Muschi! Huhu, Blut! Oh, sooo viel Blut. Das hast du aber fein gemacht, so fein gemacht!“

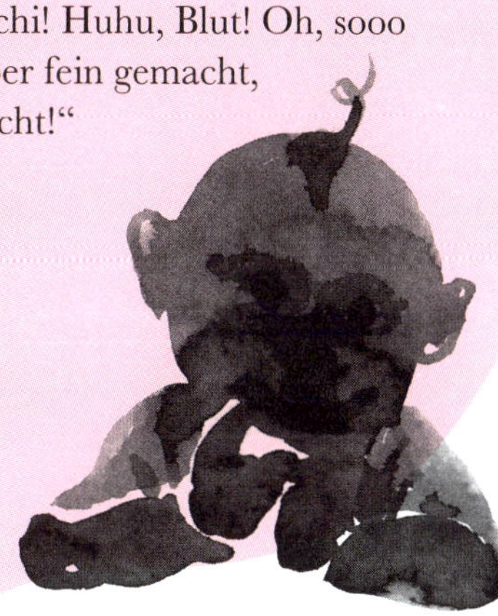

10 AUSREDEN BEI BLUTHOSEN

Wenn man seine Hosen vollblutet, ist das ein Problem! In meiner Traumwelt können wir so viele Bluthosen haben, wie es uns gefällt, ohne dass das zu einer großen Katastrophe wird. Eben als würde man sich Kaffee aufs Hemd kippen. Aber so ist es ja in der echten Welt leider nicht. Wenn du deine Tage schrecklich findest oder einfach nur keinen Bock hast, deinen dämlichen Klassenkameraden oder Kollegen den roten Fleck zwischen deinen Beinen zu erklären – dann hast du hier meine 10 besten Ausreden bei unfreiwillig entstandenen Bluthosen.

ICH HABE MICH
AUF ROTE BETE
GESETZT.

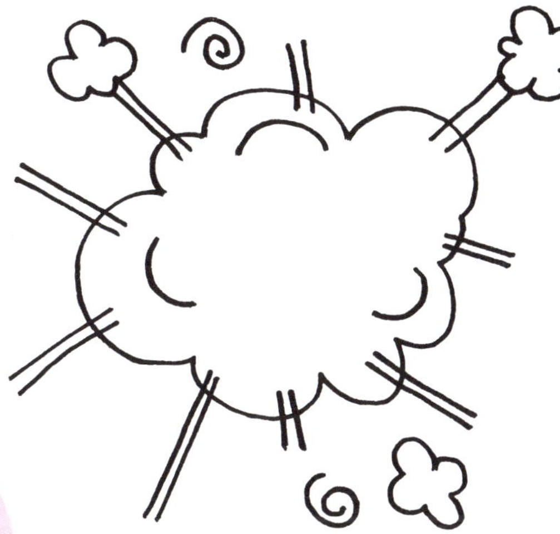

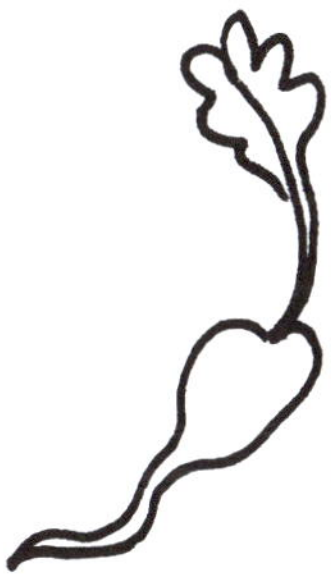

ICH HABE MICH
AUS VERSEHEN
AUF MEINEN HUND
GESETZT. DER IST
JETZT LEIDER TOT.

DAS IST MEINE
INTERPRETATION
DER JAPANISCHEN
FLAGGE.

ICH HABE MICH
AUF KETCHUP
GESETZT.

DAS IST EIN
KUNSTPROJEKT.

ICH HABE MIR
MEGAHOHE
SCHAFTSTIEFEL
GEKAUFT UND
HABE BLASEN
BEKOMMEN.

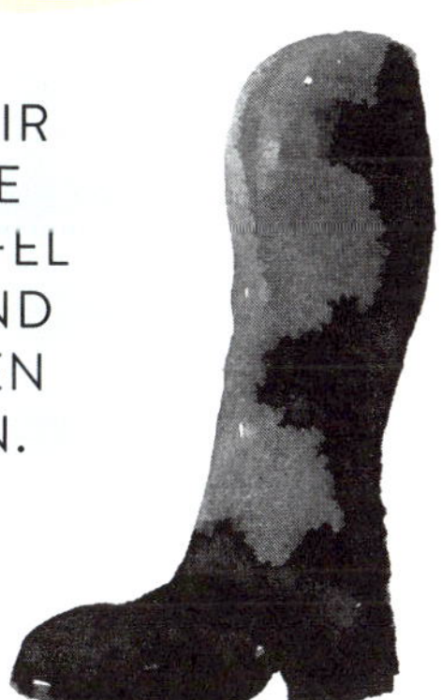

MEINE ROTEN
HOSEN HABEN
DEN WELT-
GRÖSSTEN
JEANSFLECK.

*HABE MICH AM
PAPIER GESCHNIT-
TEN – AM KLOPAPIER.*

KEINE AHNUNG!
ABER ICH KANN
ERST NÄCHSTE
WOCHE WIEDER
WASCHEN.

DAS IST MEIN
HALLOWEEN-OUTFIT.
ICH VERBLUTE.

TAGES-SEXISMUS

Ja, ich habe meine Tage, vielen Dank der Nachfrage!

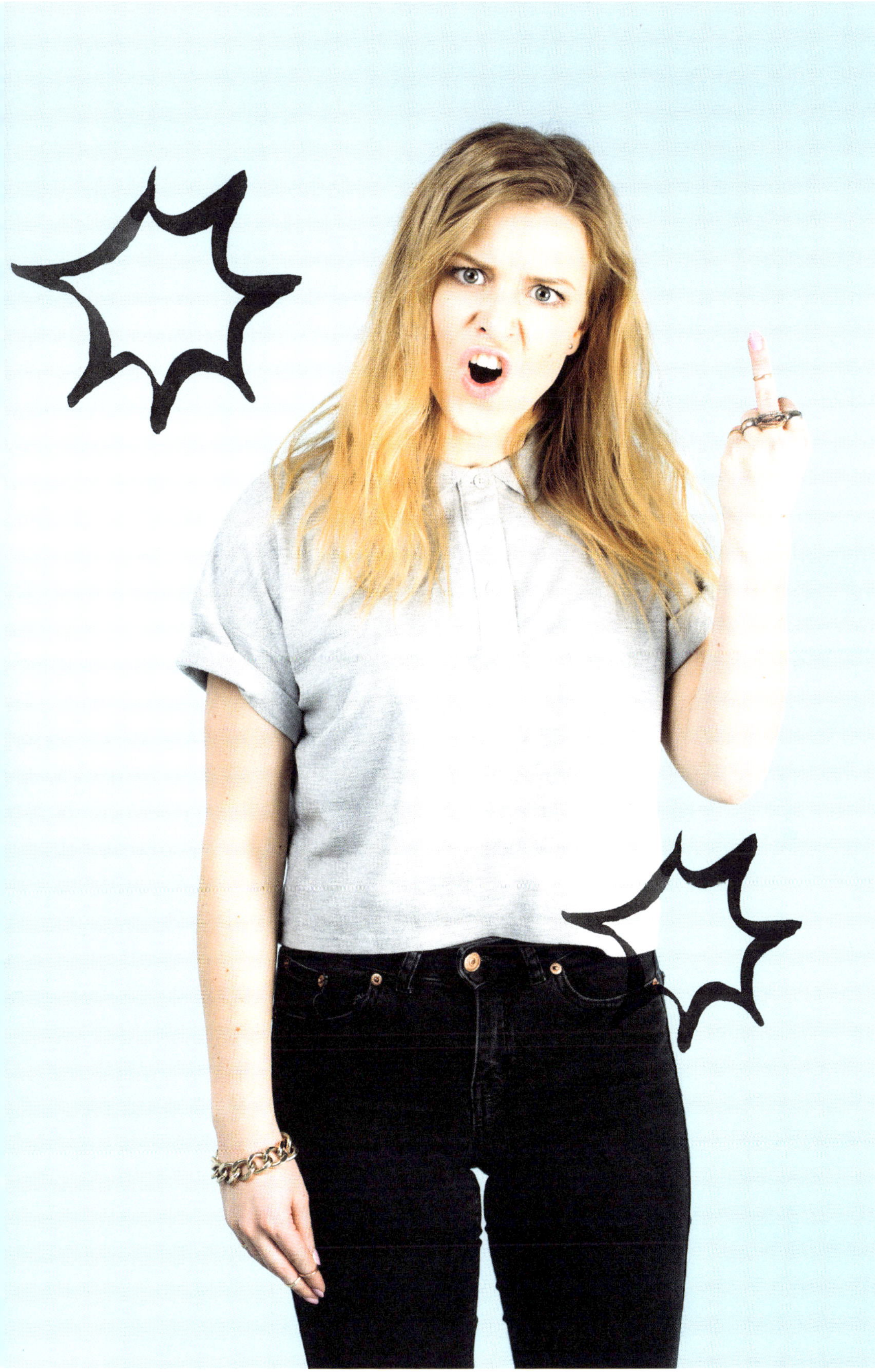

Stellt euch eine Welt vor, in der jede Gebärmutterträgerin verbannt werden kann, wenn sie ihre Tage hat. Man könnte unter den Klassenkameraden, Kollegen und Leuten auf der Straße alle Betreffenden herausfiltern, und zwar ausschließlich anhand ihrer Stimmung und Laune. Die Kassiererin schnauft unwillig, weil du den Bon haben willst? *TAGE-ALARM!* Du gehst an einem Pärchen vorbei und die Frau schimpft ihren Freund aus? *Die roten Lampen leuchten!* Wir fügen noch die Hypothese hinzu, dass sich alle Trägerinnen im Laufe der Zeit mit ihrem Zyklus synchronisieren, und dann käme es am

---

Wenn ich für meinen Blog ein Video auf YouTube hochlade und mich darin über etwas aufrege, bekomme ich mindestens zehn Kommentare, in denen jemand fragt, ob ich meine Tage hätte.

Ende, sagen wir jeden Monat am 17., zu einem kollektiven weltweiten Massenmord. Schöner Gedanke!

Nach Jahren als menstruierendes Wesen bin ich zu der Erkenntnis gelangt, dass seine Tage zu haben offensichtlich auch als Schimpfwort eingesetzt werden kann. Der Höhepunkt einer möglichen Erniedrigung ist erreicht, wenn einem die Frage gestellt wird: „Hast du deine Tage, oder was?“, wenn du dich gerade über etwas aufgeregt hast, wütend oder traurig bist. Denn eines scheint festzustehen – wenn eine Frau laut ihre Meinung sagt, dann *kann* sie nur ihre Tage haben. Und zwar dauerhaft. Jedes Mal, wenn eine Gebärmutterträgerin ihre Stimme erhebt, hat sie ihre Tage; und sollte das sonderbarerweise nicht der Fall sein, wird

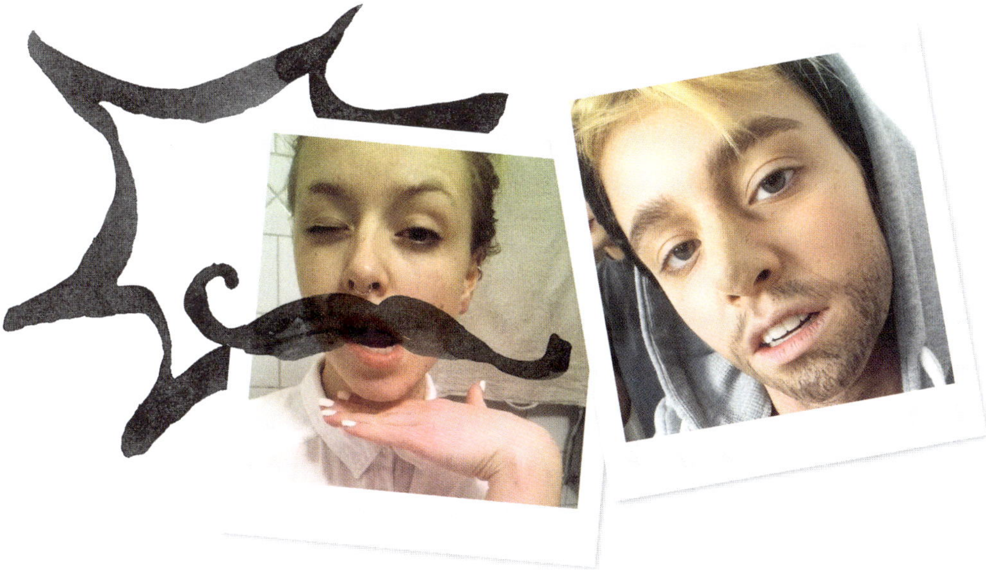

es zu einer akuten Spontanmenstruation kommen, denn was sollte sonst diese vehemente Stimmung verursacht haben?

Während Dagobert Duck Dollarzeichen in den Augen hat, wenn er ans Geschäftemachen denkt, sieht dieser Typ Mensch eine Armee aus vor Wut rasenden Frauen vor sich, wenn er an „Menstruation" denkt.

Wie ich bereits im Kapitel über PMS geschrieben habe, ist die Ausgangsfrage „Hast du deine Tage, oder was?" schon vollkommen falsch gestellt. In den allermeisten Fällen sind die Frauen nämlich mehr oder weniger genervt, wenn sie PMS haben, und nicht etwa, wenn sie ihre Tage haben. Auf der anderen Seite ist es eigentlich mehr als verständlich, dass die Laune nicht auf Turbo steht, wenn die Regelschmerzen vom Kreuzbein bis zum Nabel einmal quer durch den Körper trampeln. Darum sollte der Fragensteller eher sagen: „Hast du Regelschmerzen, oder was?" Es ist doch interessant, dass etwas so Natürliches und Wichtiges wie die Menstruation zu einem weitverbreiteten Anlass geworden ist, Menschen abzuwerten. Sie bietet ganz offensichtlich einen willkommenen Aufhänger, um die Ansichten eines anderen in der Luft zu zerfetzen, gegen die Wand zu schmeißen und auf den Resten herum zu trampeln.

Wenn ich für meinen Blog ein Video auf YouTube hochlade und mich darin über etwas aufrege, bekomme ich mindestens zehn Kommentare, in denen jemand fragt, ob ich meine Tage hätte. Fast jedes Mal ist das so. Und es ist lustig, dass diese Leute den Satz immer mit einem Fragezeichen beenden, obwohl es gar keine Frage sondern eine Feststellung war. Sie stellen fest, dass ich bei den Filmaufnahmen meine Tage gehabt habe muss, denn sonst hätte mich ja nichts so wütend machen und aufregen können. Meine negativen Gefühle und Ansichten existieren nur, weil sie von Hormonen ausgelöst sind, und deshalb zählen sie nicht. Schön einfache Logik. Als ich anfing, über PMS und andere Krankheiten und Stimmungsschwankungen zu recherchieren, hat es mich wahnsinnig aufgeregt, dass es nur krass wenig Forschungsergebnisse dazu gibt. Also habe ich über Twitter drei stinksaure Tweets darüber abgelassen, dass PMS nicht ernst genommen wird. Ich habe viele Reaktionen darauf bekommen, die eine Hälfte hat mich unterstützt und konnte meinen Ärger verstehen, die andere Hälfte fragte, ob ich meine Tage hätte. Das war so zynisch, dass ich ehrlich gesagt nicht wusste, wie ich darauf reagieren sollte.

Vor gar nicht allzu langer Zeit war ich auf Instagram und habe ein bisschen unmotiviert herumgescrollt. Ein Hund, ein schönes Bild von buntem Laub, ein Frühstückstisch, fünf Bikiniärsche zwischen drei bekleideten Typen, ein Selfie, ein Kaffeebecher … Ich scrollte noch mal zurück. Zurück zum Hund. Ein Mops. SUPERSÜSS. Dann scrollte ich zwei Bilder weiter und starrte entgeistert auf die fünf Hintern in knappen Höschen neben den drei komplett bekleideten Männern. Ich habe nicht die Hintern angeglotzt, weil ich die so superscharf fand (allerdings waren sie alle fünf enorm stereotyp wohlgeformt), sondern weil ich das alles nicht richtig begreifen konnte. „Mach dich locker, Clara", wird vielleicht einer von euch sagen, „das ist doch nur irgendein Foto. Drei schöne Typen und fünf schöne Ärsche." „Ja, aber du lieber anonymer Leser", antworte ich dir, „ich habe keinen Bock mehr auf noch mehr unmotivierte nackte Frauen an Orten, wo ich sie gar nicht erwarte."

Mindestens zehn Minuten lang versuchte ich mich kraft meiner Gedanken von der Kommentarfunktion fernzuhalten, es einfach zu vergessen und weiterzumachen. Ich habe keine Lust, immer die anstrengende *pc*-Tante zu sein, die alle hassen. Denn es war natürlich abzusehen, dass die drei Typen unabhängig von der Qualität meines Kommentars der festen Überzeugung waren, dass ich falschliege, und sie ihre Haltung sowieso niemals ändern würden. Leider bin ich mental schwach und habe also einen kurzen und resignierten Kommentar darüber geschrieben, warum ich nackte Frauenhintern neben angezogenen Typen schwerstüberflüssig, abwertend und sexistisch finde. Umgehend kam von zwei Traumtypen Antwort: „Oje, da hat jemand seine Tage." Keine Ahnung, ob der eine den Text von dem anderen kopiert hat, sehr gut möglich. Denn es gibt erschreckend wenige Varianten, um zu kommentieren, dass Blut zwischen den Beinen deine Denkweise und Meinung beeinflusst hat.

Ich habe geantwortet, dass sie sich ihr sexistisches Herrschaftsgehabe sonst wohin stecken können und gefälligst aufhören sollen, meine Meinung damit lächerlich zu machen, dass ab und zu Blut aus meinem Geschlechtsorgan kommt. Woraufhin der eine antwortete, dass ich mal „chillen" soll, und: „Scheint dir aber auch Spaß zu machen."

Über eine Viertelstunde habe ich darüber nachgedacht, wie ich diese hochintelligente Äußerung kommentieren kann, habe dann aber entschieden, dass ich es noch nicht einmal versuchen will. Wenn ihr mögt, könnt ihr euch vorstellen, dass ich jetzt seufze. Jetzt in diesem Moment.

SEUFZ

Und den gibt es gratis dazu:

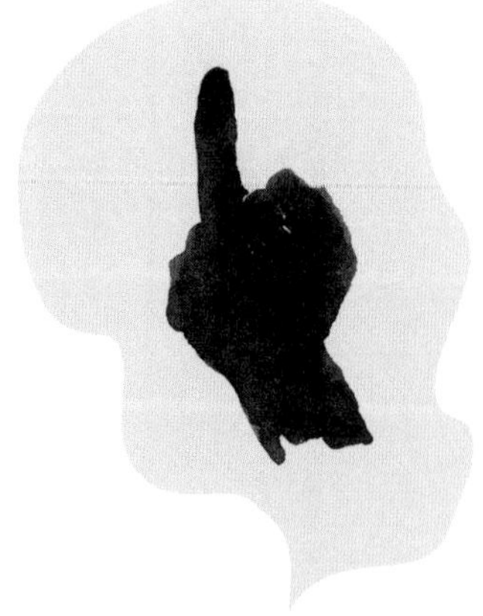

ANDERES WORT FÜR MORGEN-ROT?

TAGES-ANBRUCH

HAST DU DEINE TAGE?

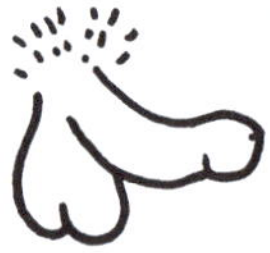

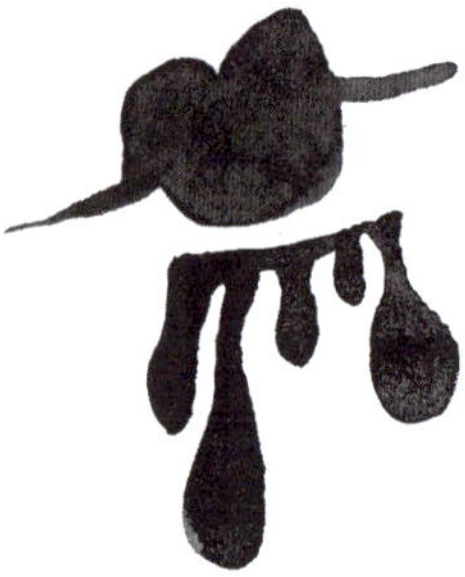

Im Laufe der Jahre habe ich eine ganze Bandbreite an Antworten entwickelt, um auf die herablassende Frage „Hast du deine Tage, oder was?“ zu antworten. Als ich jünger war, bestand meine Antwort meistens aus einem „Nein!“ – einem frustrierten, provozierten Falsett-Nein. Wahrscheinlich habe ich mit einer ähnlichen Tonlage sogar dann „Nein!“ geschrien, wenn ich sie hatte, mir aber dann hinterher überlegt, vielleicht doch besser zu schweigen, weil offensichtlich meine Tage das Sprechen für mich übernommen hatten. Unsichtbares Blut tropft mir aus dem Mund, formt Wörter wie „Scheiße“ und „Verpiss dich!“ und ist die einzige Begründung dafür, warum ich plötzlich Dinge und Menschen saublöd und dämlich finde. Fünf Jahre später aber wird es für mich zwingend notwendig und logisch, das ALLES infrage zu stellen. Ich nehme mir die sechs W-Wörter vor, die ich im Unterricht über Kommunikation gelernt habe und frage mich *wann, wo, was, wie, warum* und durch *wen* aus der Menstruation eine Beleidigung wurde. Ich habe also angefangen, die Frage wortwörtlich zu nehmen und zu beantworten. Die Reaktionen waren fantastisch. Das betretene Schweigen war sensationell, aber es hat mindestens genauso viel Spaß gemacht, wenn mein Gegenüber leise und verlegen vor sich hinmurmelte, weil ich vollkommen frei von jeder Ironie die Worte „Blut“ und „da unten“ in einem Satz verwendet hatte.

1

„JA, DAS HABE ICH. SEIT GESTERN. ABER ICH BIN GERADE SAUER AUF DICH, WEIL DU MEINE HALTUNG ZU DIESEM ODER JENEM NICHT RESPEKTIERST. UND MIR GEFÄLLT DEINE METHODE ÜBERHAUPT NICHT, MICH MIT DER BEHAUPTUNG MUNDTOT ZU MACHEN, DASS MEINE WUT NUR EIN RESULTAT MEINER INNEREN BLUTUNG SEI."

ERWIDER-WORTE

2

„NEIN, HABE ICH NICHT. WAS HAT DAS MIT UNSERER DISKUSSION ZU TUN? ICH VERSPRECHE DIR, DASS ICH MICH SOFORT BEI DIR MELDE, WENN ICH MEINE TAGE BEKOMME, DENN ES SCHEINT DICH JA WAHNSINNIG ZU INTERESSIEREN, WIE OFT ICH DA UNTEN BLUTE."

SCHULE IST AM SCHLIMMSTEN

Die schlimmste Form des Tages-Sexismus habe ich in der Mittelstufe erlebt. Ich gehöre zur weißen Mittelklasse und bin, generell betrachtet, extrem privilegiert. Und trotzdem habe ich mich während der Siebten, Achten und Neunten nie ausgelieferter und schutzloser gefühlt als an jenen Tagen im Monat, an denen ich die Strecke von meinem Schließfach bis zur Toilette mit einer Binde in der Hand zurücklegen musste.

Ich bin immer während des Unterrichts gegangen, um zu vermeiden, dass mich jemand dabei beobachtet, wie ich mir eine Binde aus meinem Schließfach hole. Ich habe mentale Voodoo-Schwüre gegen die Designer ausgestoßen, die sich für grellgrüne und neonpinkfarbene Bindenpackungen entschieden hatten, während ich sie mir so diskret wie möglich in die Hosentasche steckte. Nach einem kurzen Stoßgebet und Dank an einen möglichen Gott, dass sich mein Schließfach ziemlich nah an den Toiletten befindet, bin ich wie Usain Bolt die zwei Meter zur Tür gesprintet und habe schnell hinter mir abgeschlossen. Binde gewechselt, die alte weggeworfen.

Dann habe ich zwei Papiertücher aus dem Spender bei den Waschbecken genommen und wie zufällig in den Mülleimer geworfen, nur zur Sicherheit, falls jemand nach mir reinkommt und denken könnte, dass ICH die gebrauchte Binde da reingeworfen hätte. Es ist jetzt fünf Jahre her, seit ich die Neunte beendet habe, und im Nachhinein finde ich, dass das alles so total übertrieben klingt. Tue ich das? Also, übertreiben? War es wirklich so schlimm? Fand ich es wirklich so anstrengend und belastend? Stopp, stopp, wartet mal eben.

DREI GRÜNDE, WARUM ICH ES ANSTRENGEND FAND, MEINE TAGE ZU HABEN

1.

Eine Klassenkameradin wurde einmal von zwei Jungs beobachtet, wie sie einen Tampon aus ihrem Schließfach nahm. Die beiden folgten ihr auf dem Weg zur Toilette und sangen dabei einen improvisierten und fiesen Song über die blutigen Tage. Am nächsten Tag kam sie nicht zur Schule.

2.

Da stürzte doch dieser Typ ins Klassenzimmer und schrie, dass ich im Klo „rumgeblutet" hätte. Mindestens zehn Typen aus meiner Klasse sprangen auf und galoppierten in Richtung Klo, um kurz darauf mit angeekelten Gesichtern zurückzukommen. Sie wechselten sich damit ab, „Bäh, wie ekelig!" und „Kooootz!" zu schreien. (Ich bin zu neunundneunzig Prozent sicher, dass weder Blut an den Wänden war noch eine Binde im Waschbecken lag. Und andere Beweise wollen mir einfach nicht einfallen. Aber dieses Ereignis hat sich so tief in mein damals zwölfjähriges Gehirn gefräst, dass ich seitdem immer unbenutztes Papier über die benutzten und eingewickelten Binden gelegt habe, wenn ich gezwungen war, sie auf dem Schulklo zu wechseln.)

3.

Als die Hodenträger in der Klasse das Phänomen ‚Tage' entdeckten und die Frequenz der Frage „Hast du deine Tage, oder was?" erheblich zunahm, wurde es auch schwieriger und schlimmer, seine Tage zu haben. Ich bemühte mich immer, ganz entspannt und beherrscht zu wirken, wenn ich aufs Klo ging, und zwar so, als müsste ich wirklich nur pinkeln, obwohl ich in Wirklichkeit DIE BINDE WECHSELN MUSSTE(!!!). Aber die Hodenträger wussten jetzt, dass jede Klobesucherin potenziell ihre Tage haben könnte, und nutzten das im Krieg der Geschlechter schamlos aus. Natürlich kann ich da nur für mich selbst sprechen, aber bei mir hatte diese Gehirnwäsche funktioniert und ich fand es eklig, über die Tage zu sprechen, und eklig, sie zu haben.

BLUT IST GLEICH BLUT?

Meine Klasse war damals ganz schön wild. Und im Sportunterricht gab es ziemlich oft blutige Unfälle. Eine Schürfwunde auf dem Knie nach einer unsanften Landung auf dem Boden in der Turnhalle, Nasenbluten nach einem brutalen Treffer beim Völkerball oder aufgerissene Handflächen nach einem Sturz auf dem Sportplatz. Körperteile, aus denen ungehemmt Blut fließt. Hallo, denkt ihr jetzt – das ist ja wie bei den Tagen! *Mind = blown!* Jepp. Ich weiß.

Ein weiterer Beweis meiner brillanten pädagogischen Fähigkeiten. Tadaa!

Eine Sache ist spannend daran – es scheint einen Unterschied zwischen Blut und Blut zu geben. Einen großen Unterschied sogar. Ich habe beispielsweise den Meistertitel darin, mich an Papier zu schneiden. Ich nehme ein Blatt Papier oder einen ungeöffneten Briefumschlag und sage den Satz „Schneide dich nicht!" wie ein Mantra mehrmals hintereinander auf. Und dann passiert es trotzdem. Immer. Meine Hände sehen aus, als seien sie im Krieg gewesen. Und was macht man, wenn man sich in den Finger schneidet? Man legt seine Lippen an die Wunde und leckt das Blut ab. Nichts dabei.

Wenn man Nasenbluten hat, was raten die Leute einem da, um die Blutung schneller zu stoppen? Leg den Kopf in den Nacken und sieh nach oben. Ich persönlich finde allerdings, dass es ungefähr das unangenehmste Gefühl ist, wenn einem das klumpige Blut die Speiseröhre hinunterläuft, darum ist dieses Kopf-in-den-Nacken-Ding nichts für mich. Das liegt aber eher an dem Gefühl als an dem Wissen, dass es sich um Blut handelt. Sich nach vorne beugen, um ein blutiges Knie abzulecken, würden wir vielleicht nicht unbedingt machen, aber summa summarum haben wir eigentlich kein Problem damit, ein bisschen Blut im Mund zu schmecken.

Vielleicht wollen diese vierzehnjährigen Tages-Sexisten einfach nur dabei sein? Zur Gang gehören? Und auch wegen „Kopfschmerzen" von der Schule befreit werden?

Außer es ist Menstruationsblut.

Die australische Intellektuelle, Autorin und Feministin Germaine Greer hat es mal so ausgedrückt: *„If you think you are emancipated, you might consider the idea of tasting your own menstrual blood – if it makes you sick, you've got a long way to go, baby."* Oder auf Deutsch: „Wenn du glaubst, du seist emanzipiert, dann überleg dir mal, ob du dein Menstruationsblut kosten magst. Wird dir dabei schlecht, hast du noch 'nen langen Weg vor dir, Baby!"

Die Amerikanerin Giovanna Plowman hat im Januar 2013 ein Video auf YouTube hochgeladen, in dem sie eine verlorene Wette einlöst und dafür einen benutzten Tampon in den Mund nimmt und ihn ablutscht. Sie wirkt etwas nervös und auch nicht sonderlich begeistert, aber nicht unsicher. Die Kamera steht auf der Kommode im Badezimmer, sie hat im Hintergrund Musik laufen, und nachdem sie einen Schluck Wasser genommen und ein paar Sekunden gezögert hat, steckt sie sich den blutigen Tampon in den Mund.

Als jemand, der Youtube professionell benutzt, kann ich nur sagen, dass dieser *Move* superclever war. Daumen hoch, *Giovanna*. Das Video erfüllt alle Anforderungen, um das Hauptziel zu erreichen: viral zu werden: Es ist unerwartet, es ist eklig und es generiert unendlich viele *What-the-fucks!* Der Shitstorm war faktisch unvermeidlich. Innerhalb von vierundzwanzig Stunden wurde sie zum berühmten *The Tampon Girl*, ihr Gesicht wurde ein Mem, sie bekam Hassmails und wurde im Netz von ungefähr der ganzen Welt gemobbt. Wer ihr nicht androhte, sie umzubringen, bat sie, sich selbst umzubringen. Es wurden Facebook-Seiten ins Leben gerufen, die hießen dann „*R.I.P.* Giovanna Plowman", und es verbreitete sich sogar das Gerücht, sie hätte sich wirklich das Leben genommen. Das Tages-Thema ist schon für sich genommen kein leichtes, so als Unterhaltungsgegenstand, aber auf die Idee zu kommen, sich sein Blut mit einem Tampon in den Mund zu stecken, das war der berühmte Tropfen, der das Fass zum Überlaufen brachte. (Oder der Blutstropfen, der den Tampon zum Überlaufen brachte, um beim Thema zu bleiben.)

Glaubt man dem Internet und seinen Nutzern, ist es total in Ordnung, Menschen aus ganz unterschiedlichen Gründen zu hassen. Also zum Beispiel, wenn jemand hässlich, behindert, homosexuell oder transsexuell ist. Seit Januar 2013 war es plötzlich auch okay, einer Zwanzigjährigen Morddrohungen zu schicken, weil sie ihre Tage thematisiert hatte.

Natürlich bin ich nicht der Ansicht, dass wir alle unser Blut trinken sollen, wenn wir unsere Tage haben. Warum sollten wir auch? Es ist bestimmt nahrhaft, aber das ist unsere Kacke auch. Sowohl Menstruationsblut als auch Kacke sind Schlackeprodukte unseres Körpers und nicht zum direkten Verzehr gedacht.

Wenn unsere Tage eine Figur bei Harry Potter wären, würden sie auf der guten Seite stehen. Da bin ich sicher. Sie stehen ja nun nicht wirklich für das Böse auf dieser Welt.

Ich will euch nur auffordern, mal darüber nachzudenken: Warum ist es total in Ordnung, bei Nasenbluten das Blut hinunterzuschlucken, aber geradezu widerwärtig, einen Tropfen Menstruationsblut zu probieren?

Wenn ihr wollt, setzt euch zusammen und diskutiert das.

TAGES-SEXISMUS = UNREIF

Doch es gibt noch eine unbeantwortete Frage, die durch die Gegend wabert wie ein frisch gekochter Schokoladenpudding. Wann und wie wurden die Jungs aus meiner Klasse, die supernett waren, wenn ich nach einem harten Spieleinsatz mal wieder Nasenbluten hatte und sogar anboten, den Turnhallenboden für mich zu wischen, wann und wie wurden aus ihnen die schlimmsten Sexisten aller Zeiten, sobald das Blut aus einer Muschi kam?

Well, in erster Linie liegt es daran, dass Kinder Idioten sind. Das ist eine Tatsache, die ich feststellen musste, als ich selbst noch ein Kind war, und da braucht jetzt auch niemand zu widersprechen, denn wir wissen alle, dass es wahr ist. Niemand beherrscht die Kunst, gehässig und böse zu sein, so meisterhaft wie Kinder. Kinder glauben immer, dass sie alles wissen, und dann lachen sie die Kinder aus, die es wagen, ehrlich zu sein, und zugeben, dass sie nicht wissen, was *Fummeln* bedeutet. Kinder behaupten auch, dass bestimmte Lebensmittel, wie zum Beispiel Fisch, zum Brechen schlecht schmecken, obwohl sie supergut sind und sie das Zeug noch nie probiert haben. Und nur mal so am Rand bemerkt: Kleine Kinder ESSEN *fucking* SCHNEE!

Wenn du das hier liest und noch ein Kind bist, sei nicht traurig, denn du wirst früher oder später erwachsen werden und auch einsehen, dass Kinder überhaupt gar nicht so schlau sind. Es ist nicht so, dass ich keine Kinder mag, ganz und gar nicht, aber es ist leider so, dass die meisten von ihnen zwischendurch richtig dämlich sind. Darum ist es auch nicht besonders schwer zu begreifen, warum sich etwa die Hälfte der Klasse wie Arschlöcher verhält, wenn es sich um ein bestimmtes, blutiges Thema handelt. Diese Typen haben es selbst nie erlebt und werden es auch nicht erleben, außerdem durften sie noch nicht einmal dabei sein, als wir das in der Vierten ein einziges Mal im Unterricht behandelt haben. Wahrscheinlich würde ich mich auch so beschissen verhalten, wenn mich das Schulsystem ausgrenzt, nur weil ich Hodenträger bin.

Vielleicht wollen diese vierzehnjährigen Tages-Sexisten einfach nur dabei sein? Zur Gang gehören? Und auch wegen „Kopfschmerzen" von der Schule befreit werden? Und vielleicht wollen sie auch einmal im Monat so einen richtigen Hieper auf Süßes haben?

Wenn ich Hodenträger wäre und so früh herausgefunden hätte, dass die Mädchen da in ein Geheimnis eingeweiht werden, dann hätte ich auch alles in meiner Macht Stehende getan, um zu erfahren, in welches. Ich hätte auch im Mülleimer auf den öffentlichen Toiletten nach gebrauchten Binden und Tampons gesucht. Und ihr könnt euch darauf verlassen, dass ich auf jeden Fall die gleichaltrigen Gebärmutterträgerinnen verächtlich gefragt hätte (denn ich bin ein Kind und gehässig), ob sie ihre Tage haben, nur um mich so – zwischen Panik und Begeisterung schwankend – diesem mystischen Phänomen zu nähern – und es vielleicht sogar eines Tages zu verstehen.

Mit Stift und Papier in der Hand empfinde ich mich als relativ schlau. Nicht übertrieben schlau und auch nicht superallgemeingebildet, aber wenn es um das Thema Tage und Sexismus geht, bin ich nicht auf den Kopf gefallen. In Stunden wie diesen wünschte ich mir, dass das schon immer so gewesen wäre. Ich wünschte mir, dass ich damals schon so *Tages-schlau* gewesen wäre. Denn dann hätte ich die Lehrerin gefragt, warum die Jungs bei dieser einen Unterrichtseinheit nicht auch dabei sein dürfen. Und ich hätte den Mut gehabt, für mich und meine Geschlechtsorgane einzustehen, ob ich nun meine Tage hatte oder nicht. Ich hätte ihnen jedes Mal gesagt: „Ich weiß, dass es euch schwerfällt, aber hört auf, so bescheuert zu sein!", wenn unsere Tage synonym mit einer herablassenden Bemerkung benutzt wurden. Dann hätte ich mit ihnen mein ganzes Wissen über das Thema geteilt. Sie hätten alles erfahren dürfen. Woher das Blut eigentlich kommt und warum wir einmal im Monat traurig und niedergeschlagen sein können. Damit wäre das am Ende alles nicht mehr so ein großes Ding gewesen. Zumindest will ich mir das einreden.

Und wenn einer von ihnen sich dann trotzdem wie ein Idiot benommen hätte, denn darin sind Kinder nun einmal die Besten, dann hätte ich ihn mit Wasser bespritzt.

TRICKS GEGEN TAGES-SEXISMUS

Je offener und entspannter wir Gebärmutterträgerinnen mit dem Thema umgehen, desto angenehmer wird die Haltung aller werden. Für Teenager ohne Gebärmutter ist es der größte Spaß, sich über die Tage lustig zu machen, weil sie keine Ahnung davon haben, tierisch neugierig sind und keiner mit ihnen darüber redet. Das ist wie mit Voldemort. Niemand wagt es, seinen Namen auszusprechen, sie denken sich Spitznamen aus, alle verneinen seine Existenz, und seine Macht und der Schrecken, den er verbreitet, werden immer größer und größer.

Wenn unsere Tage eine Figur bei Harry Potter wären, würden sie auf der guten Seite stehen. Da bin ich sicher. Sie stehen ja nun nicht wirklich für das Böse auf dieser Welt, das seine Seele in sieben Teile teilt, um das mächtigste Ungeheuer aller Zeiten zu werden ... Ihr wisst, worauf ich hinauswill. Problematisch wird es, wenn die Tage ein Thema sind, über das viele, vor allem junge Leute, nicht reden wollen. Dann wird es nämlich extrem schwer, zu erkennen, wie man sich dazu verhalten soll. Nicht über seine Tage reden zu wollen ist voll okay, aber das erfordert natürlich, dass alle anderen es respektieren, dass sie sich nicht wohl dabei fühlt, offen über ihre Körperflüssigkeiten zu sprechen. Jede darf die Tiefe ihrer Freundschaft zu ihren Tagen selbst bestimmen, so ist das. Also, was genau ist dann Tages-Sexismus? Gibt es eine allgemeingültige Grenze, was in Ordnung ist und was nicht? Woher soll ich wissen, ob die unfreiwillige Konfrontation im Schulflur und die Frage, was da in meiner *Muschi* los ist, schon Sexismus ist oder einfach nur eine neugierige Frage?

Das kann man nicht wissen. Und das ist echt suboptimal. Wüsste ich es, würde ich es euch sofort sagen, versprochen. Stattdessen aber habe ich euch ein paar Fragen und Kommentare in einem kleinen Guide zusammengestellt, die mir oft begegnet sind und die ich in Ordnung finde. Und dazu gibt es zwei Sorten von Antworten, je nachdem, ob ihr gerade schüchtern seid oder euch offen genug fühlt, darauf direkt zu reagieren. Ich gebe euch hiermit freie Hand, sie anzuwenden, sooft ihr wollt.

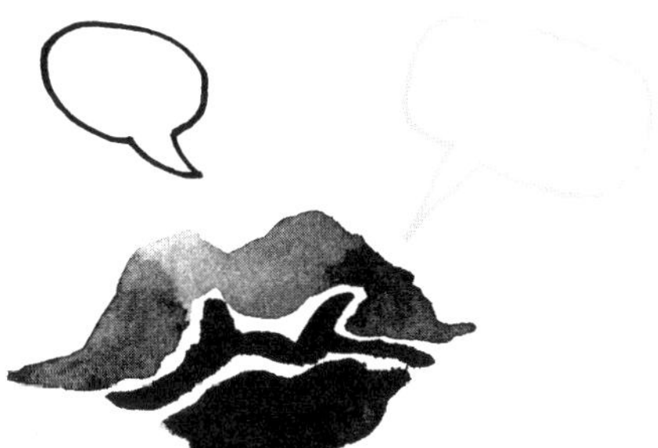

CLARAS KLEINER SEXISMUS-GUIDE

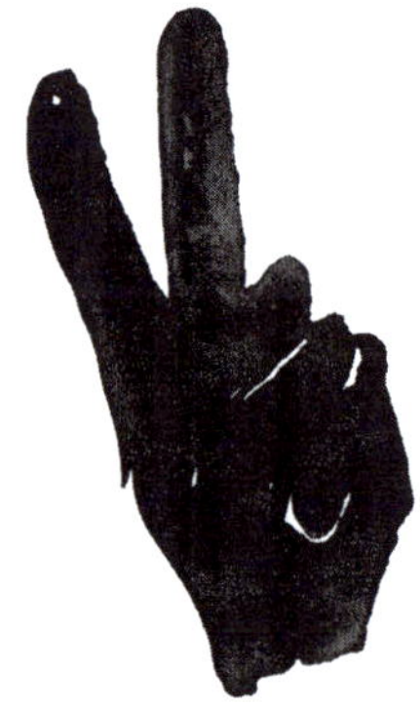

FRAGE

„HAST DU DEINE TAGE/ PMS, ODER WAS?“

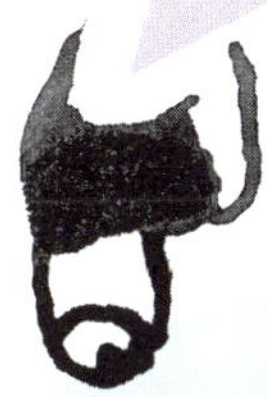

SEXISTOMETER:

Der Satz „Hast du deine Tage, oder was?“ kann – je nach Betonung und Zusammenhang – die unterschiedlichsten Bedeutungen haben. Aber grundsätzlich gibt es einen großen Unterschied, ob er als ehrliche Frage gestellt wird (also als Reaktion, wenn du zum Beispiel über Bauchschmerzen klagst) oder ob er ungefiltert herausgeblökt wird, wenn ein Mädchen eine eigene Meinung vertritt. Meine Erfahrung hat gezeigt, dass der Satz sexistisch gemeint ist, wenn vorher mit keinem Wort die Tage oder Ähnliches genannt wurden. Und das passiert leider viel zu oft.

ANTWORT EINER UNBEFANGENEN:

Ganz ruhig mit JA oder NEIN antworten, je nachdem, ob du gerade deine Tage/PMS hast oder nicht. Und schieb ein „Warum? Was willst du wissen?“ hinterher – extra Coolnesspunkte.

ANTWORT EINER SCHÜCHTERNEN:

Ganz ruhig mit NEIN antworten. Egal, ob du nun deine Tage hast oder nicht. Denn ein Nein löst erst gar kein Gespräch darüber aus.

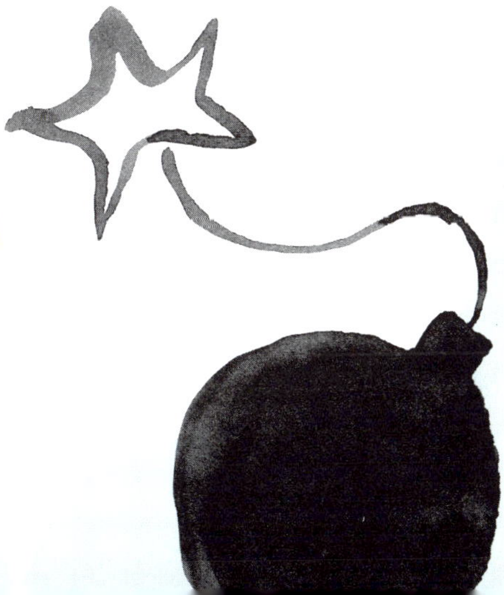

FRAGE

„OHA, DA HAT JEMAND SEINE TAGE!“

SEXISTOMETER:
Das ist noch nicht einmal eine richtige Frage, sondern eine herzlose Feststellung, die kommt, wenn eine Gebärmutterträgerin ihre Stimme erhebt. Diese Äußerung soll nichts anderes sein als abschätzig und kränkend.

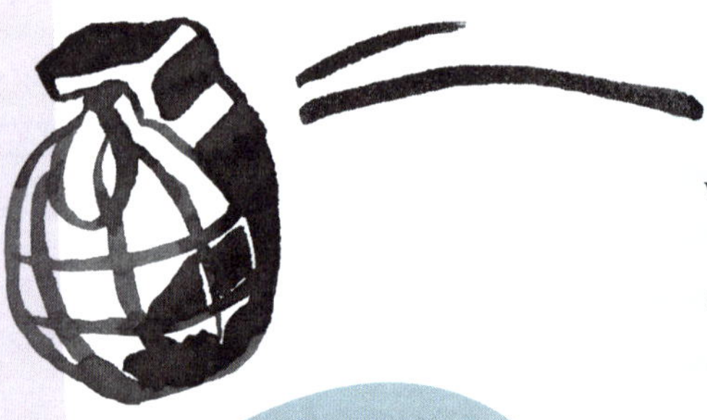

ANTWORT EINER UNBEFANGENEN:
Jetzt ist der richtige Zeitpunkt für deine Besserwisserpredigt darüber, warum diese Frage einfach nur beschissen unverschämt ist. Zum Beispiel so: „Ja/Nein, ich habe meine Tage (nicht)! Aber egal, was da zwischen meinen Beinen passiert, kannst du dir dein sexistisches Gehabe schenken und aufhören, meine Meinung so hinzustellen, als würde es sie nur geben, weil da Blut aus meiner Muschi kommt.“

ANTWORT EINER SCHÜCHTERNEN:
„Oha, da sind jemandem die Argumente ausgegangen!“

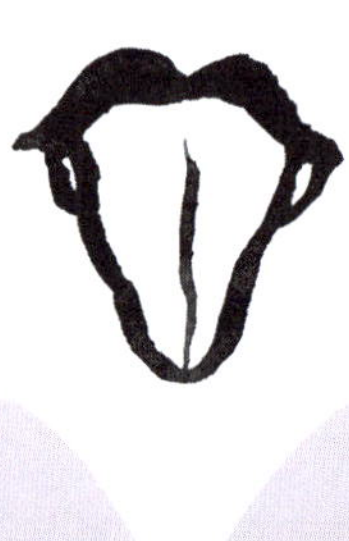

FRAGE

„NIMMST DU TAMPON ODER BINDE? KANN ICH MAL SEHEN?“

SEXISTOMETER:
Diese Frage wurde mir noch nicht besonders oft gestellt, schließlich könnte der Fragende ja in unmittelbare Nähe eines Objekts kommen, das dann meine blutige Muschi berührt. Und allein bei dem Gedanken daran bekommen alle Machos ja schon Schweißausbrüche. Mir wurde die Frage nur aus reiner Neugierde gestellt, darum habe ich dann einen Tampon aus meiner Tasche herausgekramt und gezeigt. Ist die Frage aber nur eine Fortsetzung von „Hast du deine Tage oder was?“, ist sie überhaupt nicht okay und dann ist es voll okay, deutlich zu machen, dass man sie nicht okay findet.

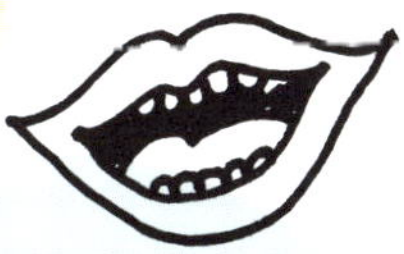

ANTWORT EINER UNBEFANGENEN:
„Ich schwöre: Meine Tampons/Binden/Slipeinlagen sehen genauso aus wie die von allen andere. Google das mal.“ Du kannst natürlich auch was zeigen, wenn du was zur Hand hast. Aber überprüfe zuerst, ob die Frage aus Neugierde oder aus Gehässigkeit gestellt wurde.

ANTWORT EINER SCHÜCHTERNEN:
„Nein.“ *Warum nicht?* „Weil ich das nicht will. Also lass mich in Frieden!“

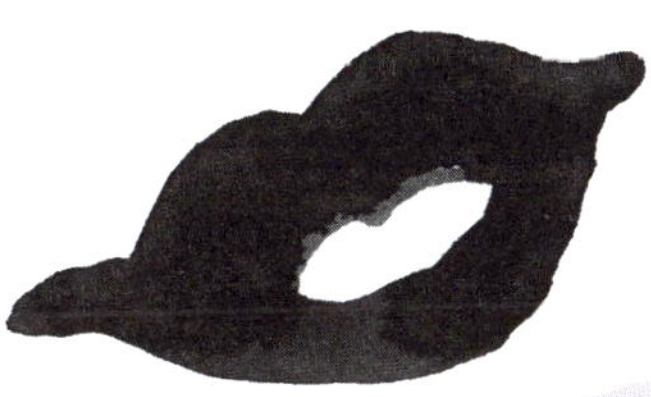

FRAGE

„HAST DU EINEN TAMPON IN DER MÖSE STECKEN, ODER WAS?!

SEXISTOMETER:

Das Wort „Möse“ ist ziemlich besetzt, auch wenn viele versuchen, den negativen Klang auszugleichen, indem sie es häufig benutzen. Aber ich persönlich finde es nicht in Ordnung, dass jemand anderes als ich selbst einen Teil meines Körpers so bezeichnet. Die Frage hört sich immer negativ an, ganz egal, welches Wort ich wie betone. Es ist und bleibt eine unangenehme Frage, die einen nur beleidigen soll. Das Sexistometer steigt gefährlich an!

ANTWORT EINER UNBEFANGENEN:

„Genau, ich habe einen Tampon in meiner Möse stecken, der das Blut auffangen soll. Aber ich würde keine Sekunde zögern, ihn dir ins Gesicht zu klatschen, wenn ich muss.“

ANTWORT EINER SCHÜCHTERNEN:

„Ehrlich gesagt gibt es nur sehr wenige Menschen, die wissen dürfen, was in mir steckt und was nicht.“

FRAGE

HÖR AUF ÜBER DEINE TAGE/DEIN PMS ZU JAMMERN – SO DOLL KANN ES GAR NICHT WEHTUN!“

SEXISTOMETER:
Hallo! Sexismuswarnung *deluxe*! Niemand hat das Recht, dir zu sagen, dass deine Schmerzen oder Ängste nicht gerechtfertigt sind. Nicht okay!

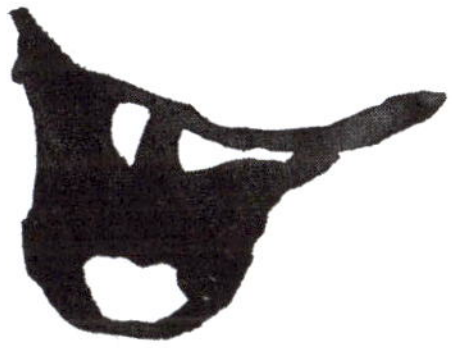

ANTWORT EINER UNBEFANGENEN:
„Im Augenblick leistet meine Gebärmutter dieselbe Arbeit, als würde sie eine Geburt einleiten. Wenn du noch einmal wagst, mir zu sagen, dass ich keine Schmerzen habe, dann wird mein Körper nicht der einzige sein, der blutet.“

ANTWORT EINER SCHÜCHTERNEN:

„Hast recht, ich jammere auch nur, weil es so COOL ist!!“ Oder: „Ich kann darüber mit jedem reden, der auch eine Gebärmutter hat. Oha, das hast du ja gar nicht. Na dann, tschüss!“

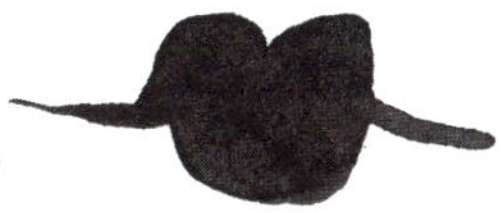

FRAGE

„DIE TAGE SIND DOCH VOLL EKLIG?“

SEXISTOMETER:
Das Sexismusniveau ist bei dieser Frage relativ niedrig. Denn ganz egal, ob die Person dich provozieren will oder die Frage im Laufe einer Unterhaltung entstanden ist, kann ich es verstehen, dass man eine unaufhaltsame Blutung mehr oder weniger eklig findet. Das heißt aber nicht, dass du ihrer Meinung sein musst.

ANTWORT EINER UNBEFANGENEN:
„Kacken ist auch irgendwie eklig. Und trotzdem tun wir es beide. Ich muss es jeden Monat fünf Tage lang aushalten, dass Blut aus mir heraustropft. Also sag du mir nicht, dass es eklig ist, denn ich habe keine Wahl.“

ANTWORT EINER SCHÜCHTERNEN:
„Ich habe mich daran gewöhnt. Viel schlimmer sind die Krämpfe.“

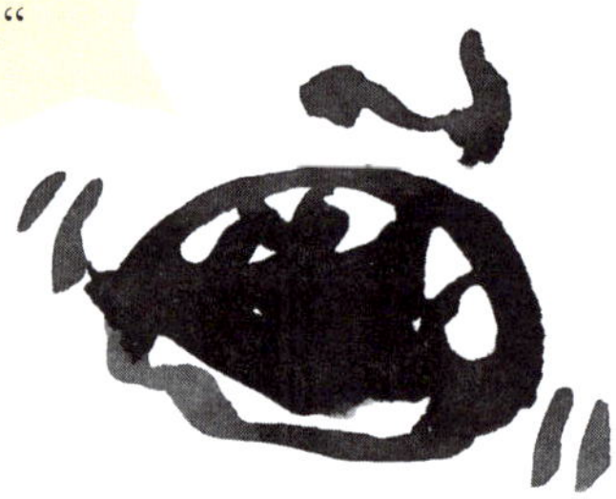

FRAGE

„OB DU DEINE TAGE HAST, INTERESSIERT KEINEN!“

SEXISTOMETER:
Das hört man oft von den Leuten, für die das Thema Menstruation etwas Peinliches ist, das bitte sehr im Verborgenen bleiben soll. Es ist vielleicht gar nicht sexistisch gemeint, aber auf jeden Fall einen Kommentar wert. (Außer, wenn du vorher mit einer benutzten Binde herumgewedelt hast. Aber, hallo, ist das schon JEMALS vorgekommen?)

ANTWORT EINER UNBEFANGENEN:
Gib deine fieseste, blutigste Tage-Geschichte zum Besten, bis diese Person den Raum verlässt. Sie muss dir nicht mehr zuhören und du musst ihre Visage nicht mehr sehen. *Win-win.*

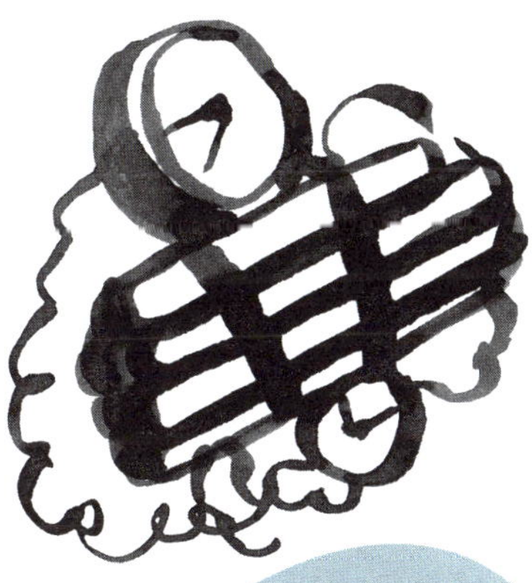

ANTWORT EINER SCHÜCHTERNEN:
„Hör doch nicht zu.“

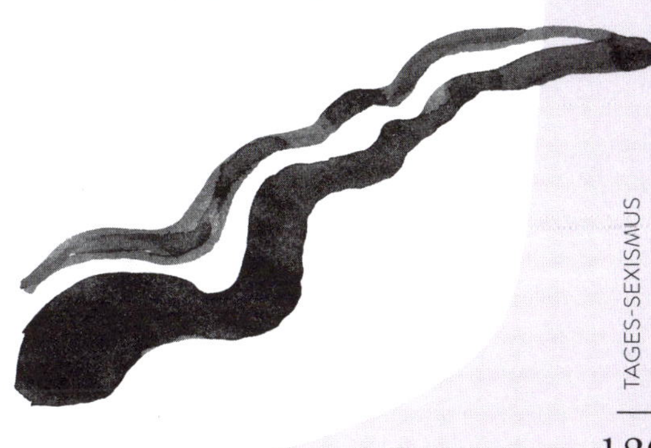

„EIN TRITT IN DIE EIER

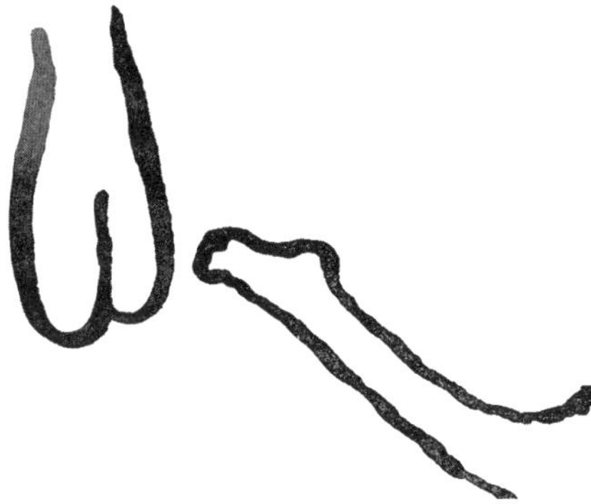

Wie oft hattet ihr schon die Diskussion, was am meisten wehtut. Ein Kind zu bekommen oder ein Tritt in die Eier? Wie oft habt ihr schon gehört, dass ein Tritt in die Eier hundert Trillionen Mal schlimmer ist als die Schmerzen bei einer Geburt? Ich habe in meiner Schulzeit an unzähligen heftigen Diskussionen darüber teilgenommen. Und immer wollten die gekränkten Jungs unbedingt recht behalten. Darum will ich diese Debatte ein für alle Mal beenden, obwohl die Tage ja gar nichts mit einer Geburt zu tun haben – oder doch, eigentlich schon … wenn sie ausbleiben natürlich.

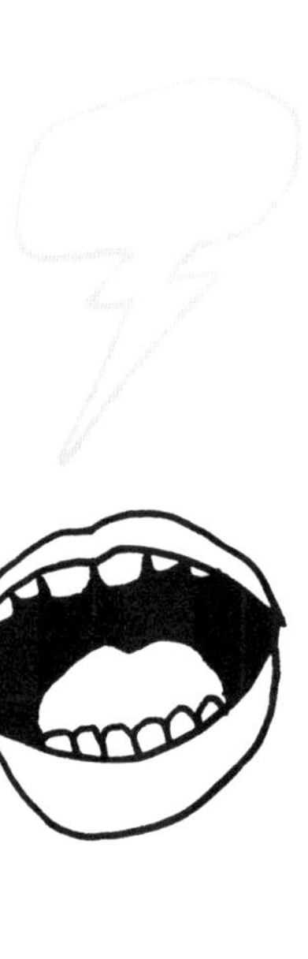

Das Wichtigste zuerst: Es gibt kein Forschungsgebiet, das sich damit beschäftigt, was am meisten wehtut, weil Schmerz nämlich subjektiv ist. Alle Menschen empfinden Schmerz unterschiedlich stark. Ob es ein bisschen wehtut, ziemlich oder irre weh. Wir alle haben unterschiedliche Schmerzschwellen und Schmerzgrenzen. Es ist darum unmöglich, Schmerz zu messen, außerdem gibt es auf der Welt keinen einzigen Menschen, der beides erlebt hat – Geburt und Eiertritt – und uns eine tiefere Analyse geben könnte. Deshalb ist diese ganze Debatte darüber, was am meisten wehtut, total sinnfrei.

Auch das Schmerzmärchen ist totaler *bullshit*. Das besagt nämlich, dass ein Mensch Schmerz bis zur Stufe 45 auf der Schmerzskala ertragen kann. Bei einer Geburt kann das bis auf 57 ansteigen – so wird behauptet – und bei einem Tritt in die Eier sind wir dann bei Stufe 9000.

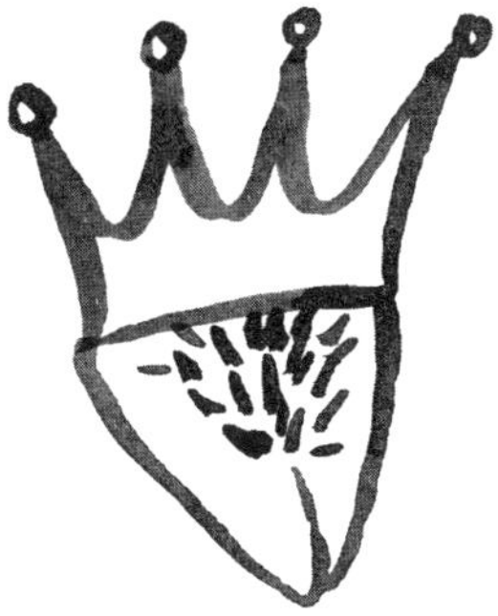

IST VIEL SCHLIMMER"

Die Logik, dass der Mensch eigentlich bis Stufe 45 aushält, die Skala aber nach oben offen ist, ist folglich *dummes Gequatsche.* Dass ein Tritt in die Eier ungefähr 158-Mal so doll wehtut wie die Geburt eines Kindes, muss sich sogar in den Ohren eines sehr subjektiven Schwanzträgers irre übertrieben an-

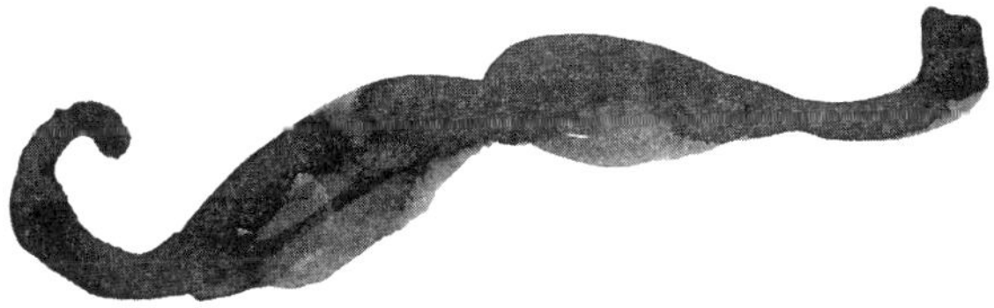

hören. Außerdem gibt es diese Schmerzstufen gar nicht, weil – wie ich schon sagte – Schmerz nicht vergleichbar gemessen werden kann.

Ich gehöre zu der Gruppe von Menschen, die ein Kind gebären können. Und obwohl ich es bisher vorgezogen habe, meine Tage zu haben, statt Kinder zu bekommen, werde ich trotzdem subjektiv an die Sache herangehen: Der Tritt in die Eier erzeugt einen Schmerz, der höchstens eine Stunde anhält, eine Geburt kann mehrere Stunden, sogar Tage dauern. Ein Tritt in die Eier ist eine schnelle, aber intensive Berührung, bei der Geburt wird ein Objekt in der Größe einer Wassermelone durch eine Öffnung in der Größe einer Münze gepresst. Der Schwanz geht bei einem Tritt auch fast nie kaputt. Aber weißt du, mit wie vielen Stichen einige Frauen nach der Geburt dort unten genäht werden müssen? Nein? Wie schön für dich. *Mir wird übel.*

Es liegt doch auf der Hand, dass eine Geburt viel mehr wehtut. Wer etwas anderes behauptet, sollte sich eine Packung Gehirn besorgen. Ganz genau, ich gedenke dieses Kapitel damit abzuschließen, dass ich alle disse, die nicht meiner Meinung sind. Amen.

TAGE & EMANZIPATION

Warum es mega-emanzipatorisch ist, seine Tage zu haben

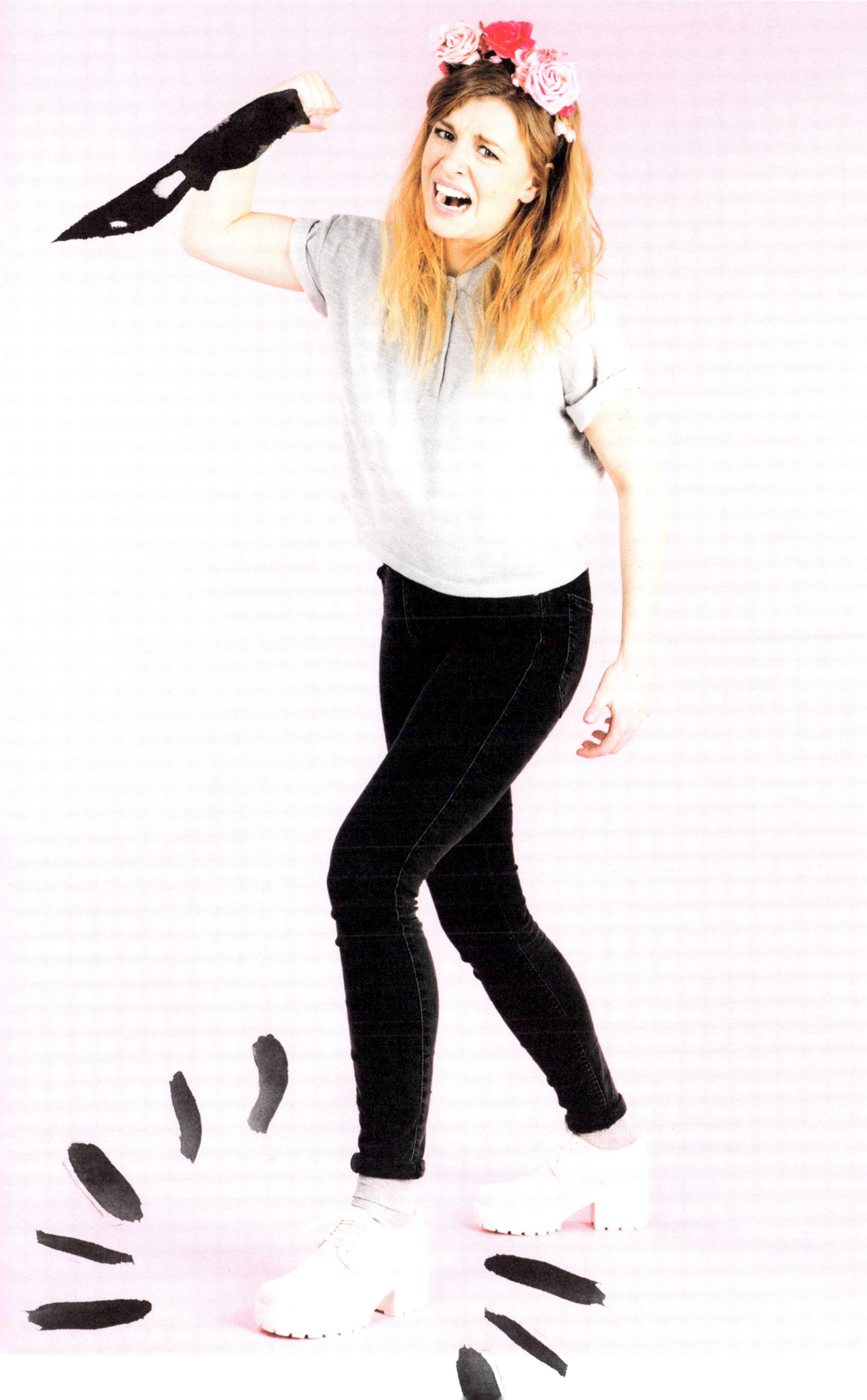

Es gibt genau fünf Sachen, für die ich mich ohne Ende begeistern kann: die Tage, Feminismus, Katzen, Chips und Nasenspray. Ohne Nasenspray würde ich gar nicht klarkommen, ich kann nämlich nicht schnäuzen (ich glaube, meine Nasengänge sind zu eng oder so, auf jeden Fall konnte ich das noch nie – und ohne Nasenspray wäre ich schon eine tote Frau). Chips sind das Beste, was es gibt. Katzen sind so flauschig und süß. Feminismus ist wahnsinnig wichtig. Und die Tage sind megaspannend, außerdem gibt es noch nicht so viele, die sich dafür interessieren und

---

Feminist zu sein bedeutet, sich für die politische, soziale und ökonomische Gleichberechtigung der Geschlechter einzusetzen. Und wer will das nicht?

---

begeistern. Darum muss ich das tun, so einfach ist das.

Ich begegne immer wieder Mädchen, die sich nicht als Feministin bezeichnen wollen. Das erfahre ich aber erst, nachdem wir uns eine ganze Weile unterhalten haben. Es ist ja nicht so, dass ich mit einem Messer in der Tasche herumlaufe und den Leuten die Klinge an den Hals drücke und brülle: „BIST DU EINE FEMINISTIN? LOS, SAG JA!" Ja oder nein. Los, schnelle Antwort. Das wäre auch nicht nett.

Es ist total okay, wenn man sich nicht als Feminist oder Feministin bezeichnen will. Das wollte ich am Anfang auch nicht. Es fühlte sich an, als würde ich sagen: „Ich bin ein echter Directioner", kenne aber nur zwei Songs von denen. Ich verstehe auch komplett, dass man sich nicht Feminist nennen will, wenn man ein Typ ist, der in einem Büro arbeitet und mehr verdient als seine weiblichen Kollegen, die denselben Job machen. Geld ist ja immer *nice*. Ist doch logisch, dass die Gleichberechtigung in so einem Fall nicht an Platz 1 steht. Aber eigentlich finde ich, dass Leute mit dieser Einstellung nicht alle Tassen im Schrank haben, wie man so schön sagt. Aber wenigstens haben sie einen Grund dafür.

Eigentlich sollten sich alle Feministen nennen. Feminist zu sein bedeutet, sich für die politische, soziale und ökonomische Gleichberechtigung der Geschlechter einzusetzen. Und wer will das nicht? Oder gibt es wirklich jemanden, der hier und jetzt seine Hand heben könnte und gegen die Gleichstellung von Mann und Frau ist? (Ja klar, in irgendeinem kleinen Loch bestimmt. Und dir sage ich: „SCHÄM DICH. Pass auf, dass ich dich nicht mit meinem Gehirnspray erwische.")

Viele von euch werden jetzt denken, HÄH, Schweden ist doch ein total feministisches Land, bei uns gibt es total viele Frauen in der Politik, Frauen, die echt was zu sagen haben, und auch welche, die irre viel Geld verdienen. Ja, stimmt genau. 2013 war Schweden auf Platz 4 der Länder der Welt mit der höchsten Gleichberechtigung. Das ist schweinegut. Ja, wir machen das hier oben echt super. Auf der anderen Seite gibt es hier mehr Geschäftsführer, die Johan heißen, als welche mit weiblichen Vornamen. Außerdem verdienen Frauen für dieselbe Arbeit im Schnitt viel weniger Geld, so als würden sie ab 15:52 Uhr eigentlich umsonst arbeiten. Und zwar jeden Tag. Dazu kommt, dass jede vierte Frau so etwas wie häusliche Gewalt erlebt. Und die Vergewaltiger kommen ohne Strafe davon, weil

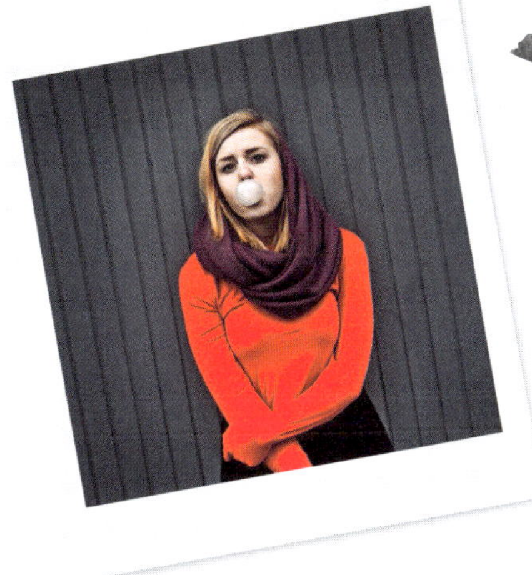

das Opfer betrunken war, ein zu kurzes Kleid anhatte, ein zu tiefes Dekolleté trug oder eben einfach nur existierte.

Alle, die das auch nur ein kleines bisschen merkwürdig finden, sollten sich, ohne zu zögern, Feministen nennen. Sich als Feminist zu bezeichnen heißt doch nicht gleich, dass man sich sofort der Europäischen Feministischen Initiative (EFI) anschließt, sich für die Frauenquote einsetzt und sich nie wieder rasiert. Das bedeutet auch nicht, dass man Männer hasst, falls ihr euch das fragt. Es geht vielmehr darum, die Grenzen zwischen „Kerl" und „Girl" nicht so eng zu ziehen, weil sonst diese krassen Rollenbilder entstehen, in denen man sich nicht mehr frei bewegen kann. Natürlich darf man sich der EFI anschließen, für die Frauenquote sein und sich nie wieder rasieren, aber das ist ja das Tolle am Feminismus: Im Grunde steht dahinter, dass alle so sein dürfen, wie sie wollen, mit den gleichen Rechten und Pflichten, ohne wegen des Geschlechts diskriminiert zu werden. Ich finde, das klingt ziemlich vernünftig.

Und die Tage sind in dieser Diskussion über Feminismus ein superwichtiges Thema. Die Menstruation wurde in der Geschichte der Menschheit immer systematisch eingesetzt, um die Frauen zu unterdrücken. Darum ist es an der Zeit, unsere Tage zurückzufordern. RECLAIM THEM. Mach sie zu deinem Eigentum, das nicht einfach öffentlich herumliegt und von jedem belächelt und abstoßend gefunden werden kann.

Fang an, über sie zu reden, sie richtig wahrzunehmen und zu verstehen. So unfassbar viele Jahre lang wurde verschwiegen, was da eigentlich zwischen den Beinen passiert. Wir müssen uns diese Jahre des Schweigens zurückerobern.

DIE SCHWEREN TEENAGERJAHRE

Wenn meine Eltern Geburtstag haben, sage ich: „Herzlichen Glückwunsch! So jung wie heute werdet ihr nie wieder!" Dann seufzen sie laut und für einen kurzen Moment sieht man die Panik in ihren Augen aufblitzen, weil ihnen klar wird, dass sie schon schweinealt sind. Mir geht es da vollkommen anders. Natürlich bin ich auch noch nicht alt, zumindest im Vergleich zu meinen Eltern, aber ich bin so was von froh, dass ich nie wieder jünger sein muss, als ich jetzt bin. Ich bin auf einige Dinge in meinem Leben stolz, aber nichts toppt die Freude darüber, dass ich meine Zeit als Teenager überlebt habe. Ich bin so überglücklich, dass ich nie wieder zurück und klein sein muss, sondern einfach immer nur älter und klüger werde.

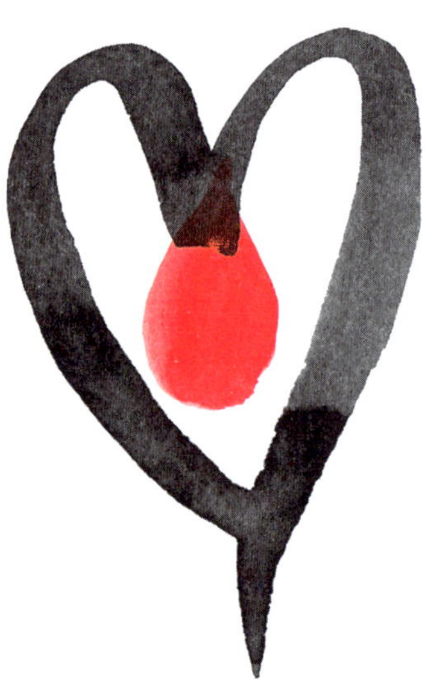

Die meisten Teenager sind in der Regel mehr oder weniger durcheinander. Hättest du allerdings die vierzehnjährige Clara gefragt, ob sie sich durcheinander fühlt, wäre ein klares NEIN gekommen. Sie fühlte sich extrem sicher und wusste ganz genau, wer sie war. Vor allem in ihrer halbpunkigen Zeit mit Kajal, schwarz-weißkarierten Hemden und Kniestrümpfen. Fragst du die heute einundzwanzigjährige Clara, ob sie damals durcheinander war, würde die Antwort JA lauten. So was von JA. Am schlimmsten ist der Wunsch, aus der Masse herauszustechen, sich aber gleichzeitig auch anzupassen und mitzuschwimmen. Denn so läuft das in der Schule. Du sollst einen eigenen Stil haben, lustig, cool und einzigartig sein. Aber wehe, du bekommst weder deine Tage noch Busen oder du verlierst deine Unschuld nicht und schminkst dich nicht, wenn alle anderen es tun.

Das Lustige daran ist, dass es vollkommen unmöglich ist, das einzulösen. Oder na gut, natürlich gibt es immer Ausnahmen, diese Obercoolen, die als Allererste BH und Mascara benutzen und darum extracool sind, weil sie früher als alle anderen das Rollenbild der „richtigen Frau" erfüllen. Aber für mich und die meisten anderen, die auch tapfer kämpften, um dazuzugehören, war der Versuch die Quelle permanenter Verzweiflung.

WIE NENNT MAN DEN ANFANG UND DAS ENDE DER BLUTUNG?

TAG-EIN TAG-AUS

„WEIBLICHKEIT“ & FEMINISMUS

HIER IST EINE LISTE ALLER KÖRPERTEILE …

… ÜBER DIE ICH MIR IM LAUFE MEINES LEBENS MEHR ODER WENIGER GROSSE SORGEN GEMACHT HABE:

Busen (klein)
Bauch (dick)
Hintern (Dehnungsstreifen)
Hüften (Rettungsringe)
Nägel (abgebissen)
Hände (trocken und klein)
Füße (nur klein)
Zehen (anerkannt hässlich)
Beine (kurz und behaart)
Haare (dünn)
Gesicht (pickelig)
Nase (bucklig)
Zähne (gelb)
Lippen (schmal)

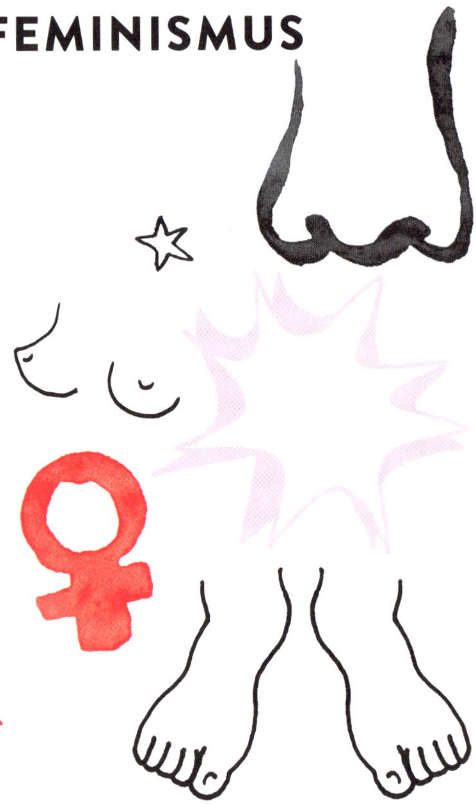

Das war natürlich nicht alles auf einmal, sondern hatte seine Phasen. Zu meinem Bauch und meinem Busen habe ich, genau genommen, noch nie ein gesundes, freundschaftliches Verhältnis gehabt. Aber die Nase zum Beispiel ist eines Morgens beim Zähneputzen einfach so dazugekommen. Während ich mir also so über meine (gelben) Hauer schrubbte, wurde mir plötzlich bewusst, was für einen Haken ich da im Gesicht habe. Erster Gedanke: *Holy fuck*! Zweiter Gedanke: Wie kann man etwas verbergen, das etwa fünf Kubikzentimeter groß ist und mitten im Gesicht sitzt? Ein halbes Jahr lang habe ich unfassbar viel Zeit und Energie darauf verwendet, dass mich niemand im Profil sieht. Sechs Monate lang wusste ich immer, in welchem Winkel ich zu den anderen in meiner Umgebung stehen muss, damit sie mich nicht von der Seite sehen können. Dafür, dass dieses Projekt von vornherein zum Scheitern verurteilt war, habe ich mich ganz gut geschlagen, finde ich.

In der siebten und achten Klasse hatte ich die meisten Minderwertigkeitskomplexe, was mein Aussehen anbetraf, eigentlich die gesamte Liste. Ich wundere mich wirklich, wie ich das überlebt habe. Wie hält man es bloß aus, den ganzen Tag nur darüber nachzudenken, wie man am besten alle problematischen Körperteile verdecken kann? Wie soll man ein normales Leben führen, wenn man davon überzeugt ist, das *widerlichste Lebewesen* auf der ganzen weiten Welt zu sein?

Mit 14 hatte ich auf diese Fragen sehr gute Antworten: Man stopft sich einfach das Bustier mit Papier und Watte aus, und wenn man sich den ersten BH kauft, dann nimmt man eisenhart einen mit großzügigem Push-up. Da kann man auch zusätzlich noch Papier reinstopfen. Den Bauch kann man einziehen, und wenn man wie ich seit zwei Jahren Leichtathletik macht, haben sich sogar ein paar Muskeln unter der Schwabbelmasse gebildet. Wenn man also den Bauch einzieht und die Muskeln anspannt, ist die Wampe gleich viel flacher. Was den Hintern anging, konnte ich nicht wirklich was machen, und da ich noch keinen Sex gehabt hatte (was mir natürlich auch Sorgen machte), würde die Streifen ja auch niemand sehen. Der Rettungsring an meinen Hüften (eigentlich ein ganz witziger Ausdruck dafür) kann durch einen Boykott der Klamottenkombination hautenge-Tops-und-knallenge-Jeans verborgen werden. Langärmelige Hemden sind immer erste Wahl, denn da lassen sich auch die hässlichen Hände und Nägel in den Ärmeln verstecken. Und im Sportunterricht werden natürlich niemals kurze Hosen angezogen, weil niemand die rotfleckigen Beine sehen soll. Nach dem Sport hüpft man nur superkurz unter die Dusche, damit die Klassenkameradinnen (die im Übrigen alle megageil aussehen) deinen verwachsenen Körper nicht sehen – ganz zu schweigen von deinen hässlichen, komischen Füßen. Auch hier gilt natürlich, dass die Nase niemals im Profil zu sehen sein darf, und wenn die Pickel im Gesicht nicht mehr ausreichend von dem dünnen Pony verdeckt werden können, kann man immer noch sagen, dass die Katze schuld war. Also, wenn man eine hat. Die hatte ich ja sogar. Allerdings ist Vierzehnjährigen die Verlässlichkeit der Quellen auch nicht so wichtig.

Im Gymnasium ab der Mittelstufe ist einem so ungefähr alles peinlich und unangenehm. Die Scham ist eine natürlich Reaktion, wenn es einem nicht gelingt, Teil der Allgemeinheit zu werden, oder man sich auf eine Weise verhält, die zu crazy ist. Die „erwachsene Frau" hat ein vorgefertigtes Aussehen und die Hälfte von uns ist auch auf dem Weg dorthin. Sehen wir aber nicht aus wie das Bild der „erwachsenen Frau", dann stimmt was nicht. Man kann sofort sehen, ob jemand dazugehört oder nicht. Man muss nur beurteilen, wie weit das Ideal der „erwachsenen Frau" von der Person entfernt ist. Je näher desto besser, je weiter weg, desto schlimmer und desto mehr muss dagegen getan werden.

Zu diesem Zeitpunkt etwa hatte auch ich begriffen, dass ich mich ändern muss. Dieser Groschen ist am Anfang der Mittelstufe gefallen und plötzlich wusste ich ganz genau, was zu tun war. Ich sah, dass erwachsene Frauen sich schminken, sich die Beine rasieren und sich hübsch anziehen, um eine gute Frau und Mitbürgerin zu sein. In der Sechsten kaufte ich mir das erste Mal Mascara, in der Siebten Kajal und in der Achten meine erste *Foundation*, weil mein Gesicht sehr, sehr fleckig war. In der Siebten habe ich mir auch zum ersten Mal die Beine rasiert, allerdings ohne Wasser und ohne Rasierschaum, weil ich gar nicht wusste, wie man die paar Stoppeln entfernen sollte. Das Gefühl von Gemeinschaft, als ich den anderen davon vorschwärmte, wie glatt und weich meine Beine jetzt waren, hat mich überwältigt.

Dabei war das alles eine Lüge. Meine Beine waren voller kleiner, juckender Pickelchen, weil eine Trockenrasur nie eine gute Idee ist. Aber das wussten die anderen ja nicht. *Yes. Mach mich ruhig fertig!*

RASIEREN ODER NICHT

Ganz junge Mädchen fragen mich häufig, was ich über Frauen denke, die sich nicht rasieren. Ich denke dasselbe wie über Leute, die keine Zahnseide benutzen: Denen geht ein tolles Gefühl durch die Lappen, aber sie sind meistens sehr nette Leute. Aber natürlich gibt es Ausnahmen und die können ganz schön nerven. Keine Frage. Dasselbe gilt für Leute, die Kartoffeln lieber mögen als Pasta. Das können zwischendurch krasse Vollidioten sein. März 2012 war das Melodifestival in allen Medien. Nicht etwa, weil Loreen gewonnen hat, sondern weil das schwedische Fernsehen ungefähr zwei Sekunden lang eine jubelnde Frau aus dem Publikum gezeigt hat, die … BEHAARTE ACHSELN hatte. Ich habe mich nicht weiter für die Identität dieser Frau interessiert, aber auf Twitter schlug ihr eine größere Hasswelle entgegen als Judas, nachdem er Jesus verraten hatte. Zwei Jahre später, Februar 2014, hob das Jurymitglied Nour El-Refai bei selbigem Festival für etwa eine halbe Sekunde den Arm. Vor vier Millionen Zuschauern. Daraus resultierte ein absurder Shitstorm darüber, dass eine öffentliche Person ihre Achseln nicht rasiert hatte. Ein Twitter-User schrieb, dass er jetzt echt genug behaarte Frauenachseln zur besten Sendezeit gesehen hätte. Andere bejubelten Nour für ihren Mut. Sie sagte ganz cool: „Das habe nicht ich erfunden, sondern die Evolution!"

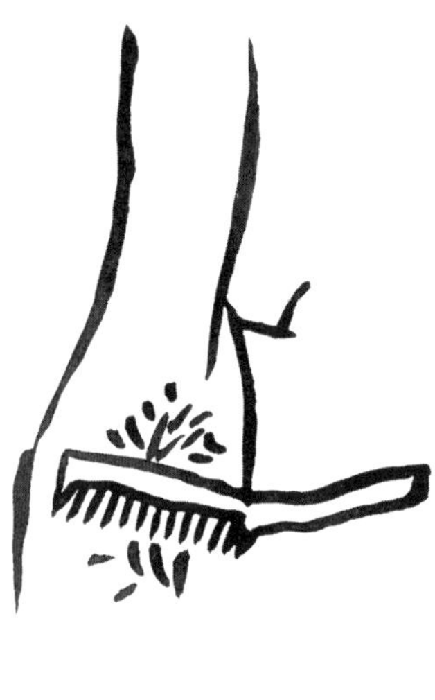

Ich war dreizehn Jahre alt, als ich mich erwachsen genug fühlte und zusammen mit meinem Klassenkameraden entschied, dass Körperbehaarung ziemlich

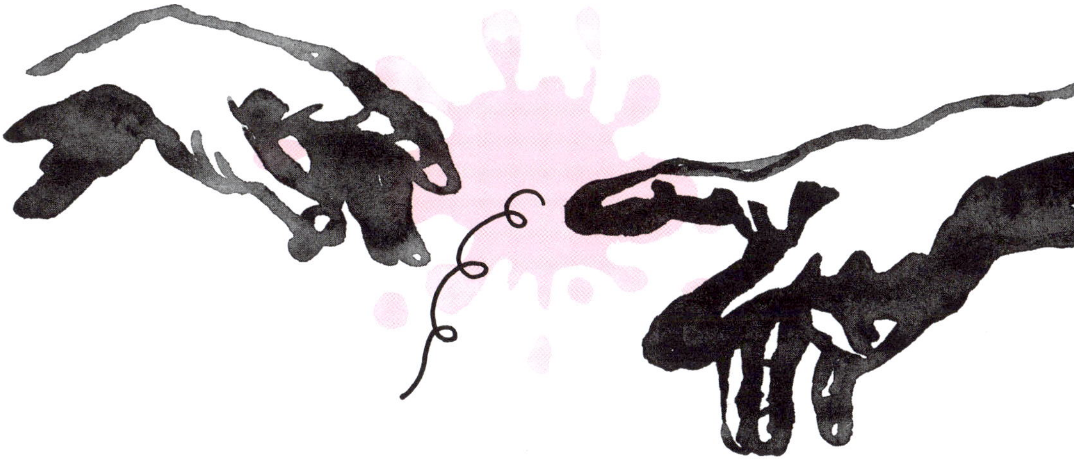

RASIEREN

nasty ist. Zumindest bei Mädchen. Einmal hatte ein Junge aus der Klasse glänzende Beine, als hätte er sie gewachst. Wir haben uns schlapp gelacht.

Noch am gleichen Abend stand ich in der Dusche und fluchte, weil ich mich beim Rasieren dauernd verletzte.

Als ich in die Oberstufe kam, habe ich aufgehört, mich so oft unter den Armen und an den Beinen zu rasieren. Es war supernervig und außerdem wuchsen die Haare auch schnell wieder nach. Zum Glück hatte ich eine tolle Klasse, da konnte ich an einem warmen Tag auch mit Stoppeln an den Beinen zur Schule gehen. Allerdings hat es mich total gestört, dass ich mir beim Melden überlegen musste, ob es unter den Achseln aussah wie im Dschungel. *Uups.*

Einen Tag nach dem Abitur ist mir eine Sache aufgegangen: Körperbehaarung ist überhaupt nicht ekelig. Ich weiß, *holymoly, shitpommes frites*, etc., etc. – der Gedanke macht mich ganz schwindelig. Natürlich gibt es andere, die es eklig finden, aber die sollen doch am besten unter ihren eigenen Achseln nachsehen, ob da Haare wachsen. Und wenn sie dort welche finden: Uups! Wohl vergessen, das zu checken, bevor du meine Achseln kommentiert hast. Wenn du dich schnell rasieren willst, bitte sehr. Wenn du es nicht willst: Alles gut! Ich verspreche dir, dass ich deine Achseln in Frieden lasse. Und ich werde dir auch meine Achselhaare nicht ins Gesicht drücken. Erstens ist das eine Frage des Prinzips und außerdem ist das sauanstrengend. Ich bin nämlich nicht besonders groß und müsste mich voll bemühen, so hoch zu kommen. Und physische Anstrengung versuche ich Moment gerne zu vermeiden.

Es gibt Unterschiede zwischen Männern und Frauen. Ein Unterschied ist, dass ein Mann ein Mann ist und eine Frau aus mehreren Körperteilen besteht: Eine Frau besteht aus Busen, Oberschenkeln, Bauch, Lippen und Haaren, Hüften, Nägeln und Augen. Und für jedes Körperteil existiert ein eigenes Ideal.

Der Bauch soll flacher sein, der Busen größer, die Oberschenkel straffer, die Lippen fülliger. Seit ich weiß, dass man sich über seinen Körper eine eigene Meinung bilden kann, habe ich eine. Mein Selbstwertgefühl war nie besonders groß. Manchmal habe ich vor dem Spiegel gestanden und geheult und geflucht. An richtig schlimmen Tagen war es die größte Zumutung, so etwas Alltägliches wie Duschen zu bewältigen. Mich auszuziehen und diese Hülle nackt zu sehen, mit der ich so unzufrieden war. Die anderen fanden meinen Körper nie komisch, ich hatte halt einen ganz normalen Körper, der sich in die Gruppe der übrigen einreihte – einige fanden mich sogar ziemlich schlank. Aber unter meinen eigenen, bewertenden Blicken fühlte ich mich total verletzlich. Du bist mit dir allein und hasst dich. Und du kannst dir nicht entkommen.

Aber vor ungefähr einem Jahr geschah etwas. Ich stand unter der Dusche und plötzlich bekam ich eine mentale Ohrfeige. Während ich mir die Haare mit Shampoo wusch und dabei auf den Boden sah, wurde mir schlagartig bewusst, dass ich in den letzten zehn nackten Minuten keinen Gedanken an meinen Bauchspeck verschwendet hatte. Ich weiß auch, warum.

Während ich dieses Buch schreibe, sind wir im Monat März angekommen. Und ich habe mich seit November nicht mehr unter den Achseln rasiert. Und meine Beine seit anderthalb Jahren nicht. Das ist einfach nur großartig.

Und es macht Spaß, mit der Hand über die zentimeterlangen Haare zu streichen, die kitzeln in der Handfläche. Das ist so ungewohnt und auch ein bisschen aufregend. Denn dieser dunkelblonde, unschuldige Flaum versetzt den Idealen meiner Jugend einen echten Haken.

Und in diesem Augenblick … hat es in meinem Kopf Klick gemacht. Ich habe es kapiert. Kapiert, dass die Haare nicht das Ideal sind, sondern dass sie dort einfach wachsen. Kapiert, dass der Rettungsring unter meinem Bauchnabel auch kein Ideal ist, aber da ich in einem Industrieland lebe und es mir gut gehen lasse, wächst er dort. Kapiert, dass meine Hängebrüste auch kein Ideal sind, ich aber eines Tages ein Kind damit ernähren kann, und da ist es mal voll egal, wie sie aussehen. Kapiert, dass auch meine rotfleckige Haut kein Ideal darstellt, aber dass ich so nun einmal ungeschminkt aussehe. So bin ich. Mir war immer so wichtig, einem Ideal zu entsprechen, und ich habe diesen Wunsch nie infrage gestellt. Und dabei habe ich ganz vergessen, dass mein Körper ganz normal ist. Und gut. Während also auf Twitter die Achselbehaarung mit *#hairriot* gefeiert wurde, hatte ich praktisch ein eigenes *bodyriot*. Das war so was von cool. Gleichzeitig aber wurde ich so wütend. Denn mir wurde auch klar, was die ungeschriebenen

---

> ”*Eine Frau besteht aus Busen, Oberschenkeln, Bauch, Lippen und Haaren, Hüften, Nägeln und Augen. Und für jedes Körperteil existiert ein eigenes Ideal.*

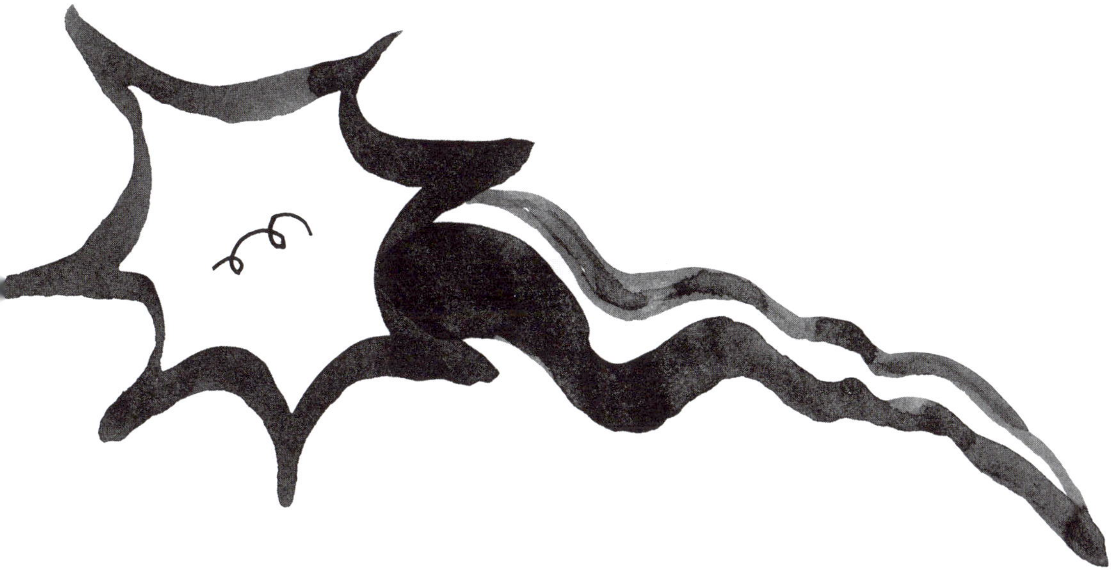

Ich weiß, welche unsichtbaren, unausgesprochenen Auflagen die Normfrau zu erfüllen hat. Das ist volle Gehirnwäsche. Und trotzdem kann ich nicht aufhören, sie zu erfüllen.

Gesetze und Gesellschaftsstrukturen mit unseren Gehirnen anstellen. Und dass es uns damit überhaupt nicht gut geht.

Dagegen hätte ich natürlich rebellieren konnen. Es wäre auch spannend geworden, was wohl mit meinem Selbstbild passiert wäre, denn ich hätte ja gleichzeitig gegen das Ideal und gegen mich protestiert. Und mit allem aufhören müssen, das dem klassischen Frauenbild entspricht, das ich ja seit Jahren schon erfüllt habe. Wenn ich also mit dem Rasieren der Beine, dem Schminken, dem Haaremachen und Schöne-Klamotten-Kaufen von jetzt auf gleich aufhören würde, könnte ich dann wohl meinen Körper so annehmen, wie er ist, obwohl mir die Gesellschaft sagt, was an ihm alles nicht perfekt ist? Vielleicht. Vielleicht auch nicht. Ich habe ehrlich gesagt keine Ahnung. Aber das spielt auch alles keine Rolle, weil ich ja gar nicht aufhören will, mich zu schminken. Oder shoppen zu gehen. Ich bin in einer Welt aufgewachsen, die es mir vorgelebt hat.

Ich weiß, welche unsichtbaren, unausgesprochenen Auflagen die Normfrau zu erfüllen hat. Das ist volle Gehirnwäsche. Und trotzdem kann ich nicht aufhören, sie zu erfüllen.

Und das ist auch das Verwirrende am Frausein. Es gibt zwei parallele Welten in dieser unserer Welt. Einerseits gibt es dieses Idealbild, die starren Strukturen und Normen. Viele von uns versuchen, sie fast alle zu erfüllen, einige nur wenige davon. Andererseits aber weiß ich genau, wie einengend diese Normen sein können

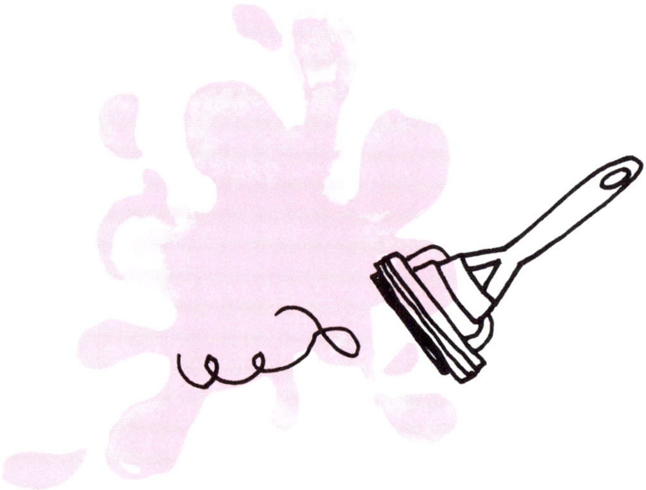

und dass sie auch eingesetzt werden, um die Frauen zu unterdrücken. Wie wichtig es ist, sich das bewusst zu machen und vielleicht manchmal zu wagen, aus ihnen auszubrechen. Deswegen ist es ja so extrem *mindfucking*, dass wir uns nicht für eine Welt entscheiden können, sondern immer beide auf dem Schirm haben müssen.

Dasselbe gilt für die Tage. Wenn mich jemand fragt, ob ich meine Tage habe, kann ich mich für den feministischen Blick entscheiden, bei dem meine Tage nichts Peinliches sind, und offen und sachlich auf die Frage antworten. Dann aber verleugne ich die andere Seite, die andere Perspektive, weil wir leider noch nicht so weit sind: Noch sind die Tage keine schmerzlose Angelegenheit und außerdem werden sie nach wie vor gegen uns verwendet. Aber dasselbe gilt eben auch, wenn ich mich andersherum verhalte. Wenn mir die Frage unangenehm ist und ich sie verneine oder als Beleidigung schlucke. Dann verhalte ich mich der Norm entsprechend, die Gesellschaft tätschelt mir anerkennend auf die Schulter, als wäre ich ein *braver Hund*. Versteht ihr, was ich meine?

Ich finde es supercool, von der Norm abzuweichen. Mein nächster Schritt wird sein, mir die Haare unter den Achseln wachsen zu lassen. Ist es nicht unfassbar, dass ein Körperteil so eine heftige Debatte auslösen kann?

Ich warte gespannt auf den Tag, an dem es zu einem nationalen Wutausbruch kommt, weil ein Mann zu buschige Augenbrauen hat. Ich werde mir bis dahin an allen möglichen Stellen Haare wachsen lassen, und wenn ich dann eine bekannte TV-Größe bin, werde ich in einer Livesendung (von meiner eigenen Talkshow, die total oft gesendet wird und megaviele Zuschauer in ganz Nordeuropa hat und für die ich voll viele Preise gewonnen habe und sogar eine benutzte Unterhose von meinem größten Fan aus Trondheim bekommen habe) meine Arme in die Luft reißen und die Welt schockieren. Danach sind alle haarbegeisterte Radikalfeministen.

Also, so was in die Richtung will ich machen. Aber das war jetzt nur ein kleiner Ausflug.

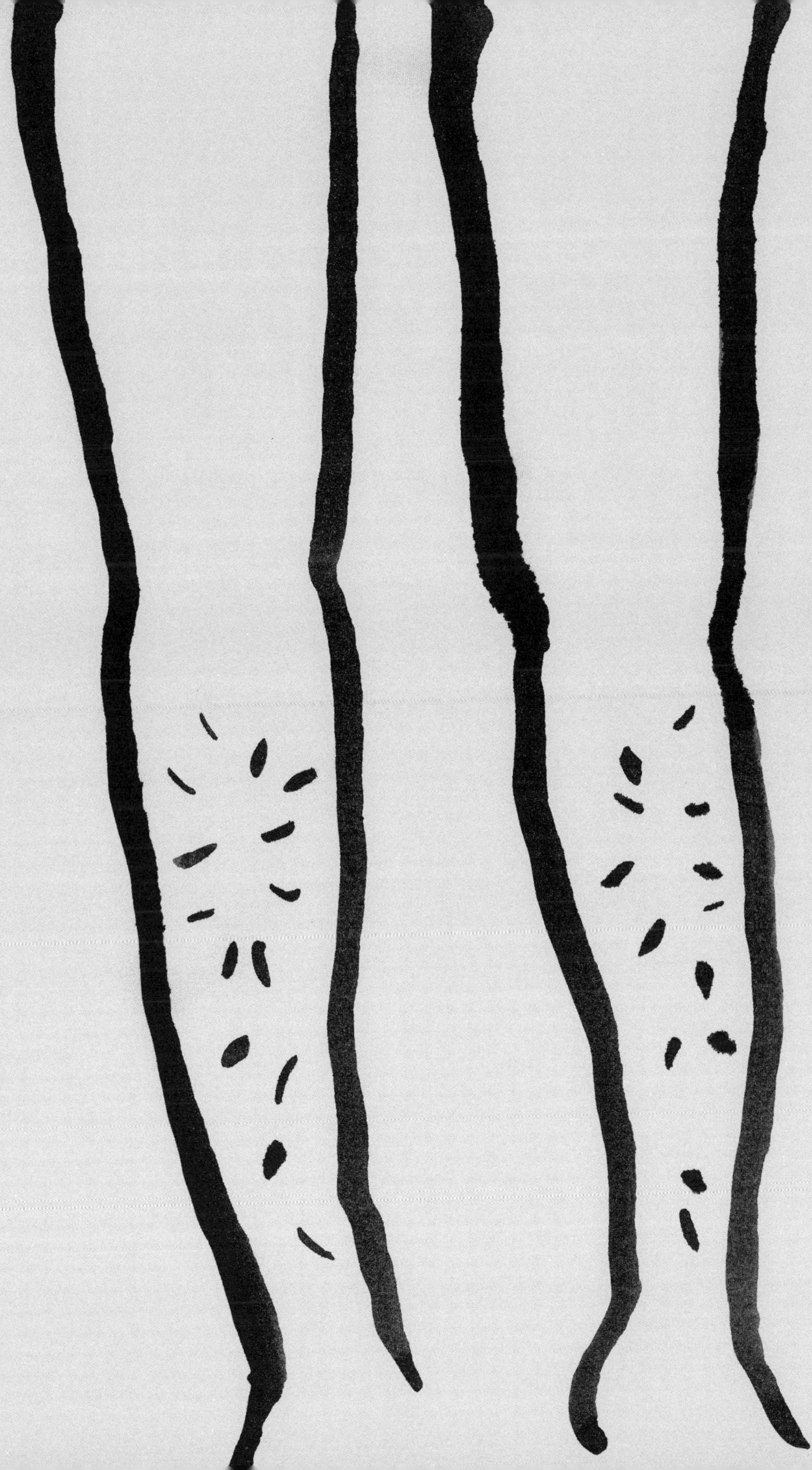

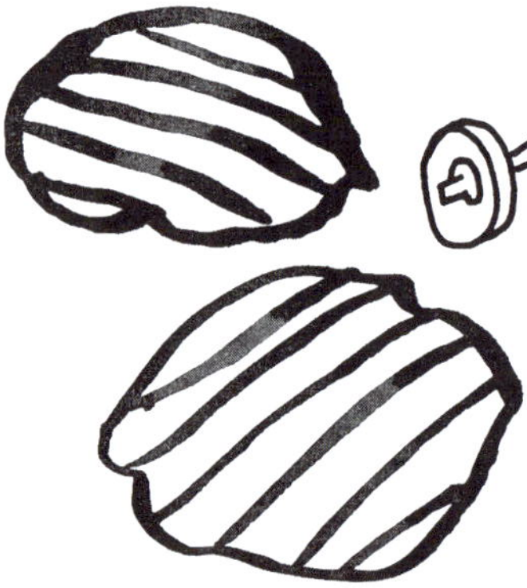

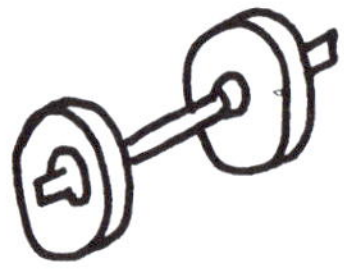

WEM GEHÖRT MEIN KÖRPER?

Ich werde immer wieder mal interviewt. Verdammt oft soll ich dann meine besten Fitnesstipps verraten. Das ist die ödeste Frage der Welt (neben der Frage, wo ich mich in zehn Jahre sehe, das ist *fucking* UNMÖGLICH zu beantworten, ich HASSE diese Frage), weil ich kein dämlicher Fitnesspapst bin und mich die Leute nur deswegen für *fit* halten, weil ich dünn bin. Ich will darauf einfach nicht antworten, obwohl ich schon halbwegs regelmäßig joggen gehe. Also sage ich, dass ich gute Gene habe. Diese Antwort gefällt den Journalisten aber nicht, also bohren die weiter, wie oft ich trainiere. Es ist praktisch unmöglich, einem Journalisten zu entkommen, der dich zu deinem Fitnessprogramm befragen will. Einmal habe ich was ausprobiert und gesagt, ich würde einfach viele Chips essen. Aber mein Gegenüber reagierte nur leicht irritiert. *Note to self*: Der Verzehr von Chips gilt nicht als überzeugende Antwort darauf, wie ich fit bleibe.

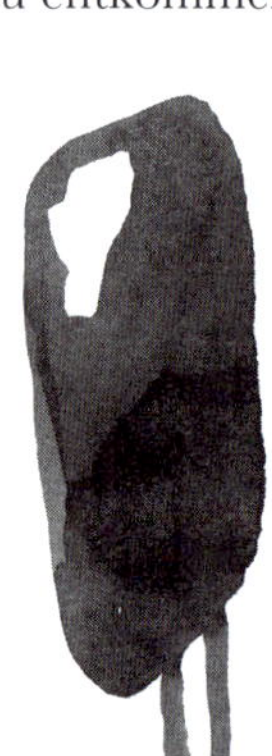

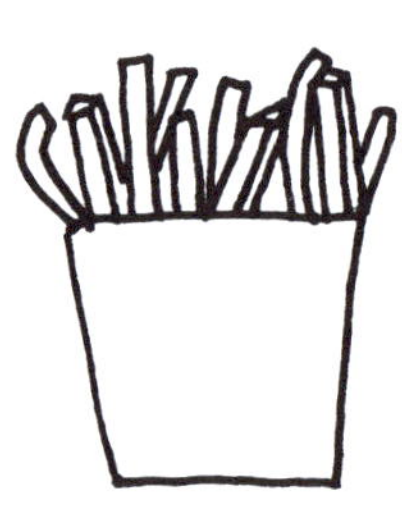

Muss ich denn überhaupt *fit* sein? Muss ich der Welt Fitnesstipps geben? Woher wissen die denn, dass ich *fit* bin? Woher nehmt ihr die Sicherheit, dass ich eben NICHT etwa 52 Tüten Chips pro Jahr konsumiere, und zwar nur ich allein? Apropos, WIE heißt denn der Plural von *fit*? So viele Fragen. Okay, schön im Slip bleiben. Es folgen ein paar frische Gedanken dazu aus dem Clara-Köpfchen: Nein, natürlich musst du nicht *fit* sein. Allerdings musst du dünn sein. Denn das Allerschlimmste ist, dass du dick wirst. Dick = *big no no*. Dick sein ist alles andere als „weiblich". Außer du bist schwanger. Aber nur bis das Baby rausgeschossen kommt, dann musst du bitte sehr gleich wieder dünn sein. Und am besten schneller, als Lady Gaga ihre Frisur wechselt.

Es ist doch unfassbar, wie besessen wir von unserer Gesundheit sind. Die Frauenzeitschriften sind voller guter Trainingstipps für straffere Oberschenkel, Websites bieten Rezepte mit den perfekten Nährwerten an und es gibt Instagram-Seiten, die gesunde Lifestyles anpreisen. Und keine Frage: Es ist ja total super, sich gesund zu ernähren! *Voll okay*, sich um seinen Körper zu kümmern und ein gesundes energetisches Leben zu führen. Gepriesen seid ihr, die sich beherrschen und so leben können und nur an einem Abend pro Woche Chips essen! Leider aber gibt es da einen Aspekt, der sehr viel Platz einnimmt, egal wie wir es drehen und wenden. Sich gesund zu ernähren und sportlich zu sein bedeutet nämlich immer auch, *dünn* zu sein.

Es ist irgendwie nicht vorgesehen, dass dicke Leute auch gesund leben können. Die Vorstellung, dass dicke Menschen zu viel essen, sich zu wenig bewegen und generell zu ungesund leben, ist tief in unserem abendländischen Bewusstsein eingebrannt. Und das ist in unserer Welt gleichbedeutend mit Versagen, weil uns Gesundheit ja so SCHWEINEWICHTIG ist. Darum können dicke Menschen auch gar nicht mit ihrem Körper zufrieden sein. Dick zu sein und eben nicht unbedingt sofort abnehmen zu wollen ist in unserer Welt unvorstellbar. Sie müssen die Trainingstipps für straffere Oberschenkel befolgen und die Gerichte mit dem perfekten Nährwert zu sich nehmen, denn wer nicht dünn ist, kann nicht glücklich sein. So in etwa.

Ich sehne mich nach dem Tag, an dem der Satz „Oh Gott, ich bin soo dick!" nicht mehr mit „Du bist doch total dünn!", sondern mit „Du bist soo superschön!" beantwortet wird.

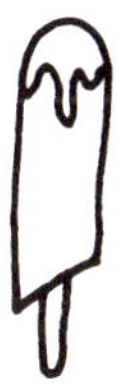

Mir macht das ja alles nichts aus. Erstens gelte ich in den Augen der anderen als dünn und kann gleichzeitig essen, was ich will, weil die Leute denken, da ich dünn bin, achte ich selbstverständlich auf meine Gesundheit. Eindeutig eine *Win-win-Situation*. Solange mein Körper so aussieht, wie er es jetzt tut, kann ich so viele Chips essen, wie ich will. Das erhöht sogar meinen Coolness-Faktor, denn ich esse so ungesundes Zeug, habe aber trotzdem meinen Körper unter Kontrolle. Aus demselben Grund könnte aber ein übergewichtiges Mädchen zum Beispiel nicht bloggen, dass sie sich gerade eine Tüte Chips reingezogen hat. Das wäre nämlich ein Cyberspace-Selbstmord. Alle würden durchdrehen und Panik wegen Übergewicht schieben, denn ein übergewichtiges Mädchen darf gefälligst nicht stolz und zufrieden mit ihrem Körper sein. *Uh-uh.*

An genau diese Dinge versuche ich mich zu erinnern, wenn ich mich ansehe und mein Gehirn voll am Ausflippen ist und brüllt, dass ich zu dick bin. Ich sage mir dann, dass mein Taillenumfang voll in Ordnung ist und auf keinen Fall dick ist. Und sollte ich eines Tages wirklich zunehmen, warum sollte ich mich dann schlecht und falsch fühlen?

Ich sehne mich nach dem Tag, an dem der Satz „Oh Gott, ich bin soo dick!" nicht mehr mit „Du bist doch total dünn!", sondern mit „Du bist soo superschön!" beantwortet wird.

Irgendwann, vielleicht in zehn Jahren, wenn mein guter Stoffwechsel sich verabschiedet, werde ich wahrscheinlich dick werden (zumindest werde ich zunehmen), aber ich hoffe von ganzem Herzen, dass ich auch dann noch bloggen kann: „Habe heute eine ganze Tüte Chips eingeatmet, die war so übertrieben lecker", ohne irgendwelche Hintergedanken haben zu müssen. Außer, ob ich noch mehr davon will.

raten würde, schon mit 13 ein Kind zu bekommen). Aber ob befruchtete Eizelle oder nicht, mit der Pubertät beginnt die Veränderung des Körpers. Wir bekommen breitere Hüften, Busen, die Tage, außerdem beginnen die Haare an allen möglichen Stellen zu sprießen. Und genau hier, meine lieben Freunde, kommt der Feminismus mit ins Bild!

Alle haben ihre Ansichten zum Thema Emanzipation, mit unterschiedlichen Ansätzen, die unterschiedlich wichtig für die unterschiedlichen Feministen sind. Was mir heute wichtig ist, finde ich unter Umständen knalldoof, wenn ich älter bin. Mit großer Wahrscheinlichkeit werde ich

> *Mein Körper ist ein großes feministisches Schwarzes Brett. Ich könnte an jeden Körperteil Zettel heften mit der Aufforderung, dass man ihn endlich in Ruhe lassen soll.*

DIE TAGE AUF EMANZIPIERT

Okay, kurze Pause. Was geht ab? Was hat dieser ganze Kram über Normen und Körperideale mit den Tagen zu tun? Nun ja, Feminismus und Tagestalk gehen quasi Hand in Hand den Weg hinunter, der von Blutstropfen und fröhlichen Menstruationstassen gesäumt ist, und verschwinden im blutroten Sonnenuntergang. So sieht es in meiner Fantasie zumindest aus.

Deine Tage sind ein deutliches Zeichen dafür, dass du wächst, erwachsen wirst. Vielleicht bleibst du ja *forever young*, aber das Ding ist, mit dem ersten Blutstropfen gibt es keine Rückkehr mehr. Ab diesem Zeitpunkt kannst du Kinder bekommen. Das ist krass erwachsen (auch wenn ich natürlich niemandem

mit vierzig laut hörbar seufzen und nicht fassen können, warum mein zwanzigjähriges Ich so besessen von Muschiblut gewesen ist. Ein Teil von mir hofft das zumindest, denn das würde bedeuten, dass die Tage in etwa zwanzig Jahren etwas ganz Alltägliches geworden sind. In der Rückschau ist es immer schwieriger, zu verstehen, worum es bei diesem Kampf eigentlich ging. Wenn die Tage in gleichem Maße an Dramatik für die Gebärmutterträgerinnen verloren haben wie der Sex für die Schwanzträger, dann bin ich sehr zufrieden mit dem Ergebnis meines Tages-Kampfes.

Mein emanzipatorisches Ich von heute will, dass die Hüften breit und schmal sein dürfen, ganz zu schweigen von den

Körpern, ohne jede Bewertung, was als schön und erstrebenswert gilt. Es will, dass der Busen einfach nur Busen sein darf, als ein Körperteil, mit dem man potenzielle Nachkommen füttern kann. Es findet die Tatsache unfassbar, dass auf Facebook die Brustwarzen von Frauen zensiert werden, aber nicht die von Männern. Es will, dass Haare überall wachsen dürfen. Und du eines Morgens beschließen kannst, dich ab jetzt nicht mehr zu rasieren, nirgendwo.

Die Tage sollen ein ganz gewöhnlicher, nicht so aufgeladener Zyklus sein, für den wir uns weder schämen noch uns diskriminieren lassen müssen. Mein Körper ist ein großes feministisches Schwarzes Brett. Ich könnte an jeden Körperteil Zettel heften mit der Aufforderung, dass man ihn endlich in Ruhe lassen soll. Wenn die Heftzwecken in der Haut nicht so wehtun würden (und dann würde ich die Körperteile ja auch nicht in Ruhe lassen, was wiederum ganz schön widersprüchlich wäre, oder?).

Als ich anfing, den Feminismus zu verstehen, sind bei mir auf einmal ganz neue Fragen aufgetaucht. Ich musste automatisch alles infrage stellen, was vorher ganz selbstverständlich gewesen war.

Zum Beispiel, warum lange Fingernägel bei Jungen eklig sind, bei Mädchen aber schön? Warum die Brustwarzen von Mädchen allgemein als „sexy“ gelten, die von Männern aber nicht? Warum sich Leute jeden Tag schminken und es vor allem Frauen sind, die das tun? Über dies und das habe ich also nachgedacht und bin zu dem Schluss gekommen, dass an diesem Weltbild irgendwas schief ist. Und dann habe ich angefangen, etwas zu verändern. Jeden Tag ein bisschen mehr. Ich habe aufgehört, mir die Beine zu rasieren. Ich habe aufgehört, mich zu sehr mit meiner Gesundheit zu beschäftigen. Ich habe aufgehört, jeden Tag einen BH zu tragen. Zum einen, weil ich einen ziemlich kleinen Busen habe und es herrlich fand, die Dinger frei hängen zu lassen. Zum anderen habe ich mir

---

Meine Version von Feminismus findet, dass mein Körper supergenial ist, solange er so funktioniert, wie er soll. Und das hat er bis jetzt korrekt getan.

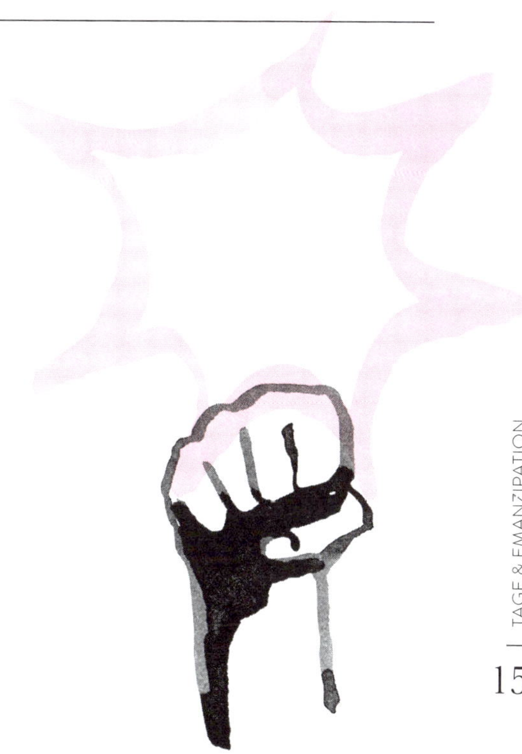

> *Ich mache mit meinem Körper, was ich will. Denn er gehört MIR.*

einen Spaß daraus gemacht, die Männer im öffentlichen Nahverkehr mit meinen kleinen Möpsen zu provozieren. Ich habe aufgehört, über die Anzahl meiner Speckfalten nachzudenken, wenn ich mich hinsetze. Ich habe aufgehört, so zu tun, als hätten ich oder eine Freundin ihre Tage. Meine Version von Feminismus findet, dass mein Körper supergenial ist, solange er so funktioniert, wie er soll. Und das hat er bis jetzt korrekt getan. *High self-five. *Klatsch**

Es war das allerschönste Gefühl, als ich endlich kapiert habe, dass es mein Körper ist, dass ich nur diesen einen haben werde und er auch der beste ist, den ich haben werde. Ich mache mit meinem Körper, was ich will. Denn er gehört MIR. So wie ich auch mit meinem Zimmer mache, was ich will. Denn das ist MEINES. Ja, Mama, damit meine ich dich. Wenn ich den Boden mit Klamotten übersät haben will, dann darf ich das auch. Ich habe sie dort hingelegt. Das soll genau so sein. *Ugh.*

LIFE-HACKS

So steigerst du den Nutzen aus deinen Tagen

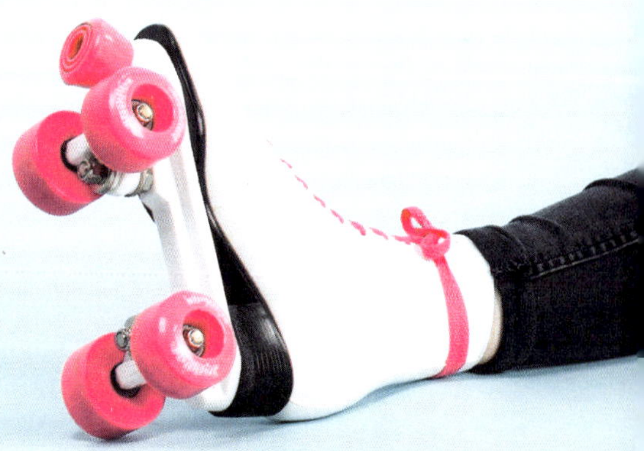

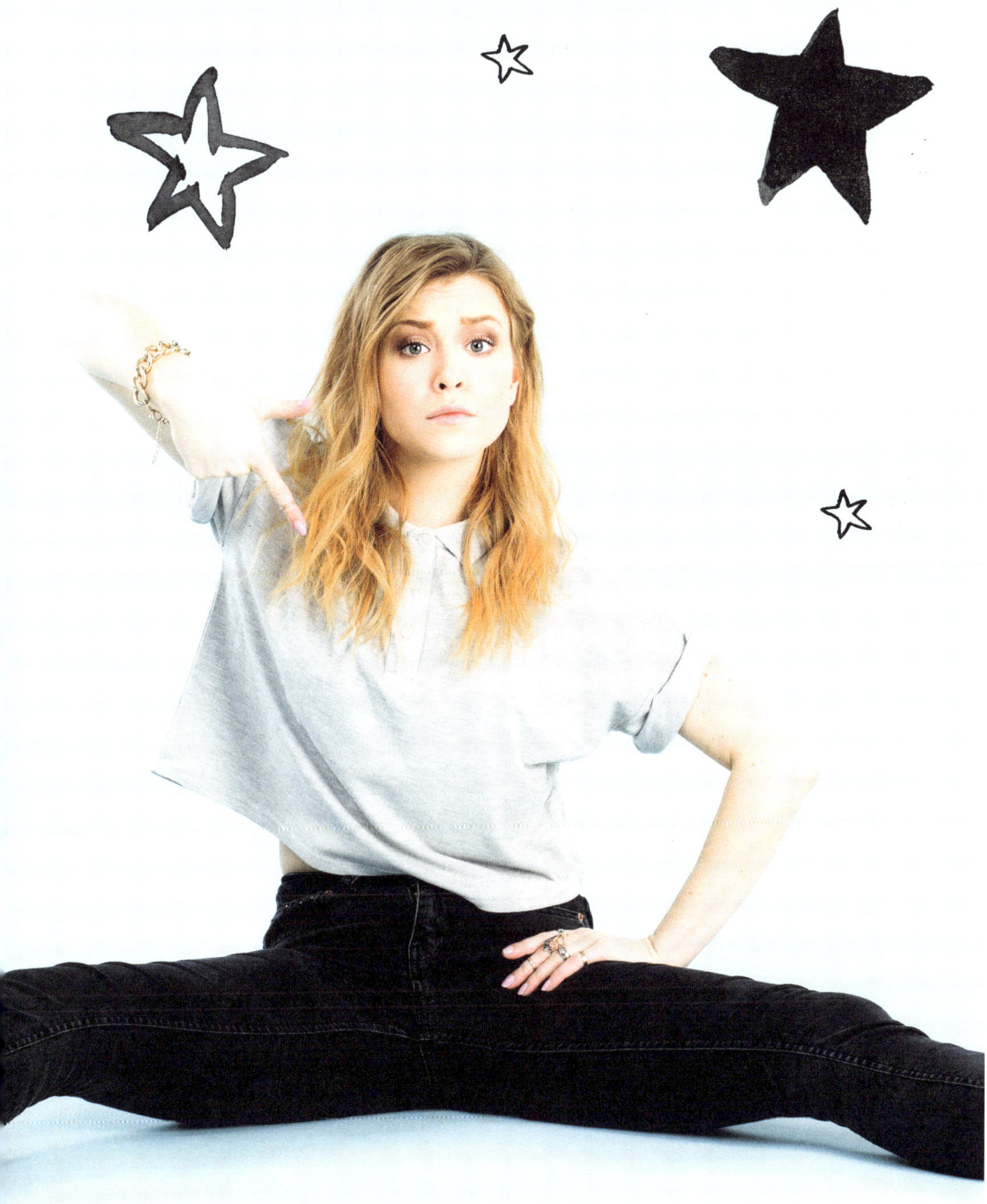

Es nervt, seine Tage zu haben. Das ist allgemein anerkannt und da wird wohl niemand widersprechen. Für jede Person, die gelernt hat, ihre Tage zu lieben, gibt es mindestens hundert, die sie hassen.

Ja, diese Statistik hat Hand und Fuß. Nein, ich habe keine Quellen dafür.

Egal wie viele Texte ich über die Bedeutsamkeit der Tage schreiben werde oder darüber, wie unnötig die Scham ist, die wir deswegen haben, ich werde mich nicht wirklich anfreunden können mit dieser einen Woche jeden Monat. Ich bin hundertmal unbefangener, was meine Tage anbetrifft, als ich es am Anfang meiner Tages-Karriere war, aber das vorrangige Gefühl in Sachen Regelschmerzen und Bluthosenpanik ist *nervig*.

Mein absolutes Ziel ist es, dass ich gar nicht mehr über meine Tage nachdenke. Ich will nur spüren, wie das Blut weich wie eine Feder in meiner Unterhose landet.

Nervig, nervig, nervig.

Ich seufze laut, wenn ich den ersten Tropfen in der Unterhose spüre. Wenn andere mir erzählen, dass sie gerade ihre Tage bekommen haben, geschieht das meistens mit verzweifelter Stimme und ich zeige Mitleid. Ich habe fast den Eindruck, dass ich Anlässe suche, um die Tage nervig zu finden. Den Grund dafür kenne ich nicht, aber vermutlich genieße ich es einfach zwischendurch, in Selbstmitleid zu baden. „O nein. Ich bekomme meine Tage nächste Woche. Da habe ich doch dieses lange, wichtige Meeting ohne Pause. Da muss ich gut vorbereitet sein und kurz vorher einen neuen Tampon einsetzen. Boah, ist das nervig!" Oder: „O nein, wahrscheinlich bekomme ich meine Tage, wenn wir nach Griechenland in den Urlaub fliegen. Und in Griechenland gibt es doch gar keine Toiletten. Boah, wie nervig!"

Wenn du allerdings Bindenträgerin bist und deine Tage in die Reisezeit deiner Sommerferien fallen, tust du mir echt leid. In echt jetzt. Das ist voll nervig. Wenn du also in den Urlaub fahren willst und das Risiko mittel- bis superhoch ist, dass du genau in dieser Zeit deine Tage bekommst, gebe ich dir einen Tipp. Fang schon ein paar Monate vorher an, es mal mit Tampons auszuprobieren. Kauf dir eine Packung Minitampons und versuch, sie einmal in der Woche zu benutzen. Ich garantiere dir, dass der Urlaub wesentlich entspannter und besser wird, wenn du nicht am Strand liegen und Schwitzekäse spielen musst.

Aber zurück zum Thema *nervig*. Mir ist durchaus bewusst, dass es viel besser wäre, wenn ich meine Tage nicht nervig fände. Aber ich tu es trotzdem. Darum versuche ich alles, was in meiner Macht steht, um mich umzuprogrammieren. Kommt ihr noch mit? Nee, ich auch nicht.

Mein absolutes Ziel ist es, dass ich gar nicht mehr über meine Tage nachdenke, wenn sie kommen. Ich will nur spüren, wie das Blut weich wie eine Feder in meiner Unterhose landet. Wie es sanft meine Scheidenwände massiert, sich in den Fasern der Baumwollunterlage verteilt und meine Schamlippen wärmt wie eine Sitzheizung im Auto. Und ich will das alles nicht nervig finden. Das ist das Nirwana der Tage, mein fernes Ziel.

Mein gegenwärtiges Ziel ist, als eine Art Etappenziel meine Tage so zu erleben, wie ich das Kacken erlebe. Es ist nicht so schön, kacken zu müssen, und es zu tun ist leider selten ein Höhepunkt des Tages – aber dieses Gefühl, es aus dem System zu bekommen, das ist schön! Exakt dieses Gefühl will ich haben, wenn ich meine Tage habe. Ich lege die Latte tiefer und sage mir einfach, dass ich sie nicht lieben muss, aber ich trotzdem den Tampon mit einem Lächeln und diesem Gedanken in den Mülleimer werfen kann: „Vielen Dank für deine Mitarbeit, du warst zwar nicht mein bester Freund, aber wir sind uns doch ziemlich nahe gekommen. Doch nun müssen wir getrennte Wege gehen, es ist besser so. Pass auf dich auf." So in der Art.

Wir alle aber wissen, wie schwer es ist, etwas zu sagen und es dann auch umzusetzen. Ich habe größtes Verständnis dafür, dass man nicht über Nacht BFF mit seinen Tagen wird. Es IST schwer, das Peinliche und den Ekel auszublenden, denn sie sind so tief in unsere Wahrnehmung eingebrannt, dass sie sich ganz automatisch zu Wort melden. Und zwar egal ob wir uns leidenschaftlich ins Ungewisse stürzen oder doch lieber einen Schritt nach dem anderen nehmen.

Darum hat dieses Kapitel als Ziel, „Tages-Freundschaft" zu erzeugen. Ich schenke dir meine besten *Lifehacks*, um den Nutzen deiner Tage zu steigern. Ich zeige dir, wie du mit Scheiße-ich-habe-meine-Tage-bekommen-und-keine-Tampons-dabei-Situationen klarkommst. Wenn du das Kapitel beendet hast, sollst du Dinge denken wie *„woah"*, *„lol"* und „Hoffentlich bekomme ich meine Tage bald, DAS muss ich unbedingt mal ausprobieren". Wenn es dir am Ende des Kapitels nicht so geht, liegt das nicht daran, dass ich einen schlechten Job gemacht habe, sondern daran, dass du zu schlampig gelesen hast. Lies es noch mal. Oder kauf dir halt 'ne Tüte Humor, echt jetzt!

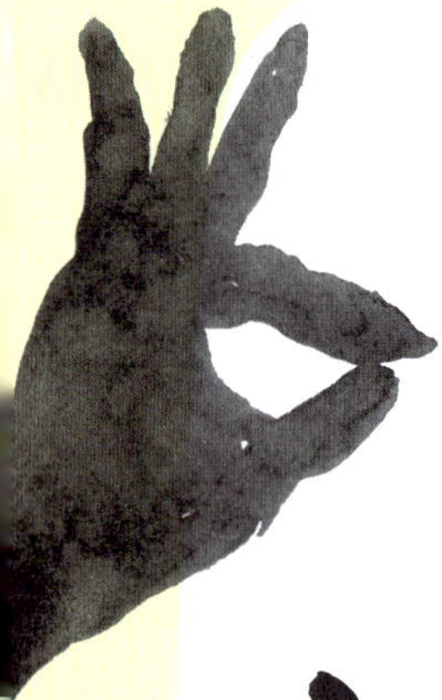

MEINE BESTEN LIFEHACKS

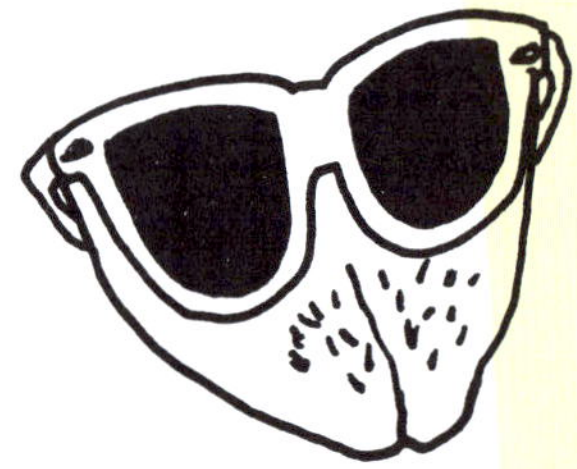

Die ersten Schritte, um deine Tage zu deiner *BFF* zu machen, sind die Entdeckung der Vorteile und das Ausnutzen dieser Vorteile. Seine Tage als klebrige, stinkende und schmerzhafte Angelegenheit zu sehen ist einfach. Aber wenn du das niemals änderst, wirst du zum Beispiel auch niemals das Chillen mit ihnen lernen. Ich würde mich in Sachen Tage-Haben als mittlerweile ziemlich routiniert bezeichnen. Nach acht Jahren mit immer wiederkehrenden vollgebluteten Hosen habe ich zehn Wege gefunden, um Herrin über meine Tage zu werden und sie bis ins Letzte auszunutzen. Und das hat aus mir ohne Zweifel einen viel glücklicheren Menschen gemacht. Ich stelle euch jetzt meine zehn besten *Lifehacks* vor, um aus seinen Tagen das Beste zu machen.

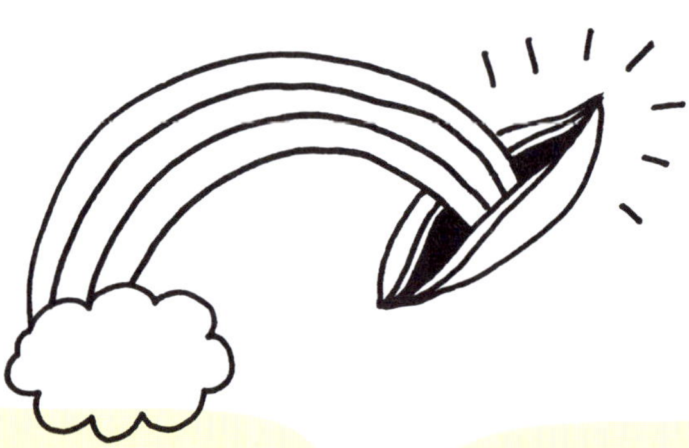

LIFEHACK

1

DIE ÖFFENTLICHEN TOILETTEN

Du bist in der Stadt/ausgehen/feiern und musst a) schlimm pinkeln, b) sofort den Tampon oder die Binde wechseln oder c) aus einem anderen beliebigen Grund ein Klo aufsuchen? Warst du vorher in einem Laden und hast was gegessen/getrunken und einfach vergessen, dort aufs Klo zu gehen, oder hast du einfach keine Lust, irgendetwas bestellen zu müssen, um mal aufs Klo gehen zu dürfen? Das hier ist ein *Lifehack* für dich! Geh in einen Laden, wo eine von uns an der Kasse steht – das dürfte nicht so schwer sein. Geh mit festem Schritt auf sie zu und sag:

„Entschuldige. Mein Tampon läuft aus. Kann ich bei euch auf die Toilette gehen? Vielen Dank.“

Wir alle kennen die Panik, wenn es ausläuft. Wenn die Person auch nur im Ansatz eine nette Tages-Schwester ist, dann wird sie hundertprozentig Verständnis für deine Situation haben. Ich würde sie mir sonst zur Brust nehmen, wenn sie wirklich darauf bestehen sollte, dass ich etwas kaufen soll, während mir die Tropfen ungebremst in die Hose tropfen (oder eben auch nicht, vielleicht will ich mir auch nur die Hände waschen, aber das weiß sie ja nicht). Wenn es ihr viel unangenehmer ist, über ihre Tage zu sprechen, als dir (oder zumindest gibst du dich so aus), dann wird sie dieser Satz so schockieren, dass sie gar nicht auf die Idee kommt, 50 Cent oder Ähnliches von dir zu verlangen. Diese Methode, um mir einen gratis Klobesuch zu erschleichen, habe ich bestimmt schon zehnmal ausprobiert und es hat jedes Mal geklappt.

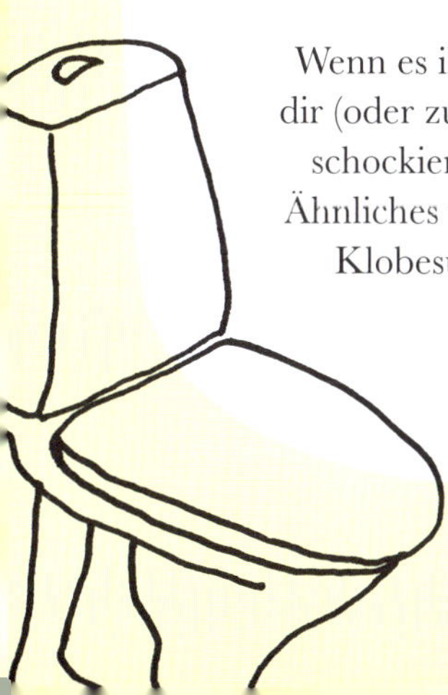

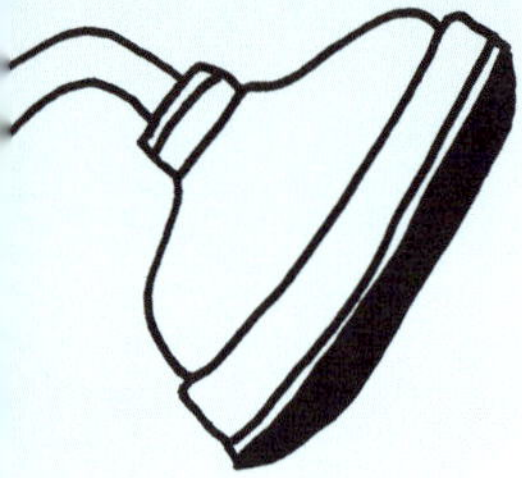

LIFEHACK 2

DUSCHEN OHNE BLUTBAD

Alle, die Binden benutzen, kennen dieses nahezu unlösbare Mysterium, sich zu duschen und danach anzuziehen, ohne alles vollzubluten: den Boden, die Badematten und Handtücher. Ich weiß nicht, auf wie vielen Handtüchern ich braune Flecken hinterlassen habe, nachdem ich mich hektisch abgetrocknet habe, um mir schnell die Unterhose mit einer neuen Binde anzuziehen. Das ist ein Ding der Unmöglichkeit. Immer ist überall Blut. *Argh.*

Jede hat im Laufe der Zeit ihre eigenen Strategien entwickelt, um diesem Problem zu entgehen. Ich will auf keinen Fall behaupten, dass meine Methode die einzige und beste ist. Aber sie ist ziemlich gut. Probier es aus:

1. Zieh alles aus bis auf die Unterhose.
2. Setz dich aufs Klo.
3. Wirf die benutzte Binde in den Müll, klebe gleich eine frische rein und lege die Unterhose direkt neben das Klo.
4. Nimm ein paar Blätter Klopapier und knüll sie zu zwei Kugeln zusammen.
5. Die eine Kugel klemmst du dir zwischen die Beine, die andere behältst du in der Hand.
6. Beweg dich vom Klo in die Dusche.
7. Wirf die Kugel zwischen deinen Beinen auf den Badezimmerboden und lass dem Blut in dir freien Lauf.
8. Die zweite Kugel legst du in Reichweite, am besten neben dein Handtuch.
9. Duschen.
10. Nimm dir jetzt die zweite Kugel und spül mit der freien Hand eventuelle Blutspuren ab.
11. Press dir die Kugel fest zwischen die Beine.
12. Geh zurück auf die Toilette.
13. Trockne dich dort in Ruhe ab und zieh dir deine Unterhose mit der frischen Binde an.

Tadaa! Nie wieder ungewollte Blutflecken! Ach so, bevor ich es vergesse: Entsorge auf jeden Fall auch die erste blutige Papierkugel. Aus Erfahrung weiß ich, dass es gewisse Personen gibt –, zum Beispiel Väter – die es nicht besonders witzig finden, auf blutige Papierreste zu treten.

LIFEHACK

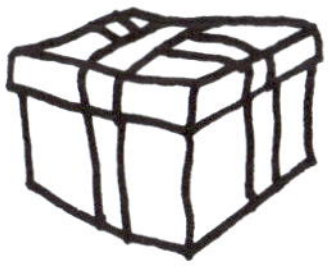

TAGES-BELOHNUNG

Das ist mein Lieblingstrick, um meine Tage zu meiner *BFF* zu machen. So werden sie zur *frenemy*. Der Trick ist eigentlich ganz einfach: Du bist ein Hund! Also runter auf alle viere und Platz, Fido! Nein, nur ein Scherz. Aber du weißt doch, wie Hunde belohnt werden, wenn sie etwas richtig machen? Wenn du *„Sitz!"* sagst und sie gehorchen, dann bekommen sie ein Leckerli. Auf diese Weise lernt der Hund, dass es gut und sinnvoll ist, auf den Menschen zu hören und ihm zu gehorchen. Und genauso habe ich eine Taktik entwickelt, um mich zu manipulieren, damit ich meine Tage mag. Ich hebe mir Sachen für meine Tage auf. Wenn ich mir zum Beispiel einen arschcoolen Pulli gekauft habe, ziehe ich ihn erst an, wenn ich meine Tage habe. Damit ich wenigstens todschick aussehe, wenn meine Gebärmutter den Abflug macht. Oder wenn ich vom Wochenende noch eine halbe Tüte Chips übrig habe, dann sage ich mir: „Entweder esse ich sie jetzt gleich auf, einfach weil sie so lecker sind, oder ich hebe sie mir auf. In vier Tagen bekomme ich meine Tage und dann kann ich damit eine *one-(wo)man party* veranstalten!" Meistens hebe ich sie mir dann tatsächlich auf und vier Tage später geht es mir ein bisschen besser. Langsam begreift mein Körper, dass es ganz *nice* ist, seine Tage zu haben. Denn dann gibt es Extras. So als hätte man einmal im Monat Geburtstag. In meinem nächsten Leben will ich ein Hund sein. Echt jetzt!

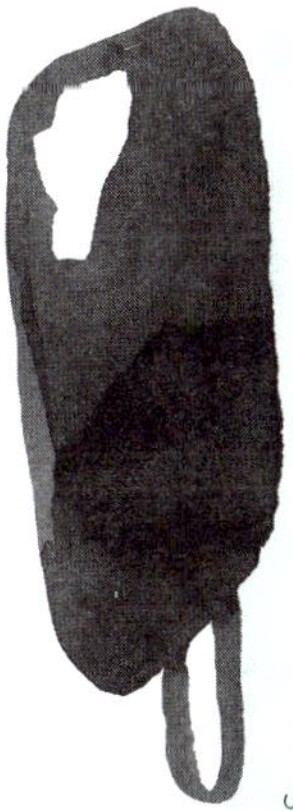

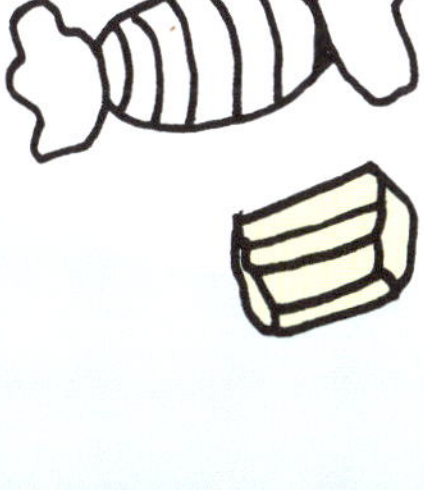

LIFEHACK

4

MACH DAS BESTE AUS DEINEM PMS!

In meinem bisherigen fruchtbaren Leben habe ich nicht den Hauch eines Vergnügens an meinem PMS finden können. Ich bin niedergeschlagen, müde und das einzig Sinnvolle in meinem Leben scheint mir, in meinem Bett zu liegen und zu schlafen. Die PMS-Tage sind die schlimmsten im Monat, weil ich nicht nur KBM habe (keinen Bock mehr) sondern weil meine gesamte Kreativität und mein Humor sich verabschieden. Ich habe mal versucht zu vloggen in der Zeit, aber es endete damit, dass ich beim Schneiden nur geheult habe, weil ich mich so öde und armseligst fand. Immer so.

Vor Kurzem hatte ich dann einen richtigen *Halleluja-Moment*, als ich nämlich mit der Forscherin Josefin Persdotter über die Tage gesprochen habe. Ihr bester Tipp war es, während des PMS ins Kino zu gehen, weil das Erlebnis so viel intensiver ist als in der Zeit hormoneller Ausgeglichenheit. Wenn etwas Trauriges geschieht, kann man sich ganz diesem Gefühl hingeben und abschluchzen, und wenn es ein Happy End gibt, trägt man dieses Glück den ganzen Tag in sich herum. Dasselbe gilt, so Josefin, auch für Kriegsspiele. Virtuelle Gegner zur Strecke bringen ist viel befriedigender, wenn man PMS hat, und ideal, um tief sitzende Aggressionen zu lösen. Ich kann darum mit Stolz verkünden, dass ich mich zum ersten Mal in meinem Leben sogar auf die PMS-Tage freue. Allerdings ausschließlich, um diesen *Lifehack* auszuprobieren.

LIFEHACK

5

MACH-DAS-BESTE-AUS-DEINEM-PMS-2.0!

Ich bleibe auf meiner PMS-Spur. Ich habe ungefähr drei bis vier Tage lang PMS, bevor es losgeht. Oft kann ich ganz genau sagen, wann ich meine Tage bekomme. Denn dann wache ich morgens auf und fühle mich anders. Keine Angst und Traurigkeit mehr. Mit derselben Taktik, mit der ich in meinem Kopf Regelschmerzen und Belohnung gekoppelt habe – siehe *Lifehack* Nummer 3 –, habe ich gelernt, dass das Gefühl von Erleichterung und Freiheit *Goodbye PMS, hello blood!* bedeutet. Wie aus dem Nichts kommt die Lebensfreude zurück.

Darum habe ich beschlossen, auch das auszunutzen. Und zwar komplett! Meinen wiedergefundenen Optimismus kanalisiere ich und verwende ihn für Hausaufgaben, Kreativität und Projektarbeiten. Am ersten Tag nach dem PMS erledige ich immer unfassbar viel. Ihr habt ja keine Ahnung, wie viele Seiten von diesem Buch am ersten Tag meiner Tage entstanden sind. Ich finde dann manchmal sogar Staubsaugen ganz lustig. Und das soll was heißen!

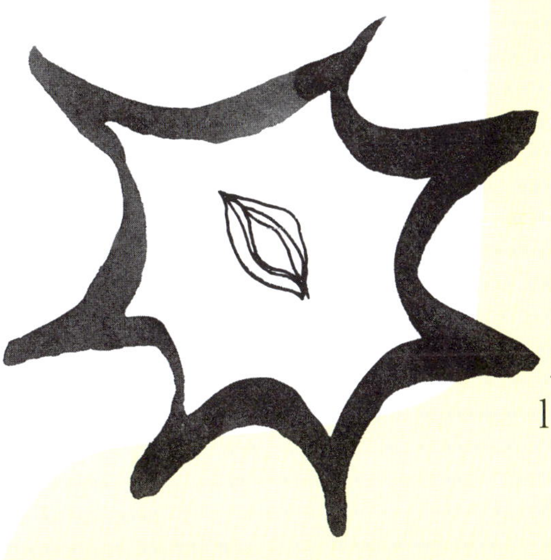

LIFEHACK 6

SPEZIALUNTERHOSEN

Ich habe andere immer wieder von sogenannten Spezialunterhosen reden gehört. Das sind die hässlichsten Exemplare im Kleiderschrank der jeweiligen Personen gewesen, die immer ganz unten im Stapel lagen und ausschließlich an bestimmten Tagen im Monat ans Tageslicht kamen. Ich konnte mich nie mit diesem Phänomen anfreunden, vielleicht hatte ich es auch nicht verstanden. Warum soll ich hässliche Unterhosen tragen, nur weil ich meine Tage habe? Und wenn ich nur hübsche, bequeme Unterhosen besitze, soll ich mir dann extra hässliche, unbequeme besorgen? Oder noch anders: Wenn hübsche Unterhosen bei mir unbequeme winzige Stringtangas sind und hässliche Unterhosen große Oma-Dinger aus zerschlissener Baumwolle, ist es dann meine Aufgabe als „Frau“, drei Wochen im Monat die unbequemen zu tragen und eine Woche lang die bequemen, weil ich nur in dieser einen Woche „hässliche“ anhaben darf? Weil ich ja sowieso keinen Sex habe, oder was? Nee. Jetzt werde ich echt sauer. Darum finde ich dieses ganze Ding mit Spezialunterhosen total bescheuert. Grr.

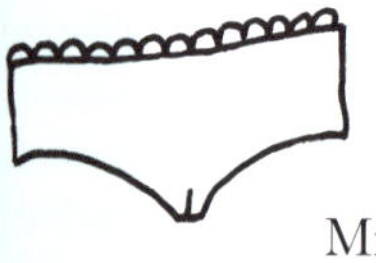

Mittlerweile habe ich allerdings herausgefunden, dass diese Spezialunterhosen für so Fälle, wie ich einer bin, echt geeignet sind. Denn ich habe starke Blutungen. Als ich meine Tage bekam, war ich im Besitz von zwei braun-türkis gemusterten Unterhosen. Das Besondere und auch Witzige war, dass ich immer die vollgeblutet habe, wenn ich meine Tage hatte. Wenn ich also meinen Schrank aufmachte, um eine Unterhose herauszuholen, und bemerkte, dass es eine von denen war, wusste ich: „Ach, dann werde ich die heute wohl wieder mal vollbluten.“ Und das passierte dann auch. Jedes Mal. Sehr sonderbar, diese Unterhosen. Am Ende wurden diese beiden meine Nachtunterhosen für die ersten Tage meiner Tage. In den ersten Nächten habe ich immer alles vollgeblutet und musste auf einem Handtuch schlafen, um die Matratze nicht zu ruinieren. Da diese Unterhosen schon so einiges erlebt hatten, war es nicht schlimm, in einer Blutpfütze aufzuwachen. Denn ich musste mir keine Sorgen machen. Wenn du weißt, dass du schnell mal alles vollblutest, heb dir deine ollen Slips auf, statt sie gleich wegzuwerfen, und benutze sie als Nachtspezialunterhosen. Wenn das Blut mal wieder an der Binde vorbeigelaufen war, habe ich mich sogar über die erneute ästhetische Veränderung gefreut. Und meine Lieblingsunterhosen bekamen keine Flecken, die man so irre schlecht wieder rausbekommt.

LIFEHACK

7

NACHTBINDEN AUF ABENTEUERREISE

Nachtbinden sind eine fantastische Erfindung. Wenn ich Tampons benutze, muss ich immer die Uhr im Blick behalten, weil ich sonst alles vollblute. Aber es gibt Binden in einer Größenordnung, die einem acht Stunden Schlaf verschaffen, ohne dass man nachts aufs Klo hechten muss. Das Fassungsvermögen ist genial. Suboptimal ist, dass sie offensichtlich für tote Monsterfische entworfen wurden. Oder zumindest für Menschen, die wie tote Monsterfische schlafen. Das tue ich nicht. Wie oft bin ich schon wach geworden und hatte Blut bis in die Kniekehlen und eine knochentrockene Binde, die sich unerklärlicherweise auf Wanderschaft begeben hat und jetzt in meiner Lendengegend klebte. „Was bitte machst du denn hier?", frage ich die Binde. „Keine Ahnung!", antwortet sie. „Ich noch weniger", erwidere ich. Und dann frage ich mich ängstlich, was mein Körper gemacht hat, während ich schlief. Die meisten Menschen bewegen sich doch im Schlaf. Wenn deine Binde also an Ort und Stelle bleiben soll, sobald du anfängst, Kompassnadel zu spielen, dann zieh dir noch eine zweite Unterhose über die erste. *Lifehack extraordinaire.*

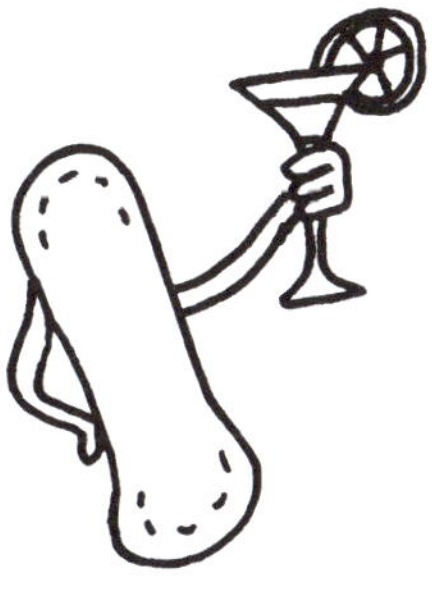

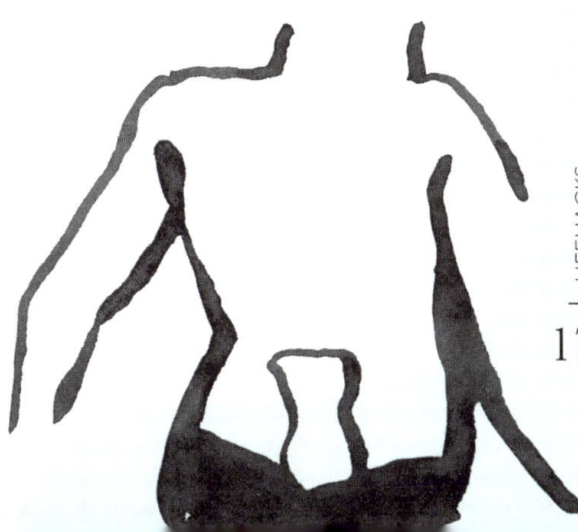

LIFEHACK 8

MINITAM
SIND SUP
DAFÜR G
NASENB
ZU STOP

PONS

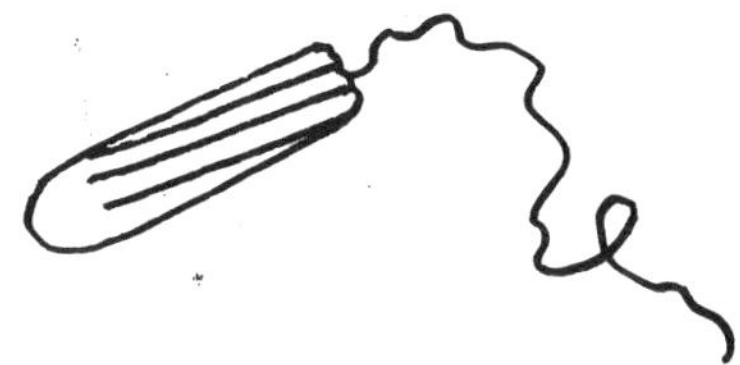

ERGUT

EEIGNET,

UTEN

EN!

LIFEHACK

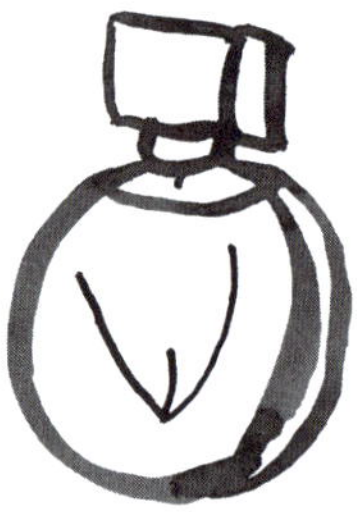

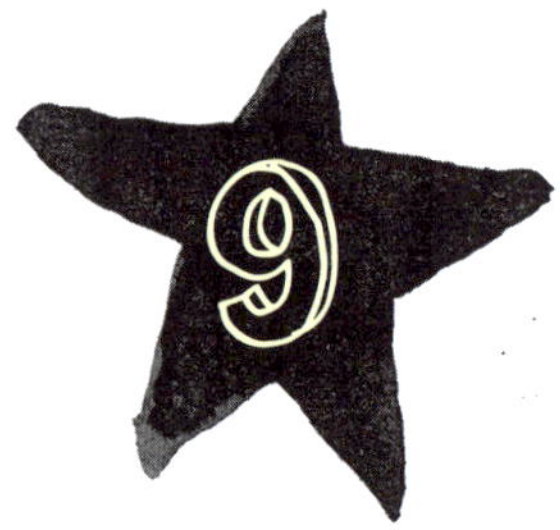

FRISCHE MUSCHIS

Es ist so was von egal, wie viele Firmen in der Reklame behaupten, dass ihre Binden die frischesten wären. Das sind sie nicht. Das ist eine Lüge, und zwar alles zusammen. Es gibt keine frischen Binden. Glaub denen kein Wort, mein Kind. Es wird immer mehr oder weniger stickig und schwitzig dort unten sein, wenn du deine Tage hast. Das lässt sich nicht vermeiden, durch nichts. Die Binden riechen vielleicht beim Auspacken nach *lecker Duft*, aber nach zwei Stunden in der Unterhose und in Verbindung mit etwa einem Esslöffel Blut wird daraus eher *lecker Muff. Puff!*
Und hier die Lösung, wenn dich dieses Gefühl von stickig und schwitzig zu sehr stört. Kauf dir eine kleine Packung Feuchttücher für Babys. Die sind perfekt als *Grown-up-pussy-Tücher*. Ist dann wie ein täglicher Spa-Moment für die Muschi. Das ist frisch!

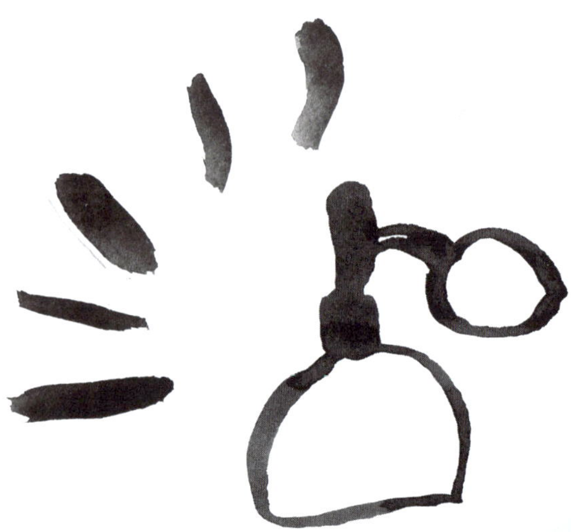

LIFEHACK 10

HAAR IM MUND

Es ist überhaupt nicht schlimm, wenn man seine Tage peinlich findet. Es ist irre schwer, diese ungeschriebenen Gesetze und Regeln, die uns beigebracht wurden, zu ignorieren. Wer behauptet, dass ihr die Tage noch nie peinlich waren, ist eine ziemlich schlechte Lügnerin. Auch wenn man ganz offen damit umgehen will, muss man nicht die ganze Zeit darüber reden. Du bist kein schlechter Mensch, weil du die Normen erfüllst. Aber manchmal ist es nicht schlecht, wenn man über die Tage reden kann, wenn du nämlich keine Binden dabeihast und gleich ein Unglück passiert. Wenn es dir peinlich ist, direkt nach einem Tampon zu fragen oder du besonders dämliche Klassenkameraden oder Arbeitskollegen hast, ist es mehr als okay, die Buchstabenkombination T-A-G-E nicht zu benutzen. Stattdessen kannst du dir Codewörter ausdenken, die nur wenige Eingeweihte entschlüsseln können. Ein Beispiel. Du willst sagen:

„Hej, ich habe gerade meine Tage bekommen, hat jemand von euch einen Tampon *für mich?“*

Um einer peinlichen Situation zu entgehen und sich nicht den bescheuerten Nicht-Gebärmutterträgern auszusetzen, die sich mal einsalzen lassen können, benutzt du deine Codewörter:

„Hej, ich habe ein Haar im Mund. *Hat eine von euch* Zahnseide *dabei?“*

Niemand wird grinsen, niemand wird einen dummen Spruch bringen, niemand würde die Energie verwenden, etwas über ein Haar im Mund zu sagen. Eine eigene Codesprache zu haben ist volle POWER. Bingo! Unterbewusst bist du schon bereit, den Krieg mit deinen Tagen zu beenden. Wenn du diese zehn Tipps umsetzt, werden sie deine Freunde, noch bevor du „Regelschmerz“ rufen kannst. Aber das hier ist kein Werbespot und ich verdiene keinen Cent daran, dass ihr dank meiner *Lifehacks* beste Freundin mit euren Tagen werdet. Aber ich bin trotzdem superzufrieden mit dieser Liste. Ich will sie euch verkaufen, obwohl ich das ja gar nicht mehr muss. Aber bevor ich sterbe, will ich unbedingt mein Glück im Callcenter versuchen. Mir wurde schon ein paarmal gesagt, dass ich das Zeug dazu hätte.

CLARAS 10-STUFEN GUIDE

IM FALLE EINER ÜBERRASCHUNGSMENSTRUATION – OHNE TAMPON ODER BINDE

1.
SUCH EINE TOILETTE AUF.
NIMM KLOPAPIER ALS BINDENERSATZ.

2.
ES GIBT KEIN KLO? ZUSAMMENKNEIFEN.
DAS WIRD ZWAR NICHT WIRKLICH HELFEN, ABER ES FÜHLT SICH SO AN.

3.
FRAG EINE FREUNDIN/EIN FAMILIENMITGLIED IN DER NÄHE NACH EINEM TAMPON ODER EINER BINDE.

4.
KEINE FREUNDIN ODER KEIN FAMILIENMITGLIED IN DER NÄHE?
FRAG JEMAND ANDEREN IN DER NÄHE NACH EINEM TAMPON ODER EINER BINDE.

5.
DU TRAUST DICH NICHT, EINE FREMDE ZU FRAGEN?
UNGÜNSTIG. ZUSAMMENKNEIFEN.

6.
NICHT HUSTEN. NICHT NIESEN.

7.
FINDE HERAUS, WO DIE NÄCHSTE APOTHEKE ODER DROGERIE IST.
LAUF DORTHIN, ABER NICHT ZU SCHNELL, AM BESTEN MIT ZUSAMMENGEPRESSTEN OBERSCHENKELN.

8.
UNTERRICHT, MEETING ODER ANDERES VERHINDERN DEN EINKAUF?
ES GIBT GARANTIERT LEUTE IN DER UMGEBUNG. GEH ZURÜCK ZU PUNKT 3.

9.
DU KANNST DIR NICHTS KAUFEN, WEIL DU ALLEIN IN DER WÜSTE/SAVANNE/IM GEBIRGE ODER EINER ANDEREN EINÖDE BIST?
ECHT SCHADE. DANN SAMMLE EIN BISSCHEN MOOS ODER STEINE ODER SO ETWAS UND LEG DIR DAS ZEUG IN DIE UNTERHOSE.

10.
KANNST DU AUS IRGENDWELCHEN GRÜNDEN NICHTS VON DEN OBEN GENANNTEN DINGEN UNTERNEHMEN?
DANN MUSST DU ES EBEN LAUFEN LASSEN.
ICH HABE KEINE IDEEN MEHR.
WAS GLAUBST DU DENN, WER ICH BIN, GOTT ODER SO WAS?

INTERNATIONAL MENSTRUAL

Ich habe dir superviele Tipps gegeben, wie du deine Tage zu deiner besten Freundin machen kannst. Hast du trotzdem das Gefühl, dass ihr nicht so richtig klarkommt? Seid ihr wie in einer Clique, die einander nichts zu sagen haben? Dann habe ich noch einen letzten Tipp für dich. Streich dir den 28. Mai dick in deinem Kalender an. Denn das ist der *Menstrual-Hygiene-Day*. Am 28. Mai 2014 hat er zum ersten Mal stattgefunden. Ursprünglich wurde er ins Leben gerufen, um auf den Mangel an Aufklärung und Hygieneprodukten in Entwicklungsländern aufmerksam zu machen. Die Organisatoren wollten das Recht der Gebärmutterträgerinnen stärken, ihre Menstruation in einem sicheren und privaten Umfeld und mit Würde erleben zu dürfen. Aber das bedeutet ja überhaupt nicht, dass wir in der westlichen Welt nicht auch etwas tun können. Ich weiß nicht, wie es euch geht, aber ich werde den 28. Mai feiern, als wäre es ein Nationalfeiertag. Hier sind fünf Vorschläge, was man an so einem Jahrestag machen kann:

ETWAS WOHLTÄTIGES TUN Geld zu spenden ist die einfachste Methode, um schnell und konkret etwas Gutes zu tun, damit es Menschen am anderen Ende der Welt besser geht. Ganz egal, ob du eine ambitionierte Sammlung veranstaltest oder einfach einen Fünfer spendest. Geh zum Beispiel auf die Seite von *WaterAid* (www.wateraid.org), die sich dafür einsetzen, dass alle Menschen Zugang zu sauberem Wasser haben sollen. Was elementar für alle Tagekriegerinnen in den Entwicklungsländern ist, um Infektionen vorzubeugen und um zum Beispiel in der Schule auf der Toilette seine Binde wechseln zu können. Oder kauf dir zur Feier des Jahrestages die Menstruationstasse von Ruby-Cup. Mit jedem verkauften Produkt spendet das Unternehmen eine Menstruationstasse an Mädchen in Kenia: http://www.ruby-cup.com/de/soziale-mission/ruby-cup-in-kenia/. Das finde ich ganz großartig! Es gibt übrigens richtig viele Organisationen dieser Art, die sich für bessere Tages-Verhältnisse weltweit einsetzen. Google das mal.

ORGANISIERE EINE TAGES-PARTY Trommle ein paar Leute zusammen, auch die ohne Gebärmutter (dann könnt ihr denen noch was beibringen)

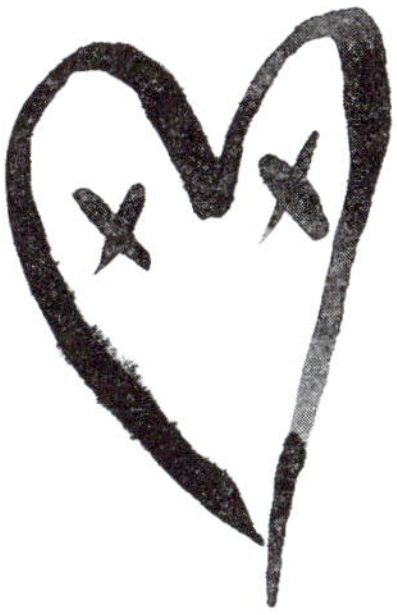

HYGIENE DAY

und organisiert einen Abend mit Tages-Aktivitäten. Trinkt rote Bowle, spielt „Reise in die Gebärmutter“ oder macht eine Runde Selbstverteidigung. Es gibt unendlich viele Möglichkeiten. Aber vergesst das Allerwichtigste nicht. Postet alles auf Instagram, damit die Unwissenden sehr neidisch werden und auch eine Erdbeerwochenparty veranstalten wollen.

TAGES-QUIZ Diese Aktion müsste eigentlich ein Gemeinschaftskundelehrer als Unterrichtsmaterial übernehmen. Bildet Mannschaften, denen Fragen gestellt werden wie „Warum findet der Menstrual-Hygiene-Day ausgerechnet am 28. Mai statt? (Antwort: Weil der Mai der fünfte Monat im Jahr ist, was zahlenmäßig der durchschnittlichen Anzahl der Tage entspricht. Außerdem dauert ein durchschnittlicher Tages-Zyklus 28 Tage.) Die Mannschaft mit den meisten richtigen Antworten bekommt Schokolade.

BASTELSTUNDE Kauf dir Ton, Farbe, Ketten, Haken für Ohrringe … und dann versinkst du in dein Picasso-Ich, holst deine kreativste Seite zum Vorschein und entwirfst die schönsten Tages-Schmuckstücke. Was hältst du von einem schönen Tampon-Ohrring oder einer Muschi-Halskette? Super, vielen Dank, kann ich da nur sagen. Das ist voll cool, auch wenn du weder kreativ noch eine Bastelkönigin bist. Wenn es blöd aussieht, behauptest du einfach: Das ist abstrakte Kunst. Denn gibt es bitte etwas Abstrakteres im Leben als die Tage?

DIE TAGE FEIERN Hast du deine Tage am Menstrual-Hygiene-Day? *OMG!!!* Perfektes Timing! Das ist natürlich die coolste Art, diesen Nationalfeiertag zu begehen. Das klingt jetzt wie so ein Oma-Tipp vom Feinsten, aber freu dich für eine Sekunde oder so über den Tampon oder die Binde zwischen deinen Beinen. Danke den Erfindern und Herstellern und freu dich über dein Leben. Es ist einfach cool, dass ich mit diesem kleinen oder großen Ding in mir oder meiner Unterhose alles machen kann: zur Schule gehen, mit meinen Freunden abhängen, spazieren gehen, Sport treiben oder einfach nur auf dem Sofa chillen. Du wirst an keinem anderen Tag deine Tage und deine Slipeinlage so sehr lieben wie am 28. Mai. *Carpe Diem.* (Okay, das ging zu weit. Das Letzte nehme ich wieder zurück.)

5 TIPPS FÜR SEX WÄHREND DER TAGE

1

KAUF DIR EIN HANDTUCH (AM BESTEN EIN ROTES)

Breite es auf dem Bett aus, klemm es an den Seiten unter der Matratze fest. *Go crazy.*

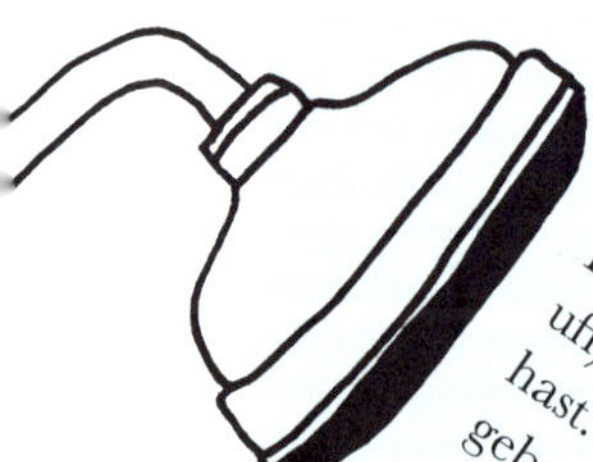

2

SEX IN DER DUSCHE

Das ist zwar etwas anstrengender (wegen im Stehen, uff), aber auch wilder, falls du sonst nur im Bett Sex hast. Ich warne allerdings davor, dass es Stress geben kann, wer unter dem Wasserstrahl stehen darf (du natürlich!), denn der andere könnte eventuell ein bisschen frieren.

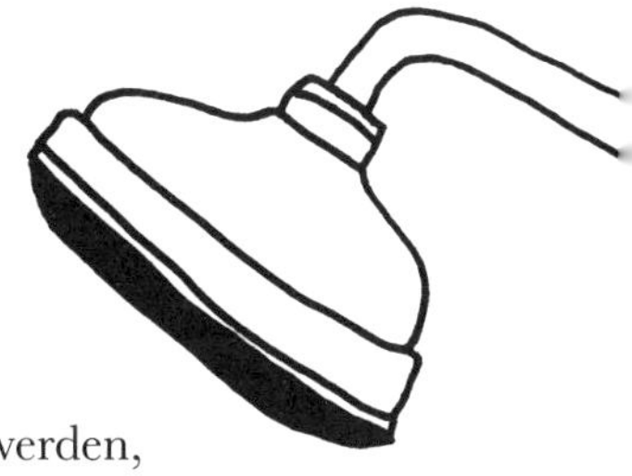

3

VORHER EISKALT DUSCHEN

Ich habe mal gelesen, dass die Haare total glänzend werden, wenn man sie nach dem Duschen noch mal eiskalt abspült, ich habe das ausprobiert – es war schrecklich. Vielen Dank, lieber Gott, dass es warmes Wasser gibt. Allerdings hatte ich zu diesem Zeitpunkt meine Tage und, glaubt es oder nicht, plötzlich hörte meine Blutung auf. Einfach so, zack Ende. Ich weiß, das klingt wie ein dämlicher Aprilscherz, aber ich habe meine eigene Theorie dazu. Alle heben die Hand, die schon mal gehört haben, dass die Hoden sich zusammenziehen und im Körper verschwinden, wenn es zu kalt wird. Wenn ein Schwanzträger zum Beispiel in einen kalten See springt. Das ist ein faszinierendes Phänomen und geschieht ganz bestimmt, weil die Hoden *the most precious part of the male body* sind (wenn wir vom Cisgender ausgehen, also von Männern, deren Geburts- und Gefühlsgeschlecht identisch sind) und unbedingt geschützt werden müssen. Meine Theorie lautet, dass es bei der Gebärmutter genauso läuft. Denn fünf Minuten später setzte die Blutung wieder ein. Ich habe keine Ahnung, ob mein Körper einfach Bock darauf hatte oder ob die Muschi/ Scheidenwände/Gebärmutter sich bei Kälte zusammenziehen, aber es klingt doch ganz vernünftig. Probier es aus! Natürlich nur, wenn du es schaffst, in die Dusche zu rasen, dich ein paar Minuten schweinekalt abzuduschen und dann wieder im Bett zu sein, bevor dein Kerl eingeschlafen ist.

4

SEX IM HOTEL

Solltest du jemals in eine Sexsituation geraten und zufällig gerade in einem Hotel sein, sage ich nur das hier: *Go ahead* und mach das Laken fertig. Die werden am nächsten Tag sowieso die Bettwäsche wechseln. Man kann nur hoffen, dass das Zimmermädchen keine Blutphobie hat.

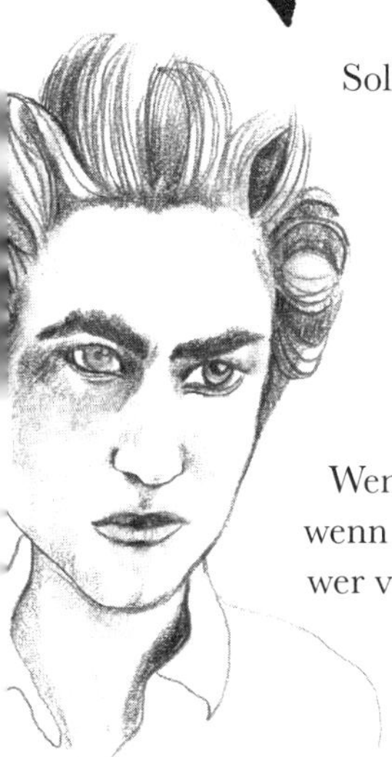

5

VAMPIRSPIELE

Wenn du Rollenspiele magst, ist das hier perfekt. Aber auch wenn du keine Rollenspiele magst, kann es funktionieren, denn wer von uns hat nicht davon geträumt, mit Edward Cullen aus *Twilight* zu schlafen? Gib alles!

5 TOLLE BESCHÄFTIGUNGEN WENN DU EIGENTLICH SCHLAFEN SOLLST

Das hat zwar überhaupt gar nichts mit deinen Tagen zu tun, aber wenn du mitten in der Nacht knallwach im Bett liegst und dich zu Tode langweilst, ist so eine Liste mit Ideen super.

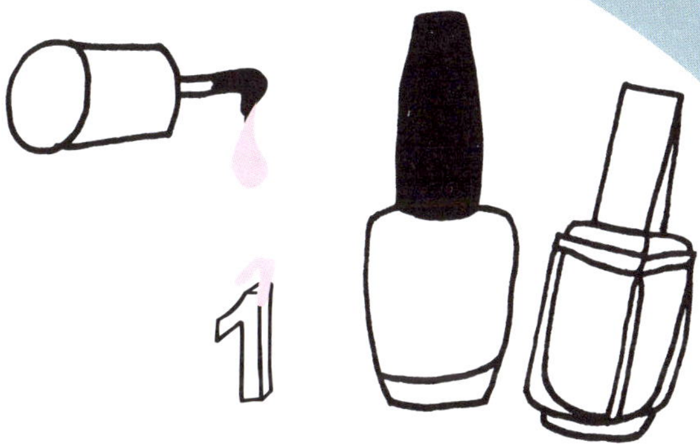

1

OMBRE-NÄGEL LACKIEREN

Dafür benötigst du zwei verschiedene Nagellackfarben, einen Foundationschwamm und wahrscheinlich auch ein YouTube-Tutorial. Ich habe das einmal versucht und fand das tierisch schwer. Sollte es dir total misslingen, kannst du immer sagen, dass du einfach viel zu *artsy* bist.

2

ORANGE IN EINEM STÜCK SCHÄLEN

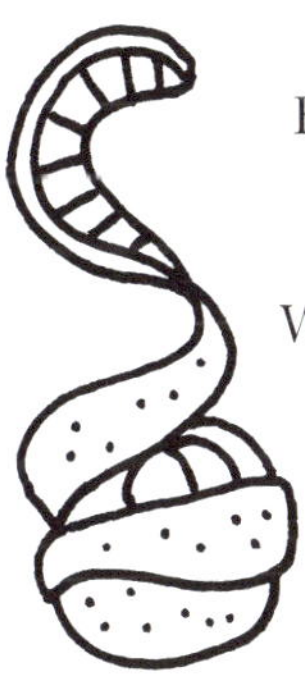

Fang oben oder unten an und versuche, die Schale spiralförmig abzuschälen. Wenn sie reißt, musst du mit einer neuen von vorne anfangen. Wenn du am Ende alle Orangen aufgebraucht hast, gibt es wenigstens frisch gepressten Saft zum Frühstück.

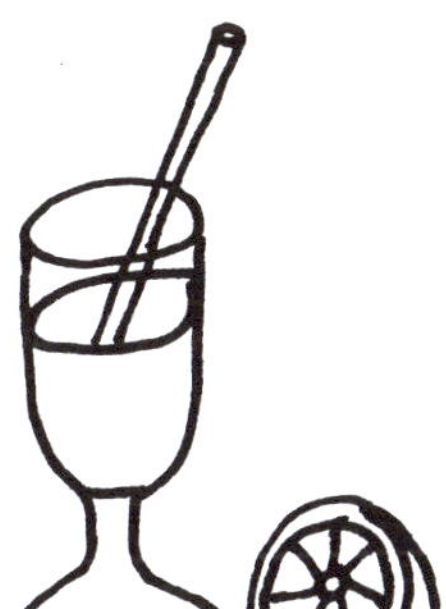

3

ETWAS NEUES LERNEN

Zum Beispiel Bauchtanz oder das viergestrichene Cis singen (was extremst schrill ist, hör dir mal Pernilla Wahlgrens ‚Picadilly Circus' an, irgendwo ab Minute 2:20. Es ist total krass, dass so etwas physisch möglich ist, aber in den letzten vier Nächten habe ich fleißig geübt).

4

UMRÄUMEN

Es ist vielleicht nicht der allerbeste Zeitpunkt, dein Zimmer umzuräumen und Möbel zu rücken, wenn deine Eltern/Geschwister/Nachbarn Wand an Wand mit dir schlafen. Auf der anderen Seite sind Aktionen, die man mitten in der Nacht in Angriff nimmt, weil der Kopf einem befiehlt, dass das Bett einfach auf der anderen Seite des Zimmers stehen muss, selten durchdacht. Ist auch frühmorgens um sechs richtig gut als Rache geeignet, wenn der Nachbar bis drei Uhr sein viergestrichenes Cis geübt hat.

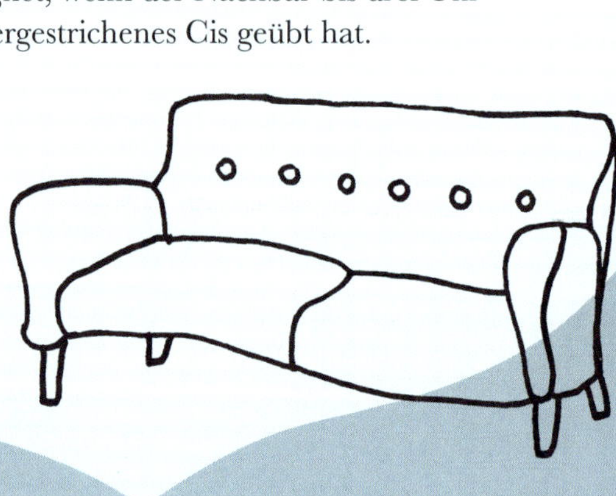

5

STELL DEINE EIGENE LISTE ZUSAMMEN

Stell eine Liste mit fünf Dingen zusammen, die man prima in einer schlaflosen Nacht machen kann. Es gibt unendlich viele Möglichkeiten, diese Stunden zu verbringen, ich habe nur fünf genannt. Hier sind ein paar Zeilen, die du ganz allein vollschreiben kannst. Ja, ja, so großzügig gehe ich mit Freiraum um:

EPILOG DANKE & CIAO

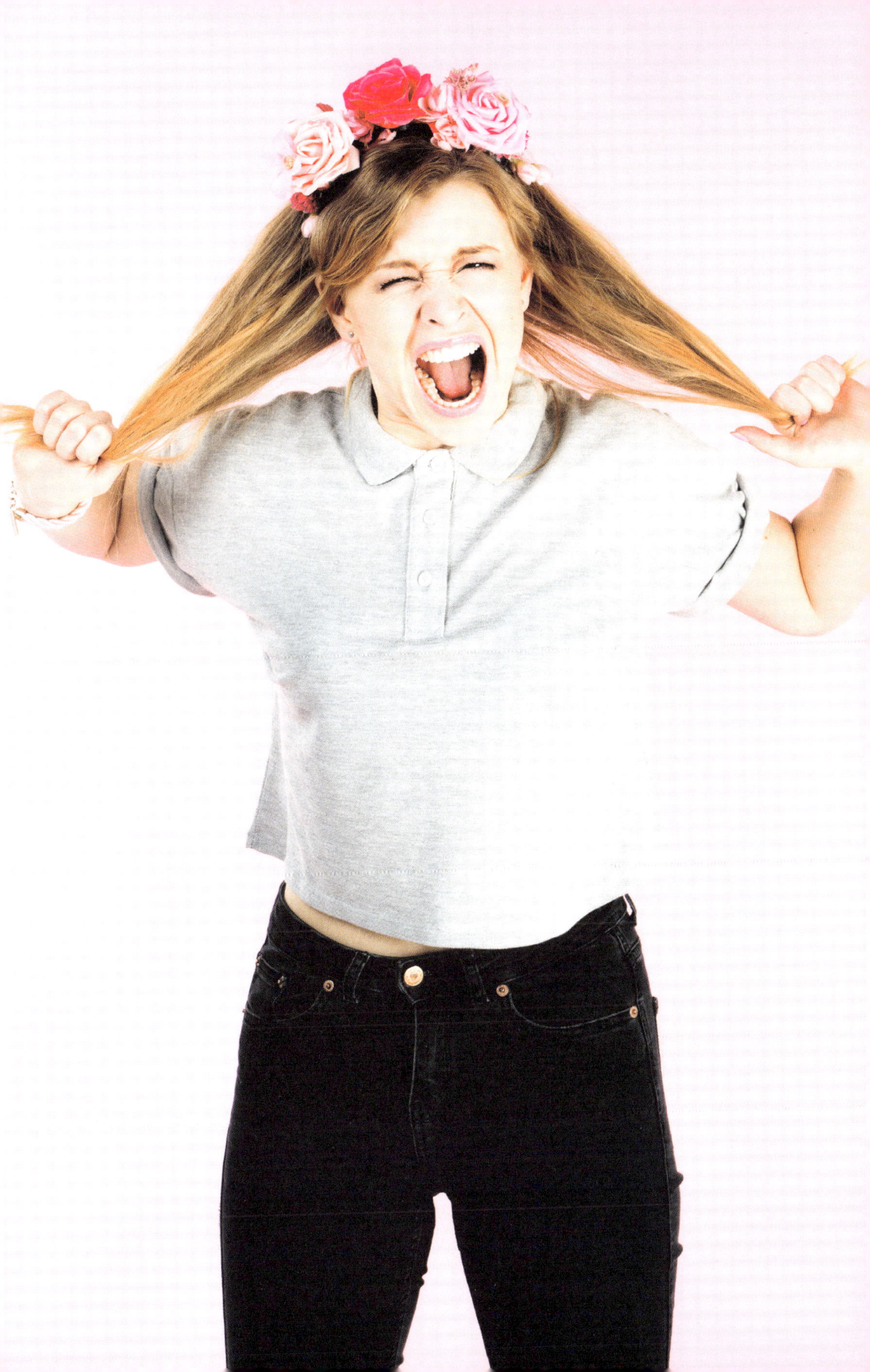

DER KÖRPER IST EIN FAN-TASTISCHES

Als ich beschlossen hatte, ein Buch über die Tage zu schreiben, ist mir eine Sache gar nicht leichtgefallen. Ich musste mir eingestehen, wie wenig ich eigentlich wusste. Ich dachte immer, dass ich den totalen Plan über die Eierstöcke und den Östrogenspiegel und so was hatte, bis mir auffiel, dass ich viel mehr Zeit mit Google verbrachte als mit dem Schreiben. Es ist auch krass, wie sehr sich die Informationen unterscheiden, je nachdem ob man nun Wikipedia, Hebammenseiten oder andere Websites befragt, die sich exklusiv mit der Menstruation beschäftigen. Was ja eigentlich nur ein Beweis dafür ist, dass wir die Tage viel zu oft als etwas nicht ganz so Bedeutsames beiseiteschieben.

ICH BIN KEINE TAGES-EXPERTIN

Ich bin auch keine Hebamme. Ich habe nur versucht, mein gesammeltes Wissen aufzuschreiben. Aber in diesem Buch habe ich auch ganz oft meine persönliche Meinung formuliert, denn ich weiß ja eben nicht alles über die Tage. Ich habe auch nicht alle denkbaren Situationen und Szenarien durchgespielt und beschrieben, die rund um die Tage eintreten können. Auch das liegt daran, dass ich eben keine Expertin bin. Aber gerade deshalb macht es auch am meisten Spaß!

Vor nicht allzu langer Zeit habe ich mich zum Beispiel damit beschäftigt, warum ich schon nach zwei Wochen wieder meine Tage bekommen habe. Das ging drei Monate lang so. Ganz plötzlich war alles superdurcheinander und ich hatte keine Ahnung, warum. Das war so was von ätzend! Es war unfassbar, wo das ganze Blut herkam. Ich habe (fast) geheult, weil ich nicht nur allein in einer viel zu teuren Wohnung in Stockholm saß und Essen, Rechnungen und Miete selbst finanzieren musste, sondern auch noch gezwungen war, doppelt so viel Geld für Tampons auszugeben. Ich habe Google befragt und war mir danach total sicher, dass es Krebs war. Für mich als Superhypochonder war das natürlich genau die richtige Lektüre.

Aber kurz darauf pendelte sich das alles wieder ein und kehrte zu meinem altbekannten dreißig-Tage-Rhythmus zurück. Mein Körper hatte sich wohl

MYSTERIUM

dafür entschieden, dass er eine Zeit lang häufiger seine Tage haben wollte. Das passiert ab und zu und ist ganz normal. Wenn du Stress hast zum Beispiel, kann das deinen Zyklus auch voll durcheinanderbringen. Allerdings können auch Klitzekleinigkeiten den Rhythmus stören. Auf dem Blog erzählte eine Leserin, dass sie einen Typen kennengelernt hatte und auf einmal superoft ihre Tage bekam. So als würde der Körper sich auf die Liebe und das Kinderkriegen vorbereiten.

Die Tage machen, was sie wollen. Wenn wir unsere Tage haben, kann alles Mögliche passieren. *All hail the power of the period.*

DIE GYNÄKOLOGIN IST DEINE FREUNDIN

Ich habe meiner ebenfalls leicht hypochondrischen Mama versprochen, wegen der Unregelmäßigkeiten einen Arzt zu fragen, auch wenn mir alle Leute gesagt haben, dass es normal sei und eben mal vorkommen kann. Aber es wäre einfach dämlich, das Schicksal herauszufordern, wenn es um deine Gesundheit geht. Wer von euch also ähnlich merkwürdige Tages-Erfahrungen macht oder noch komischere oder auch weniger komische, der sucht sich eine Gynäkologin (die von deiner Mutter oder einer Freundin). Dort bekommt ihr hoffentlich zuverlässige Antworten, auch auf die Fragen, die ich im Buch nicht berücksichtigt habe.

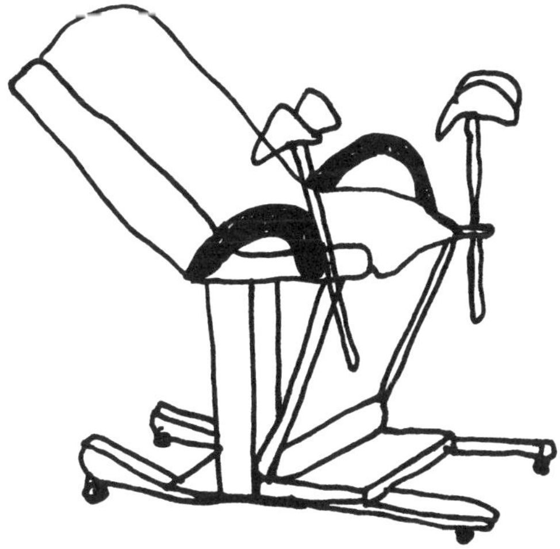

DANKE!

Vielen Dank, dass du mein Tagebuch (*hey, das Wortspiel ist Absicht!*) gelesen hast. Ich hoffe, es hat dir gefallen! Außerdem hoffe ich, dass ich PMS habe, wenn das Buch rauskommt. Ein Buch zu schreiben ist unglaublich; wenn das besagte Buch auch noch von den Tagen handelt, ist es übertrieben gut, und das Ding in den Bücherregalen mit meiner Visage drauf stehen zu sehen ist richtig fantastisch – aber könnt ihr euch diesen Gefühlstsunami vorstellen, das alles mit PMS zu erleben? Die Tränen werden in Strömen fließen! Die egozentrische Liebe wird keine Grenzen kennen! Ich hoffe von ganzem Herzen, dass es klappt.

UND ... TSCHÜSS!

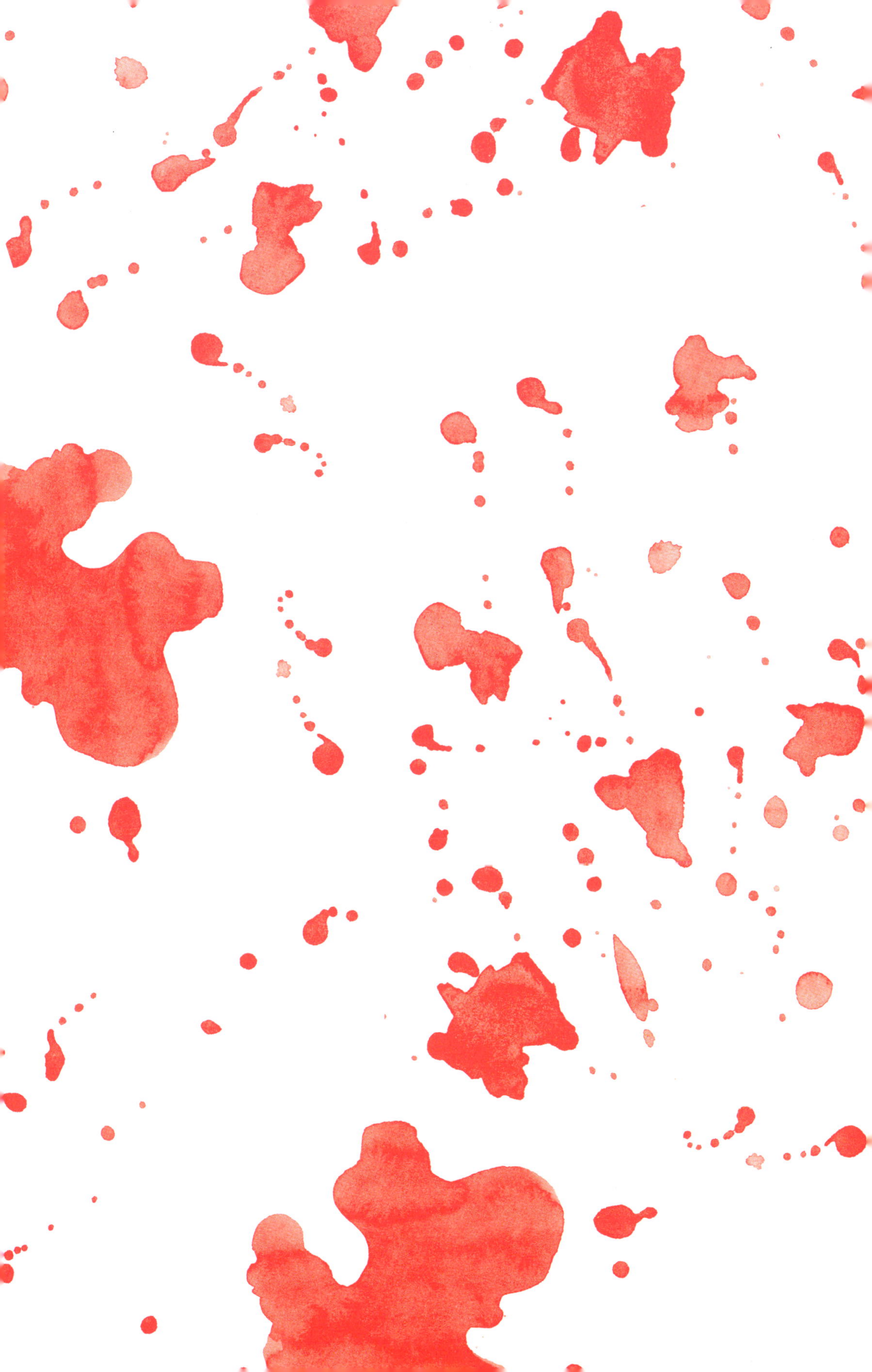

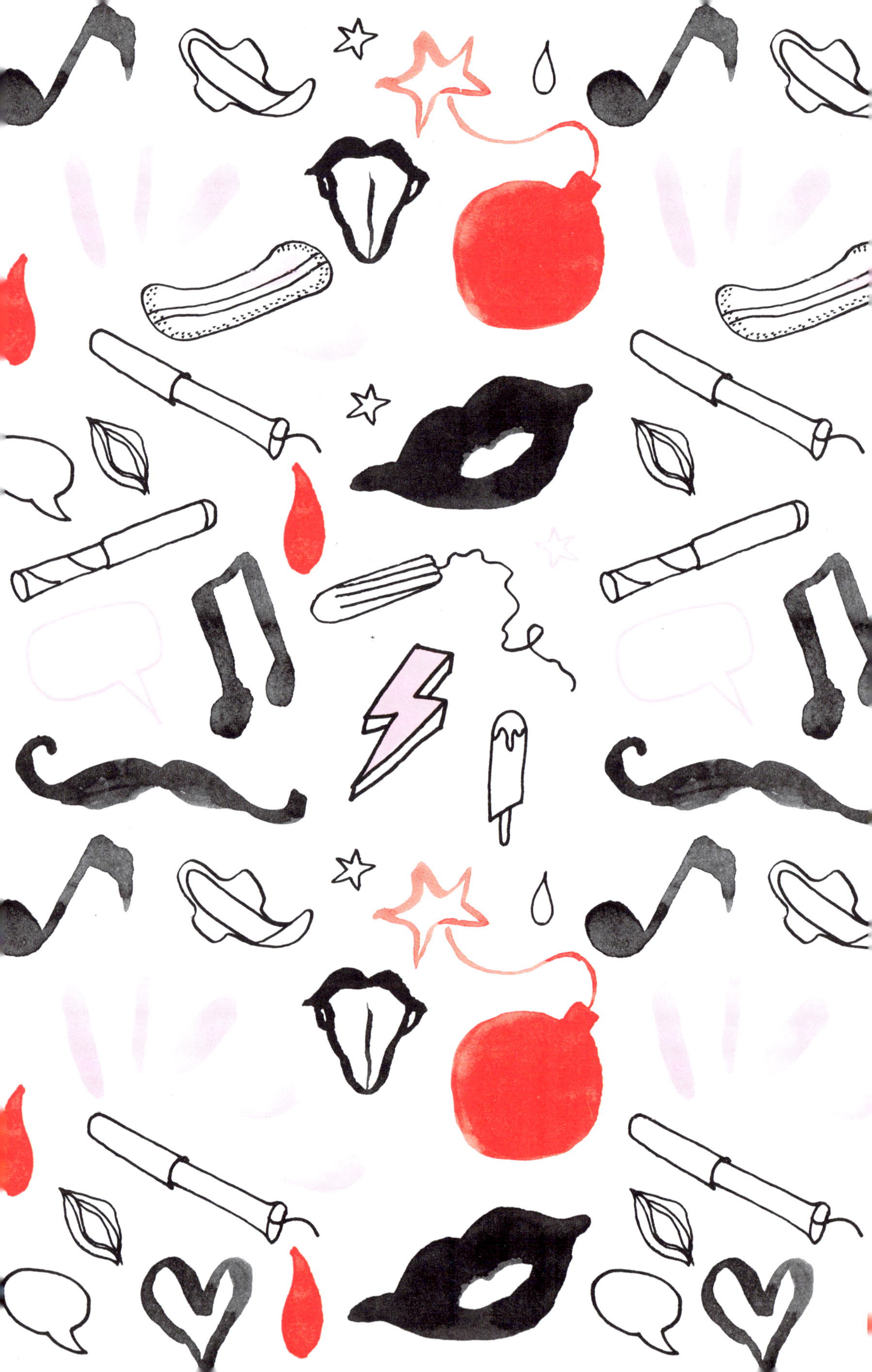